ICU 临床案例精析

Clinical Cases in Critical Care

著　者　[英]爱丽丝·梅耶斯（Alice Myers）

　　　　[英]西奥菲勒斯·萨缪尔（Theophilus Samuels）

主　译　唐钟祥　刘孟庄　李　凡　张燕华

WILEY

 湖南科学技术出版社·长沙

国家一级出版社　全国百佳图书出版单位

本书属于基金项目：广东省佛山市南海区"十四五"高水平重点专科项目南卫健〔2021〕211号。

前　言

　　本书的作者在此向家人致以最衷心的感谢，感谢他们在本书写作过程中给予的支持和鼓励。

　　爱丽丝感谢戈登和玛格丽特阿姨。

　　西奥菲勒斯感谢凯特、约书亚和厄勒克特拉。

如何使用这本书？

　　本书并未涉及危重症医学的全部内容，而是从临床的实际角度出发，囊括了重症医学（intensive care medicine，ICM）的大部分核心知识，让医师在重症监护室（intensive care unit，ICU）的日常工作更加科学化。概述部分还对危重症医学考试中经常遇到的问题做了系统阐述。

　　本书的主要内容是 ICU 临床案例，案例是随机排序的，目的是反映临床工作的不可预测性，并且希望能够体现本书的阅读趣味性。每个案例都围绕一个虚构的小故事展开，这些小故事由作者工作中遇到的各种真实病例改编而成。随着每个案例的病情发展，相关的问题和答案能够让读者探索更多的核心主题。读者可以尝试回答这些问题，从而在自学的过程中保持专注。虽然我们力求案例准确无误，但是还存在许多不足之处，希望读者发现后随时联系我们。

　　这些问题的答案通常比考试中需要给出的答案更详细，而且个别问题的答案比大多数口试的答案更详细。如果读者在为口试做准备，我们建议选择某个案例的部分内容，深入研究 5～6 个问题，或者选择案例中的较长部分，但只关注重点问题。

　　本书末尾是"自我测试"部分。这些问题的部分答案可以从案例中找到，其他问题则涵盖了新的材料来进一步拓展读者的知识。

　　我们希望本书为读者复习、学习新知识提供助益，成为一本充满趣味性的工具书。

作者简介

爱丽丝·梅耶斯（Alice Myers），医学学士荣誉学位［MBBS BA（Hons）BA（Hons）]、英国皇家内科医师学会会员（MRCP）、英国皇家麻醉学院院士（FRCA）、重症监护医学欧洲文凭（EDIC）、英国危急重症医学院院士（FFICM）

英国萨里和苏塞克斯 NHS 医疗保健信托东萨里医院重症医学科重症监护学和麻醉学顾问

alicemyers@nhs.net

西奥菲勒斯·萨缪尔（Theophilus Samuels），医学学士荣誉学位［MBBS BA（Hons）]、英国皇家麻醉学院院士（FRCA）、英国危急重症医学院院士（FFICM）、开放数学证书、开放数学文凭、开放统计学文凭、开放大学数学统计荣誉学士、英国数学及其应用研究所准会员、全球青年统计学家（GradStat）

英国超声心动图学会二级经胸超声心动图（TTE）认证

英国萨里和苏塞克斯 NHS 医疗保健信托东萨里医院重症医学科重症监护学和麻醉学顾问

theophilus.samuels1@nhs.net

译者委员会

主　译　唐钟祥　广东省中西医结合医院
　　　　刘孟庄　武汉同济航天城医院
　　　　李　凡　湖北医药学院附属国药东风总医院
　　　　张燕华　广东省中西医结合医院
副主译　刘　微　哈尔滨医科大学附属肿瘤医院
　　　　王雅辞　哈尔滨医科大学附属第一医院
　　　　顾　岩　内蒙古医科大学附属医院
　　　　王珂楠　大连医科大学附属第一医院
译　者　林兆恒　滇西应用技术大学傣医药学院
　　　　陶　飞　佛山复星禅诚医院
　　　　谢　坚　广东省佛山市第一人民医院
　　　　侯小兵　广东省佛山市第一人民医院
　　　　孙立平　北京市密云区医院
　　　　翟必秀　皖南医学院第二附属医院
　　　　海　峰　大连市第三人民医院

致　谢

非常感谢在本书案例编写过程中提供帮助和支持的各位同道和朋友。

Nawaf Al-Subaie MD (Res) FRCA EDIC FICM
Consultant in Anaesthesia and Intensive Care Medicine

Giada Azzopardi BSc MBBS MRCP
ST4 Renal Medicine and Intensive Care Medicine

Gordon Bird MBBS BSc (Hons) MRCP FRCA EDIC FFICM
Consultant in Anaesthesia andIntensive Care Medicine

Joshua Burns MBBS BSc
Clinical Fellow in Critical Care

George Chater MBBChir MRCP (UK)
ST3 Anaesthetics

Muhammadawais Cheema MBBS
Clinical Fellow in Intensive Care Medicine and Critical Care Echocardiography

Terry Collingwood MBBS BSc (Hons) MRCP FFICM DipIMC
Consultant in Intensive Care Medicine

Catherine Collins RD FBDA
Critical Care Dietitian

Jamie Conti BSc MBBS MRCP
ST4 Intensive Care Medicine

Nicholas Courtenay-Evans MBBChir MA (Cantab) FRCA PGDip
Consultant Anaesthetist

Paul Crowest BMBS BSc FRCA FFICM
Consultant in Anaesthesia and Intensive Care Medicine

Alexa Curtis MBBS BSc (Hons) MRCP FRCA FFICM
ST8 Anaesthetics and Intensive Care Medicine

Jordan Durrant MBBS FRCS (Urol)
Consultant Urologist

Gareth Ennew BSc (Hons) MBBS FRCEM FFICM
Consultant in Emergency Medicineand Intensive Care Medicine

Lynn Evans BSc MBBS MRCP FFICM PG Cert Med Ed
Consultant in Acute Medicine and Intensive Care Medicine

Professor Lui Forni MB PhD
Consultant in Renal Medicine and Intensive Care Medicine

Rebecca Gray MBBS FFICM FRCP MSc
Consultant in Acute Medicine and Intensive Care Medicine

Guy Hickson MBBS BSc FRCR
Consultant Interventional Radiologist

Luke Hodgson MD MSc MRCP EDIC FFICM BSc
Consultant in Respiratory Medicine and Intensive Care Medicine

Fiona Jones PGDip RGN
Hepatology Clinical Nurse Specialist

Fiona J Lamb MBBS FRCA FFICM
Consultant in Anaesthesia and Intensive Care Medicine

Nick Lees FRCA EDIC FFICM — Consultant in Anaesthesia and Intensive Care Medicine

Donald Leith MRCP MBBS iBSc (Hons) — Clinical Research Fellow in Acute Medicine

Finnian D Lesser MBChB MRCP — Acute Medicine and Intensive Care Registrar

Robert Loveless MBChB FRCA FFICM — ST6 Anaesthetics and Intensive Care Medicine

Jennifer Macallan BSc MBBS FRCA — ST5 Anaesthetics

Claire Mearns MBChB FRCA FFICM — Consultant in Anaesthesia and Intensive Care Medicine

Patrick Morgan MBChB FRCA FFICM — Consultant in Anaesthesia and Intensive Care Medicine

Aikaterini Papadopoulou MBBS FRCA FCAI PGDip CertMaths (Open) — ST7 Anaesthetics

Elizabeth Potter BSc (Hons) MRCP FRCA FFICM — Consultant in Anaesthesia and Intensive Care Medicine

Nicola Raeside MBBS BSc(Hons) DipABRSM — CT1 Anaesthetics

Sameer Ranjan MBBS FCARCSI EDIC — Consultant in Anaesthesia and Intensive Care Medicine

Alana Rochester MBChB BSc MRCP — IMT3 Registrar in General Medicine

Mark Salmon MBBS FRCA DipIMC — Consultant Anaesthetist

Thomas Sanderson MBBS MmedEd — Clinical Fellow in Intensive Care Medicine and Critical Care Echocardiography

Eleanor de Sausmarez BMBS BmedSci (Hons) MScMRCEM FRCA — ST4 Anaesthetics and Intensive Care Medicine

Matthew Sinnott MB ChB (Hons) BSc (Hons) FRCA — ST6 Anaesthetics

Amybel Belladonna Taylor BSc MBChB — IMT3 in General Medicine

Patrick Thorburn MBChB BSc(Hons) PGDip FRCA FFICM — Consultant in Anaesthesia and Intensive Care Medicine

Andrew Williams BMBS MRCP MRCA — ST3 Anaesthetic Trainee

缩略词一览表

ABG	动脉血气（arterial blood gas）
ACT	活化凝血时间（activated clotting time）
AF	心房颤动（atrial fibrillation）
AKI	急性肾损伤（acute kidney injury）
APACHE	急性生理学和慢性健康状况评价（acute physiology and chronic health evaluation）
ARDS	急性呼吸窘迫综合征（acute respiratory distress syndrome）
ATLS®	高级创伤生命支持（advanced trauma life support）
ATP	腺苷三磷酸（adenosine triphosphate）
BP/SBP/NBP/IBP	血压/收缩压/无创血压/有创血压（blood pressure/systolic blood pressure/non-invasive blood pressure/invasive blood pressure）
bpm	每分钟搏动次数（心率）[beats per minute（heart rate）]
BSA	体表面积（body surface area）
CABG	冠状动脉旁路移植术（coronary artery bypass graft）
CAP	社区获得性肺炎（community acquired pneumonia）
CD4	分化抗原簇4（cluster of differentiation 4）
CMV	巨细胞病毒（cytomegalovirus）
CNS	中枢神经系统（central nervous system）
CO	心输出量（cardiac output）
COPD	慢性阻塞性肺疾病（chronic obstructive pulmonary disease）
CPB	心肺转流术（cardiopulmonary bypass）
CPR	心肺复苏（cardiopulmonary resuscitation）
CRP	C反应蛋白（c-reactive protein）
CSA	横截面积（cross-sectional area）
CSF	脑脊液（cerebrospinal fluid）

CT	计算机断层扫描（computed tomography）
CTA	CT 血管成像（computed tomography angiography）
CTPA	CT 肺动脉造影（computed tomography pulmonary angiography）
CVC	中心静脉导管（central venous catheter）
CVVH	静脉血液滤过（continuous veno-nenous hemofiltration）
DC	直流电流（direct current）
DIC	弥散性血管内凝血（disseminated intravascular coagulation）
DKA	糖尿病酮症酸中毒（diabetic ketoacidosis）
DNACPR	不尝试心肺复苏术（do not attempt cardiopulmonary resuscitation）
EBV	EB 病毒（Epstein-Barr virus）
ECMO	体外膜氧合（extracorporeal membrane oxygenation）
ED	急诊科（emergency department）
ERCP/MRCP	内镜逆行胰胆管造影术 / 磁共振胆胰管成像（endoscopic retrograde cholangiopancreatography/magnetic retrograde cholangiopancreatography）
ETT	气管导管（endotracheal tube）
FBC	全血细胞计数（full blood count）
FEV_1	第 1 秒用力呼气容积（forced expiratory volume in first second）
FRC	功能残气量（functional residual capacity）
FVC	用力肺活量（forced vital capacity）
GABA	γ – 氨基丁酸（gamma-aminobutyric acid）
GBS	吉兰 – 巴雷综合征（Guillain-Barré syndrome）
GCS	格拉斯哥昏迷量表（Glasgow coma scale）
HFNC/HFNO	经鼻高流量氧疗（high-flow nasal cannulae/oxygen）
HIV	人类免疫缺陷病毒（human immunodeficiency virus）
HR	心率（heart rate）
IABP	主动脉内球囊反搏（intra-aortic balloon pump）
IBW	理想体重（ideal body weight）
ICP	颅内压（intracranial pressure）
INR	国际标准化比值（international normalised ratio）
IVinjection	静脉注射（intravenous injection）
LOS	住院时间（length of stay）
LV	左心室（left ventricle）
LVOT	左心室流出道（left ventricular outflow tract）

MAP	平均动脉压（meanartery pressure）
MDT	多学科联合会诊（multidisciplinary team）
MRA	磁共振血管成像（magnetic resonance angiography）
MRI	磁共振成像（magnetic resonance imaging）
NIV	无创机械通气（non-invasive ventilation）
PEEP	呼气末正压（positive endexpiratory pressure）
PLAPS	后侧壁肺泡胸膜综合征（posterolateral alveolar and/or pleural syndrome）
Plt	血小板（platelets）
QTc	校正后 QT 间期（corrected QT interral）
RCUK	英国复苏委员会（Resuscitation Council UK）
ReSPECT	紧急护理和治疗流程概要计划（recommended summary plan for emergency care and treatment）
ROSC	恢复自主循环（return of spontaneous circulation）
RR	呼吸频率（respiratory rate）
RRT	肾脏替代治疗（renal replacement therapy）
RV	右心室（right ventricle）
SBT	自主呼吸试验（spontaneous breathing trial）
SOFA	序贯器官衰竭评分（sequential organ failure assessment）
SVV	每搏量变异度（stroke volume variation）
TB	结核病（tuberculosis）
TEG	血栓弹力图（thrombelastography）
TOE	经食管超声心动图（transoesophageal echocardiography）
TTE	经胸超声心动图（transthoracic echocardiography）
U&E	尿素和电解质（urea and electrolyte）
US	超声（ultrasound）
VTI	速度 – 时间积分（velocity time integral）
WBC	白细胞计数（white blood count）
WHO	世界卫生组织（World Health Organization）

目　录

第一部分

概　述

概述 1

重症监护概述

一、背景概述

重症监护是一种特殊的医疗保健形式，通常是医院的一个科室（称为重症监护室或 ICU）。它在治疗可逆性疾病的同时，可以为患者提供器官支持和侵入性监测。因此，ICU 的工作既有成就感又充满挑战性。本章对重症监护做了简要概述，从而让读者了解它能提供什么，不能提供什么，以及它在医院内的发展背景。

虽然重症监护对挽救生命的效果较为显著，但是许多用于危重症护理支持的技术是激进的，有可能给患者及其家人造成不适和心理压力。此外，重症监护需要大量的资源，可用性有限，而且费用昂贵。由于这些原因，在决定是否收治患者时，其病情的"可逆性"是一个重要的考虑因素。恰当的做法是评估风险与获益——风险是指器官支持干预措施对患者造成的伤害，而获益是指逆转急性疾病并使患者恢复到可接受的生活质量的可能性。

在本书中，作者会交替使用"重症监护（critical care）""危重症监护（intensive care）"和"ICU"这三个术语。虽然不同的医院可能会在实际操作上有所区别，但本书除非另有说明，否则可以将特别加护病房（high-dependency unit，HDU）或二级护理视为是重症监护的一部分。

值得注意的是，随着时间的推移，医学知识不断发展进步。20 年前的致命疾病现在很可能被认为是可逆的。因此，在讨论是否收治患者时必须保持谨慎。仅仅因为患者高龄或患有癌症而拒绝收治通常是不合理的。有时，医师可能希望让患者接受较低级别的重症监护，并制订"上报计划"，以确保患者病情恶化时及时接受治疗，不会发展到更具侵入性、最终治疗无效的情况。例如，患有尿脓毒血症和低血压且身体虚弱的 85 岁患者，应该接受血管升压素和抗生素治疗，但在严重肺炎球菌脓毒症导致的多器官衰竭的情况下，可能无法从插管和通气中得到改善。

在英国，有 15%～20% 的危重症患者会在院内死亡。在 ICU，急性内科疾病患者的死亡率通常高于择期术后的高危患者。判断患者的死亡时间是一项重要的技能，但认清何时的努力是徒劳的并不是一件容易或可能的事情。及时承认患者处于生命末期，并且真诚、坦率地沟通，可以让护理人员考虑将护理重点从积极复苏转变为优先考虑患者的舒适度、尊严和与家人在一起的时间。

新型冠状病毒肺炎（corona virus disease 2019，COVID-19）的大规模流行（发生在本书撰写期间）将重症监护推向了公众的视野。对世界各地在 ICU 工作的医务人员来说都是一段艰难的时期，他们面临着多种挑战：

- 学术
  - 需要尽快学习一种不熟悉的疾病及其干预措施。
- 身体状况
  - 在穿戴限制性个人防护装备的情况下照顾大量患者。
  - 由于经常采用俯卧位，对人工徒手操作的需求增加。
  - 许多医务人员的工作时间增加。
- 心理状况
  - 看到众多患者死于这种可怕的疾病，而他们的亲属因为隔离无法与他们共渡难关，这是一种情感上的挑战。
  - 医疗需求巨大，在分配有限资源时受到道德的谴责。
  - 许多 ICU 工作人员都出现了职业倦怠或创伤后应激障碍。

然而，这场大规模流行病也让我们收获了很多，如团队合作、心理支持、重症监护网络内的互助、视频会议和使用技术共享信息的重要性。也许在这之后的一段时间将是创伤后成长的时期，我们将吸取教训，寻求新的进展。

二、ICU 及其在医院中的作用

（一）护理水平

英国国家医疗服务体系（National Health System，NHS）使用以下定义（表 1-1-1）：

表 1-1-1　NHS 护理水平分级

护理水平	定义
0	在急症医院，患者的需求可以通过正常的病房护理得到满足
1	患者面临病情恶化的风险——在 ICU 或危重症监护外展服务的额外支持下，急诊病房的护理需求可以得到满足
2	患者需要更详细地观察或支持，例如，单器官衰竭/经历了大手术的患者，或者从三级护理"降级"的患者
3	仅需要先进的通气的患者，或者两个或两个以上器官系统衰竭的患者

　　一些医院有"一级护理"或"强化护理"病房。医院要为不需要在二级护理或 HDU 接受干预，但是需要在一级护理病房及以上级别病房接受治疗的手术患者提供专门的麻醉后护理。

（二）床位接待能力

　　2016 — 2017 年，NHS 报告英国共计 5 912 张重症监护病床（1 级和 2 级）。其中，68% 是成人病床，32% 是儿童或婴儿病床。王（Wong）等（SNAP-2 和 EPICCS 的合作者）在 2019 年发现，英国每 100 张医院病床的中位数为 2.7 张重症监护病床（相比之下，澳大利亚为 3.7 张，新西兰为 3.5 张）。

　　由于危重症监护病床的定义不同，因此很难直接比较欧洲不同国家的重症监护病床的数量。然而，2012 年发表的一项研究［罗恩（Rhodes）等，《危重症医学》（*Crit. Care Med*）］发现，在欧洲，每 10 万人中，重症监护病床的数量差异很大——英国 6.6 张，瑞士 11 张，罗马尼亚 21.4 张，奥地利 21.8 张，法国 11.6 张，德国 29.2 张。

　　床位容量（即可配备人员的床位数量）影响医院提供选择性服务的能力，因此会优先考虑紧急情况。重症监护病床容量不足可能导致高危患者的手术被取消，挽救生命的治疗被延误，以及非临床医院间转诊增加。

　　"激增容量"是指在需求增加时（如在大规模流行期间）可快速创建重症监护病床的能力。在撰写本书时，英国在 COVID-19 大规模流行高峰期的重症监护病床总数尚不清楚。然而，许多医院将 ICU 容量扩增了 1 倍、3 倍或 4 倍，以收治大量患者。一些中心在其医院的不同病房中新设立了临时 ICU。应该记住，这些医院通常没有 ICU 专用的基础设施（例如：壁式氧气管道、适当储存的储物柜、ICU 规定的通风水平等）。这些临时 ICU 有时位于偏远的隔离场所，由非重症监护医师组成，工作人员与患者的配比不足，使用非标准设备（如麻醉机呼吸器）。"激增容量"床位是临时的，不包括在这里引用的数字中。

（三）重症监护可以提供什么？

　　许多医院都有一个"综合"成人 ICU，负责监护 16 岁以上的内、外科患者。这些监护室的规模各不相同，有些监护室只有几个床位，有些监护室则有 100 多个床位。2015 年，NHS 的数字报告称在其分析的 271 079 例重症监护案例中，50 岁以上的患者占 77%。不同医院的人口统计数据有所不同，但在全国范围内，男性占入院人数的 56%。

　　亚专科重症监护，如神经内科、神经外科、心胸外科和肝胆外科，可以整合到一个更大的综合病房中，或在一个明确的、独立的专科病房中管理。儿童和新生儿通常在独立的儿科和新生儿科接受护理。

　　虽然以下一些技术可以在医院的其他专业领域提供（例如：手术室、冠状动脉监护病房、急诊病房），但是所需的设备和培训通常需要 ICU 提供。

以下简要列举常见护理技术：

- ■ 先进的监测
  - ■ 需要侵入性导尿管留置技术。
    - ■ 动脉内血压（blood pressure，BP）监测。
    - ■ 中心静脉压监测。
    - ■ 心输出量（cardiac output，CO）监测，如脉搏轮廓分析。
  - ■ 需要专家解读的技术在更高级别的护理领域可能更容易实施。
    - ■ 连续脑电图。
    - ■ 频繁的血栓弹力图（thromboelastography，TEG）。
    - ■ 颅内压（intracranial pressure，ICP）监测。
    - ■ 系列超声心动图。
- ■ 呼吸
  - ■ 有创和无创通气。
  - ■ 体外二氧化碳去除。
  - ■ 体外膜氧合（extracorporeal membrane oxygenation，ECMO）。主要是静脉 – 静脉。
  - ■ 高频振荡通气。
- ■ 心血管
  - ■ 血管升压药物。
  - ■ 正性肌力药物。
  - ■ 动脉内球囊泵。
  - ■ ECMO（主要是静脉 – 动脉）。
  - ■ 机械辅助装置，如左心室辅助装置或右心室辅助装置。
- ■ 肾
  - ■ 连续性静脉 – 静脉血液滤过（continuous veno-venous hemo-filtration，CVVH）和血液透析滤过。
- ■ 其他
  - ■ 分子吸附再循环系统（molecular adsorbent recirculating system，MARS®）治疗肝衰竭。
  - ■ 体外细胞因子吸附装置治疗脓毒症。

三、与医院的关系

重症监护与整个医院相互影响，特别是支持急诊科（emergency department，ED）、手术室和急症医疗团队的工作。每个医院个别科室之间的关系都有其独特且细微的差别，但通常有规则或协议作为这些互动的框架。具体例子如下所述：

- ■ **转诊系统**——具体的后勤工作可能有所不同（例如：口头转诊、

电子转诊，以及会诊医师或主治医师是否接受转诊），《危重症监护服务提供指南》（2.1版）（Guidelines for the Provision of Intensive Care Services V2.1，GPICS V2.1）提出了以下建议：

- ■ ICU是否收治患者的决定必须与ICU的会诊医师讨论。
- ■ 应该有一个程序来审查转诊事件和相关决策。

■ **开放式和封闭式病房**——ICU传统的"开放式"模式允许内科医师和外科医师进入ICU，并自行决定邀请重症监护医师审查。"封闭式"模式已被证明可改善发病率和死亡率。在这种模式下，只有危重症监护医师才有权进入ICU，重症监护小组负责患者在病房住院期间的护理。一些专科病房有一个改良的封闭系统，如神经外科医师与神经重症监护医师都享有神经重症监护的权利。

■ **没有围墙的重症监护**——提出这一概念是想通过将重症监护人员的作用和影响扩大至ICU之外，以此来提高医院其他部门对病情恶化患者的识别和反应。重症监护外展团队在其中发挥着关键作用。

四、重症监护团队

以下内容是对英国和类似国家的总体概述。

■ **医师**——ICU的医师接受了专业培训，通常由重症医学科专家、内科医师和麻醉医师组成。此外，其他专科医师，如微生物学家，通常也参与工作。英国重症监护协会（Intensive Care Society，ICS）建议ICU应由一名重症监护会诊医师领导，会诊医师与患者的比例高达1:（8～15）。在COVID-19大规模流行期间，由于患者数量增加，这一比例暂时降至1:30。ICU住院医师与患者比例应达到1:8。住院医师包括实习生、专科医师和高级重症监护医师（advanced critical care practitioner，ACCP）。GPICS V2.1建议由会诊医师领导每天查房2次，所有重症监护住院患者应在入院后12小时内接受会诊医师的复查。

■ **护士**——护理人员的比例因护理级别而异。建议3级护理中，护士与患者的比例为1:1，2级护理中的比例为1:2。护理团队应由一名经验丰富的资深护士领导。还应配置额外的临时护士和一名临床协调员。ICU护士也经常参与医院附近大量的教学和培训。一些ICU随访诊所由护士领导。重症监护护士工作责任重大、意义非凡。

■ **重症监护外展**——GPICS V2.1规定，应该有一个明确的医院机制来识别病情恶化的患者，并明确记录上报过程。必须建立早期预警系统，如国家早期预警评分（National Early Warning Score，NEWS）系统。建议每周7天、每天24小时提供危重症护理外展团队或快速反应团队服务。同时参考英国国家卫生及医疗优化研究院（National Institute for Health and Care Excellence，NICE）的外展服务指南（NG 94 第 27 章，2018）。国家外展论坛在 2018 年定义了外展工作的 7 个核心要素（PREPARE）：①患者"追踪和触发"系统（Patient track and trigger）；②快速反应（Rapid response）；③教育、培训和支持（Education，training and support）；④患者安全和临床管理（Patient safety and clinical governance）；⑤对患者的预后和持续优质的护理进行审计、评估和监测（Audit，evaluation and monitoring of patient outcome and continuing quality care）；⑥危重疾病后的康复（Rehabilitation after critical illness）；⑦提升服务素质（Enhancing service delivery）。

- **药剂师**——GPICS V2.1 建议每个 ICU 都应该有专门的药剂师，并且是高级 II 级（卓越级）药剂师。建议药房服务应每周 7 天、每天 24 小时提供咨询。

- **物理治疗师**——物理治疗师应该参与重症监护患者的康复工作（NG 83）。他们在帮助减轻危重症患者常伴随的肌肉无力和活动能力下降方面起着至关重要的作用。胸部物理治疗（包括体位引流、叩击法、吸引法和呼吸锻炼）在预防呼吸机相关性肺炎和改善机械通气，以及撤机支持方面发挥极大的作用。

- **心理学家**——GPICS V2.1 和 NG 83 都明确指出了患者在 ICU 住院期间定期进行心理评估的意义。心理学家在发现、评估和处理心理创伤方面起着至关重要的作用，同时在 ICU 康复过程中发挥着不可或缺的作用。此外，人们逐渐意识到为重症护理人员提供心理支持并防止职业倦怠的重要性。

- **营养师**——为重症患者提供营养通常很复杂，患者营养不良的风险很高。GPICS V2.1 建议营养师参与 ICU 工作，成为多学科联合会诊（multidisciplinary team，MDT）中的一员，参与重症监护会议和培训。

- **言语和语言治疗师**（speech and language therapist，SALT）——SALT 的参与对因气管切开术和吞咽困难而存在沟通障碍的患者来说非常重要。SALT 团队可以帮助诊断（执行诸如评估精细的吞咽内窥镜检查和视频透视吞咽检查等程序）、康复和教学技术，以便对不可逆疾病采取长期干预。

- **医疗助理**（healthcare assistant，HCA）——在重症监护中执行大量重要的临床和非临床任务，包括记录观察结果、进行个人护理、订购医疗耗材并补充临床区域的库存。

- **辅助人员**——包括病房管理员、医院管理者、护士、护工、护理员。没有辅助人员，危重症护理将无法有效运作。

- **高级重症监护医师和医师助理**——越来越多的鼓励发展 ACCP 和

HCA 的角色，以补充和完善普通重症监护护士和医师的工作。他们可以全面参与患者的日常身体评估，协助制定干预计划，实施干预操作并协助复苏。

■ **其他专家**——与 ICU 密切合作的其他专家包括微生物学家、姑息治疗医师、移植外科医师、专科医师、疼痛小组、器官捐赠专科护士、专职教士、电生理学家、职业治疗师和灌注师。

五、ICU 患者的心理和精神问题

重症监护患者极易受到既有精神疾病和与重症监护相关的急性疾病的影响。约 50% 的危重症患者会出现严重的情绪困扰［理查德·贝尔（Richard-Belle），《英国医学杂志》（*BMJ Open*），2018］。潜在的精神问题可能与患者入院直接相关，例如：药物过量、导致癫痫持续状态的药物依从性问题、抗精神病药的不良反应。精神疾病的诊断可能与入院诊断无关，但会给医师的干预带来挑战。根据《精神卫生法》（Mental Health Act）的规定，患者在接受治疗时可以到 ICU 就诊。案例 18 对此进行了讨论。

多达 80% 的患者会在 ICU 中出现谵妄。谵妄可表现为活动亢进型、活动抑制型或混合型。案例 11 将对谵妄展开深入探讨。

ICU 的心理后遗症可能包括 PTSD、身体形象问题、睡眠质量差、抑郁和社会心理问题，包括人际关系困难和重返工作岗位困难。这些问题极大地影响了患者的长期身心健康，有时可以直接追溯到在 ICU 的创伤经历，例如：谵妄、痛苦经历和沟通不畅。虽然许多潜在的痛苦来源无法避免，但 ICU 的医护人员可以尽力确保良好的镇痛效果，尽量减少使患者痛苦的噪声，尝试通过良好的沟通来安抚和引导患者，即使在使用镇静药的情况下也是如此。ICU 随访门诊可以为患者提供宝贵的支持，并为医疗团队提供有帮助的见解。心理学家、ICU 护士、物理治疗师和普通医师的多学科参与对于识别和干预长期后遗症至关重要。

接诊的临床医师应注意患者既往精神病史诊断，并检查处方药物。抗精神病药物的不良反应可能是多系统的，包括肝功能异常（如氯丙嗪）、心源性猝死（如硫利达嗪）、校正后 QT 间期（corrected QT interval，QTc）延长（如氟哌啶醇）、肾功能异常（如利培酮）和血液异常（如氯氮平）。接诊医师应该知晓，有些抗精神病药为储库型剂型，阿塞那平在一些国家作为透皮贴剂使用。用药史还应包括非处方药、吸烟、饮酒和违禁药物。

六、沟通

沟通是确保患者及其亲属获得最佳诊疗的关键。良好的沟通有助于减轻 ICU 住院期间带来的负面心理影响。医师应尽早优先与患者本人或其直系亲属（患者丧失能力的情况下）进行讨论。临床医师应尽量寻找一个安全、安静的场所，身边陪同一位同事，避免电话或噪声干扰，并详细记录每一件事。应从患者、直系亲属、全科医师、既有医院或诊所记录，必要时还

应向警察/执法部门获取更多病史。在提供信息时，医师必须始终尊重患者的保密权。请参考医学委员会关于使用和披露患者信息的指南，如有疑问，请与医院的法律团队讨论。

如果患者昏迷不醒，医师通常会联系患者的直系亲属。考虑到重症监护患者人群的总体死亡率较高，尽早开始干预，以实现预期结果通常是明智之举。

七、ICU 医护人员的心理问题

COVID-19 的大规模流行导致重症医护人员极易受创伤后应激障碍、抑郁、焦虑和职业倦怠的影响，应加强医护人员的心理支持和抗压能力培训。事后病例讨论会［即施瓦茨（Schwartz）和巴林特（Balint）小组］：在事件发生时或者及时延迟后，专业人士聚集在一起反思其工作对社会和情感影响的小组会议。鼓励开展 MDT 可以提高团队协作能力，且有助于建立支持网络；还可以鼓励医护人员休年假，发展工作之外的兴趣爱好。

八、感染控制

根据世界卫生组织（WHO）的数据，在发达国家的 ICU 中，大约 30% 的患者会受到医疗保健相关性感染或医院感染的影响。重症监护患者因有创操作、相对免疫抑制和接触广谱抗菌药物而面临重大风险。

必须严格控制感染。GPICS V2.1 建议 ICU 的所有医护人员遵守 WHO 建议的"手部卫生 5 个时刻"。应建立有关感染控制的管理制度和审查系统，特别是在有创操作、抗生素干预、医院感染监测和环境感染控制（如表面和病灶清洁、深度清洁和消毒）方面。许多单位遵守"戴防护手套和穿防护围裙"和"肘部以下可以裸露"的规定。

建议进行交叉感染筛查，特别是在医疗机构之间（包括疗养院和康复机构）转诊的患者。可引起交叉感染的微生物有抗甲氧西林金黄色葡萄球菌（methicillin-resistant *Staphylococcus aureus*，MRSA）、产碳青霉烯酶菌、艰难梭菌和不动杆菌。这些致命微生物曾导致 ICU 感染暴发，并且难以治疗，具有相当高的发病率和死亡率。"集束化治疗"（如阶梯式干预计划）已被用于降低某些院内感染的发生率，如呼吸机相关性肺炎和导管相关性感染。

病床之间应保持一定距离，防止交叉感染。ICU 应为患有传染病［如结核病（tuberculosis，TB）和流感］的患者建立隔离区。隔离区应设有负压病房，保护易受感染、免疫功能低下的患者，或者说保护环境，防止传染。应制定明确的制度来管理工作人员接触病原体的事件，例如：接触血源性病毒、麻疹或 TB。

九、临床管理和质量保障

英国卫生部（Department of Health，DoH）于 1998 年指出，临床管理是一个"准则"，医疗保健组织有责任遵守该准则，不断提高其护理质量，并通过营造良好的环境使临床护理蓬勃发展，保障高质量的护理"。

相关标准由 DoH、WHO、ICS 和重症监护医学学会（Faculty of Intensive Care Medicine，FICM）等组织制定。ICS 于 2022 年发布了 GPICS 2.1 版（GPICS V2.1）。

应由地方领导（会诊医师和护士）进行审查，提高护理质量。地方临床管理会议可以对临床审计、提高护理质量，以及发病率和死亡率数据进行陈述和讨论。除了地方审计会议，还有一些大型组织，如重症监护国家审计和研究中心（the Intensive Care National Audit and Research Centre，ICNARC），可以定期发布国家数据报告。

大多数医院都有便于事故报告的系统（如事件报告系统 Datix）。此外，一些问题需要分析根本原因或事后进行审查，如 MRSA 交叉感染案例。

在 ICU 中，可以通过多种指标衡量护理质量，例如，呼吸机相关性肺炎、意外拔管或肺血栓栓塞的发生率。然而，关于这一问题尚未达成共识。

在繁忙的工作中紧跟重症医学的最新发展趋势是一项挑战。每月读书会是分享知识、鼓励批判性思维和培养分析技能的有效途径。不是所有的临床医师都需要进行研究，但所有的临床医师都应该能够理解研究的过程并对研究结果进行评价。

推荐分级的评估、制定与评价（Grade of Recommendations Assessment，Development and Evaluation，GRADE）系统可用于评估证据的质量。GRADE 系统具有局限性、内部效度、不一致性、间接性、不准确性和发表偏倚。证据质量被分为极低级、低级、中级或高级。

证据分为以下等级：

Ⅰ　随机对照试验（randomised controlled trial，RCT）的系统评价或荟萃分析。

Ⅰb　至少有一项 RCT。

Ⅱa　至少有一项设有对照组但未用随机方法分组的研究。

Ⅱb　至少有一项设计良好的准试验性研究（如队列研究）。

Ⅲ　设计良好的非试验性描述性研究（如病例对照和系列病例研究）。

Ⅳ　专家意见。

建议进一步分为以下等级：

A　基于等级 Ⅰ。

B　基于等级 Ⅱ 或通过等级 Ⅰ 推断。

C　基于等级 Ⅱ 或通过等级 Ⅰ 或 Ⅱ 推断。

D　基于等级 Ⅳ 或通过等级 Ⅰ、Ⅱ 或 Ⅲ 推断。

有关循证医学的所有内容超出了本书的范围。不过，值得注意的是，医学上几乎所有问题都有相互矛盾的证据！及时更新和充分了解现有文献和推荐指南固然重要，但是每名患者的情况都是独特的，没有完全一致的治疗方案。因此，详细的临床评估十分重要。有了基础的医学知识，将对患者独特问题的理解和对现有证据的认识，便可以对每名重症监护患者采取个体化干预措施。

本书经常引用一些重要资源。请自行查阅这些资料，以便了解如何将证据应用到自己的医疗实践中。

十、延伸阅读

- The Faculty of Intensive Care Medicine and the Intensive Care Society publish *Guidelines for the Provision of Intensive Care Services*. Version 2.1 was published in 2022. GPICS V2.1 is available online at www.ficm.ac.uk and www.ics.ac.uk.

- The King's Fund publishes an especially useful overview document called *Critical Care Services in the English NHS*. This is available online at www.kingsfund.org.uk.

概述 2

重症患者的气管插管

本章旨在概述对重症患者进行气管插管和初次气管插管时需要考虑的主要问题。所述内容虽不能为医师提供一份全面的指南，但它是作者根据临床经验编写的。医师应该始终利用临床判断来完善诊断技术和个体化治疗策略。在重症医学方面，没有"一刀切"的方法。

一、为什么要给重症患者气管插管？

- **保护气道**——患者面临以下风险：
  - 气道阻塞，如变态反应引起的肿胀。
  - 误吸，如格拉斯哥昏迷量表（Glasgow Coma Scale，GCS）降低所致。
  - 气道创伤，如烧伤或喉穿通伤。
- **气体交换**
  - 无法氧合，如肺炎。
  - 无法通气，如支气管痉挛。
  - 呼吸暂停。
- **疲惫或虚弱**
  - 神经肌肉疾病，如重症肌无力。
  - 疲劳，如代谢性酸中毒的呼吸代偿反应。
- **协助治疗**
  - 可能要对治疗依从性差的患者使用镇静药和保护气道来协助治疗，比如，尿毒症患者可能合并脑病，对血管通路和血液滤过不耐受。
  - 需要紧急进行支气管镜检查或肺隔离的患者，如肺脓肿。

二、什么情况下不能给重症患者气管插管？

在某些情况下，气管插管并不能让患者获得最佳治疗，例如：患者此前拒绝气管插管和进入 ICU；或者病情已经发展到晚期阶段，即便进入 ICU，存活率也较低。医师可以查看患者的临床记录和既往升级的治疗方案，与患者交流，询问患者的预先医疗指示。

三、什么情况下可以给重症患者气管插管？

- **立即**
  - 患者情况危急，但通常有时间进行预氧合（当助手准备药物和设备时）。
  - 如果延误会导致病情恶化，必须紧急保护气道。
- **延后**
  - 一旦做出推迟气管插管的决定，患者就会面临病情恶化的风险。医师必须根据临床判断评估推迟气管插管的风险和益处。
  - 插管前，考虑是否预留患者亲属探望的时间。或许该做法并不可行或切合实际，绝不应该延误紧急干预时机。即使是短暂的一刻也会对患者及其亲属产生巨大影响。

推迟气管插管的原因包括：

- **优化临床状况**——如果患者的心血管状况不稳定，那么静脉补液或施用血管升压素可能改善；但在施用诱导药物前，应使用动脉导管持续监测。
- **获得适当的设备和等待专业医师到达**——例如：需要给新生儿气管插管，但现有的资深医师儿科经验有限。在这种情况下，保障患者安全的有效措施是等待儿科经验丰富的医师。
- **将患者转运至更合适的救治场所**——例如：患者在普通内科病房中病情恶化，转诊至 ICU 气管插管的安全因素超过因转运患者而推迟气管插管的风险。

四、在哪些场所给重症患者气管插管？

- **偏远的场所**——有时别无选择，只能在偏远的场所给患者气管插管。如果转运患者的风险较大，那么必须在当前场所稳定患者的病情。
  - 请一名训练有素的助手实施病情监测、准备药物和设备，确保患者处于安全的救治环境中。
  - 尽可能让患者处于最佳体位。因为行血管造影或磁共振成像（magnetic resonance imaging，MRI）扫描检查时可能会有困难。
  - 确保氧气供应充足（在没有管道供氧的情况下使用氧气钢瓶）。

■　请病房的护理人员协助或尽量减少干扰。

■ **熟悉的环境**——比如，ICU、手术室或 ED——使用常规的气管插管前检查清单十分必要。不应假定监护工作已经完成，设备已经到位。

五、哪些人员给重症患者气管插管？

根据技能和经验为团队成员分配角色，确保角色明确。知晓向哪些医师寻求额外帮助，以及如何联系他们。在操作之前，应该与团队成员分享气管插管计划。

■ **第一和第二插管者**——通常第二插管者比第一插管者有更多的气管插管经验。预期气管插管困难或存在重复气管插管可能导致并发症时，应由经验丰富的医师实施第一次气管插管。

■ **给药者**——理想情况下，由了解相关药理学知识的资深医师担任这一角色。一旦给予诱导药物，给药者应准备好增强 BP 的药物，可能还需要额外的镇静药。

■ **训练有素的助手**——助手负责给插管者传递设备，根据需要压迫环状软骨。

■ **触诊脉搏者**——在未准备有创血压（invasive blood pressure, IBP）监测设备的情况下，所有医务人员都可以担任这一重要角色。触诊脉搏者随时触诊中心脉搏（通常是股动脉），并告知团队患者脉搏的变化情况，以便给药者施用血管升压素，直到建立有创动脉压监测。

■ **巡回者**——巡回者负责领取设备、氧气钢瓶，以及拨打电话、寻求紧急援助等。

六、如何给重症患者气管插管？

在患者意识丧失前尽早进行气道保护（给予诱导药物）至关重要。危重患者一般很快出现氧饱和度下降，即使接受了预氧合，氧饱和度水平可能也较低。

由于心脏的潜在不稳定性、琥珀胆碱的不良反应，以及新兴药物的出现，经典的硫喷妥钠和琥珀胆碱快速顺序诱导（rapidsequence induction, RSI）技术，现在已很少被重症监护医师使用。许多人支持改良的 RSI 技术，改良技术除了与经典技术有共同的最终目标，即尽可能快地保护气道，可能没有什么相似之处。可以通过多种方法安全实现保护气道这一目标。

■ **评估**

　　■ 对需要紧急气管插管的患者，进行全面的气道评估是不切实际的。必要时，一名有经验的操作者只需几秒即可完成基本的气道评估。

■ 马可沙（MACOCHA）评分 3 分（或大于 3 分）可以预测危重
患者气管插管困难。该评分系统是唯一经过验证的危重症患者
气道评估工具（表 1-2-1）。

表 1-2-1　**用于危重症患者气道评估的 MACOCHA 评分**

因素	得分
与患者相关的因素	
马兰帕蒂分级（Mallampati）Ⅲ 级或Ⅳ级	5
阻塞性睡眠呼吸暂停综合征	2
颈椎活动度降低	1
张口受限低于 3 cm	1
与病理相关的因素	
昏迷	1
严重低氧血症（$SpO_2 < 80\%$）	1
与操作者相关的因素	
非麻醉科医师	1
共计	12

注：评分范围在 0 分（简单）～ 12 分（非常困难）。评分 ≥ 3 分
　　预示危重症患者气管插管困难。

■ 在患者进入 ICU 前进行预先评估，可能有助于识别潜在的困难
气道，从而制定适当的策略。

■ **准备**

建议使用困难气道学会（Difficult Airway Society，DAS）ICU 气管插
管指南中的气管插管前检查清单。

■ 监测——至少包括心电图（electrocardiogram，ECG）、脉搏血
氧饱和度监测、呼气末二氧化碳监测和无创血压（non-invasive
blood pressure，NBP）监测。对存在血流动力学不稳定风险的
患者，考虑诱导前进行动脉内 BP 监测。

■ 静脉通路——建立良好的静脉通路（通常至少 20 G）用于给药。
一旦患者被麻醉，可能需要额外的静脉通路或中心静脉通路。
确保静脉通路安全固定，防止在定位过程中，特别是当患者出
汗时，发生移位。

■ **体位**

■ 通常情况下，最佳体位是将患者头部抬高约 30°。该体位有
助于降低反流导致的误吸风险，增加功能残气量（functional
residual capacity，FRC）。使用枕头让患者保持解剖学上的嗅
探位。

- 在拨打急救电话时，应让患者平躺，手动保持患者颈椎固定。
- 在某些情况下，患者保持卧位可以改善病情，如房间隔缺损或肝肺综合征引起的斜卧呼吸 – 直立性低氧血症。

- **氧气**
  - 预先氧合的目的是洗出肺泡中的氮气，用氧气替代。预先氧合的方法是给予 100% 氧气 3 分钟或 8 次最大吸气和呼气。这增加了 FRC 的携氧量。虽然这项技术在患者状况良好的情况下，可以延长插管时患者耐受缺氧的时间（约 8 分钟），但对危重症患者来说，却只能延长几秒。
  - 预先氧合可通过佩戴密封面罩，使用沃特斯（Waters）呼吸回路［麦氏通气系统（Mapleson C）］来实现。这种方法有一个优点，即能够通过可调限压阀（adjustable pressure limiting，APL）设置呼气末正压（positive end-expiratory pressure，PEEP）。
  - 呼吸暂停后继续使用面罩，呼吸暂停氧合可以帮助维持氧饱和度。健康状况良好的患者在呼吸暂停期间，约 250 mL/min 的 O_2 从肺泡扩散到毛细血管，但只有 10 ~ 20 mL/min 的 CO_2 进入肺泡（尽管 CO_2 产量仍保持在约 200 mL/min）。这种损失会导致压力差，从而导致气体从咽部大量流向肺泡。呼吸暂停氧合期间的气体运动也可由心源性振荡辅助。考虑全程采取经鼻高流量氧疗（high-flow nasal oxygen，HFNO），尤其是在移除面罩后尝试插管期间。

- **寻求他人的援助**——即使是经验最丰富的重症监护医师，也会感谢其他专业医师在为危重症患者插管时的援助。

- **药物**——没有固定的处方。重症监护医师通常会有自己独特的用药技术，并且大多数医师会针对患者的具体情况调整用药。以下列表并非详尽无遗，这些药物有多种联合用药方案：
  - 阿片类药物——作为联合诱导药物，阿片类药物可抑制喉部反应，减少对其他镇静药物的需求，促进心血管稳定性，并使 ICP 的变化最小化。
    - 芬太尼——其效力约为吗啡的 100 倍，起效迅速，作用持续时间为约 30 分钟。
    - 阿芬太尼——起效速度比芬太尼快 3 倍，但作用持续时间可达数小时。
  - 催眠药
    - 异丙酚——常与阿片类药物联用，对择期手术患者进行麻醉诱导。异丙酚会引起显著的心血管抑制表现，因此当患者病情不稳定时，应减少标准剂量。需要谨慎的是，对于危重症患者，即使是小剂量的药物也可能造成极为严重的低血压。

■ 氯胺酮——可引起直接交感神经刺激，并且对于健康状况良好的患者，给药可能会引起短暂的小剂量药物依赖性 BP 升高。因此，院前专科医师通常使用较多。然而，氯胺酮也是一种直接负性肌力药，因此对内源性儿茶酚胺可能耗尽的危重症患者应谨慎使用。在某些情况下，使用氯胺酮可导致 CO 减少，甚至心肌缺血。氯胺酮具有支气管扩张的特性，可用于治疗危及生命的哮喘。注射氯胺酮用于镇静、支气管扩张或镇痛时，可滴定剂量。并发症包括幻觉和 ICP 升高。

■ 硫喷妥钠——是一种快速、短效的巴比妥类药物，可预测起效时间和短期效用时间。这使得硫喷妥钠成为经典 RSI 技术的一部分。它具有抗惊厥的特性，因此是在癫痫持续状态下可使用的一种麻醉诱导药物。但在病情危重的患者中应谨慎使用，因为它可导致重度低血压。

■ 替代策略——为了保持心血管的稳定性，一些临床医师在对不稳定的重症患者进行诱导治疗时避免使用这些催眠药，而常常将速效苯二氮䓬类药物与大剂量速效阿片类药物联用。

■ 神经肌肉阻滞剂
　　■ 罗库溴铵——这种非去极化的肌肉松弛药现在已经在很大程度上取代了琥珀胆碱，成为改良 RSI 的一部分。当给予 1 ~ 1.5 mg/kg 剂量时，罗库溴铵起效迅速，约 45 秒。其作用持续时间长，但可使用舒更葡糖迅速逆转，舒更葡糖是一种经修饰的 γ – 环糊精，可螯合罗库溴铵，从而使其失活。在极少数情况下，它可引起支气管痉挛或变态反应。

　　■ 琥珀胆碱——由于其不良反应，琥珀胆碱现在很少用于重症监护。琥珀胆碱起效快，持续时间短。给药剂量为 1 ~ 2 mg/kg。这种去极化类肌松药可引起高钾血症，导致危及生命的心律失常和心脏停搏。

■ 其他
　　■ 咪达唑仑——可与其他药物联用，以增强诱导时血流动力学的稳定性。咪达唑仑作为一种苯二氮䓬类药物，可对难治性癫痫发挥特殊作用。但该药物会引发顺行性遗忘。

　　■ 利多卡因——可用于诱导时减弱气道对喉镜检查和气管插管的反应。该药物还可补充诱导剂的麻醉效果。

■ 血管活性药物
　　■ 间羟胺和去氧肾上腺素两者都有 α –2 和最低限度的 β – 肾上腺素能活性，因此可用于治疗低血压。两者均可通过输注给药。在交感神经张力正常的患者中，间羟胺可引起严重的反射性心动过缓。

- 麻黄碱是一种合成的，具有直接和间接作用的非儿茶酚胺类拟交感神经药物，对 α 受体和 β 受体均有活性。该药物很少输注使用，并且单次剂量可以有效地提高 BP。重复给药后可发生快速反应，因此限制了其使用。
- 肾上腺素——对于麻醉非常不稳定的患者，稀释的肾上腺素能够发挥作用。例如：经验丰富的医师在患者处于危急状态时，给予 10 ~ 20 μg 的肾上腺素可以帮助稳定 BP。

- **设备**——在开始诱导前确保有合适的设备可用。
  - 预先氧合。
    - 必要时使用高流量鼻导管。
    - 面罩。
    - 口咽导气管（Guedel）——打开气道，辅助通气，减少气体进入胃的可能性。
  - 喉镜检查——可观察声带（可以是直接的或间接的）。有许多不同的类型可供选择。以下简要列举常见喉镜：
    - 直接喉镜——有不同的尺寸。成人常用麦金托什（Macintosh）式（弯曲的以 90° 的角度连接到一个带有光源的手柄上）。麦考伊（McCoy）式的末端部分可移动，而马吉尔（Magill）式和米勒（Miller）式呈直形。
    - 视频喉镜——例如，麦格拉斯 ™（McGrath ™）视频喉镜有助于间接观察声门，常用于患者颈部活动减少的情况。
    - 光学喉镜——例如，AirTraq ™光学喉镜使用一组放大镜来显示声门。
    - 纤维镜——气管导管（endotracheal tube，ETT）安装在弯曲式纤维镜上。该喉镜经口或鼻置入，当发现声门时，ETT 可以推进到喉镜上方的位置。当解剖问题导致张口受限和颈部运动受限时，利用纤维镜观察声带是十分有用的。如果存在气道肿胀，则内镜本身有引起阻塞的风险。
  - ETT——有许多不同的类型和尺寸可供选择。ETT 的专用元件如下所述：
    - 带套囊或不带套囊的 ETT——聚氯乙烯或聚氨酯套囊，形状为圆柱形、球形或锥形，可以充气，充气的套囊在导管和气管之间形成密封圈。这个密封圈可以降低严重误吸的风险，并提高正压通气的能力。
    - 亚声门分泌物引流孔——通常用于机械通气需要持续数天的患者。它可以吸引聚集在套囊上方的分泌物，从而降低微误吸和呼吸机相关性肺炎的风险。

■ 辅助和操作

　　■ 导管钢丝——当声门可见但无法通过 ETT 时，可以使用这种工具。将导管钢丝插入，然后将 ETT 穿过。在重症护理中，当 ETT 需要更换时，也经常使用导管钢丝。

　　■ 主骨钢丝——这是一种具有可塑性的金属棒，放置在 ETT 中，使 ETT 弯曲成适合插管声门的形状。

　　■ BURP 手法（backward，upward，rightward，posterior，BURP）（施加向后、向上、向右、向后的压力）——通过环状软骨的压力使喉部移位，能够改善声门的可视化。

　　■ 环状软骨压迫（塞利克手法）——通过对气管施加压力封闭食管入口，从而防止胃内容物反流。该手法不再普遍应用，因为一些研究已经证明它是无效的，并且会使喉镜检查更加困难。

　　■ 鼻胃管——这可能有助于在气管插管后对胃减压，以改善通气并降低误吸的风险。如果在气管插管前已插入鼻胃管，抽吸胃内容物可以帮助预防吸入性肺炎。

　　■ 抽吸——因为气道可能有分泌物、血液或胃内容物，因此应时刻准备抽吸。

　　■ 上声门气道装置（supraglottic airway device，SAD）——该装置位于声门上方，目的是在不完全确保气道的情况下允许通气，在插管失败的情况下可以发挥较大的作用。SAD 有很多不同的类型，例如：喉罩［传统型喉罩（LMA Classic®）、双管型喉罩（Supreme®）或非充气型喉罩（iGel®）］。

七、插管失败

　　英国困难气道协会已针对气管插管失败后的困难情况制定了管理指南。如果第一次尝试喉镜失败，那么在第二次尝试之前优化体位和增加肌肉松弛度，考虑使用气道辅助装置或选择另一种喉镜。必要时通过面罩或 SAD 吸氧。如果无法实现气管插管或通气，则宣布"不能插管不能通气"的紧急状态，准备行环甲膜切开术。

■ **颈椎前路手术**——很少需要这样做，但应让所有接受过气道培训的临床医师了解这项技术。使用手术刀切开环甲膜行紧急环甲膜切开术，将导管钢丝插入气管，再通过导管钢丝插入 6.0 mm 的 ETT。

八、插管成功后的处理

■ **镇静**——通常联合使用催眠药和镇痛镇静药。之后，在撤机时，可改为仅使用镇痛镇静药。

■ 催眠药——输注异丙酚常用于 ICU 成年患者（如果担心异丙酚输注综合征，则应监测肌酸激酶和乳酸）。在 ICU 中，咪达唑仑常与吗啡联合使用。

■ 阿片类药物——如芬太尼、阿芬太尼或瑞芬太尼，常用于 ICU 成年患者。瑞芬太尼是一种常用的药物，因为它可被血浆和组织酯酶快速代谢，因此其半衰期较短（输注 3 小时后 3 分钟）。吗啡更常用于儿童。

■ α-2 肾上腺素能激动剂——如右美托咪定或可乐定。这些药物具有镇静和镇痛作用。两种药物均可诱发心动过缓和低血压。

■ **考虑使用肌肉松弛药**——输注时可使用非去极化剂。常见的药物选择是罗库溴铵或顺式阿曲库铵。

■ **有创监测**——重症监护患者可能需要置入有创动脉和中心静脉导管（central venous catheterisation，CVC）进行压力监测和采血。CVC 用于给药，特别是血管升压素、化疗药物和肠外营养等药物。考虑此时是否还需要建立血管通路进行肾脏替代治疗（renal replacement therapy，RRT）。

■ **置管**：①鼻胃管；②导尿管；③引流——如果通气受损，一些患者可从加速胸腔积液或腹水引流中获益。

■ **影像学检查**——胸部 X 线用于评估 ETT、经颈内静脉或锁骨下行的 CVC、鼻胃管，以及骨和肺野的位置。气管插管后可能需要立即转诊进行紧急计算机断层扫描（computed tomography，CT）、MRI、血管造影等检查。

九、设定呼吸机参数

经验丰富的临床医师会根据他们对呼吸力学、血流曲线和血气的了解，以及对潜在疾病的了解，专门为每个患者设定呼吸机参数。大多数患者将从肺保护性通气中获益，以尽量减少肺容量伤、肺气压伤、肺萎陷伤和肺生物伤。脑损伤患者可能需要神经保护性通气。本书提及的案例中对通气进行了更详细的讨论，以下是一个默认合理的策略目标：

■ **肺部保护**
  ■ 容量——目标为理想容量约 6 mL/kg。
  ■ 压力——应将平台压维持在 30 cmH$_2$O 以下。呼吸末正压通气（positive end respiratory pressure，PEEP）可维持肺泡扩开并辅助氧合。
  ■ 气体交换——如果 pH 值大于 7.25，则患者耐受高碳酸血症。为了维持低潮气量，可能需要增加呼吸频率。
  ■ 驱动压——目标是保持较低的驱动压（respiratory rate，RR），理想情况下应小于 14 cmH$_2$O。

十、延伸阅读

■ Higgs, A., McGrath, B., Goddard, C. et al. (2019). Guidelines for the management of tracheal intubation in critically ill adults. *Br. J. Anaesth*. 120: 323–352. A comprehensive guideline that includes useful information and intubation strategies.

■ Cook, T., Woodall, N., Harper, J. et al. (2011). Major complications of airway management in the UK: results of the fourth national audit project of the Royal College of Anaesthetists and the Difficult Airway Society. Part 2: intensive care and emergency departments. *Br. J. Anaesth*. 106: 632–642. The NAP4 report gives key insights into the difficulties faced when intubating critically ill patients.

■ De Jong, A., Molinari, N., Terzi, N. et al. (2013). Early identification of patients at risk for difficult intubation in the intensive care unit. *Am. J. Respir. Crit. Care Med* 187: 832–839. Original paper that developed and validated the MACOCHA score.

第二部分

案　例

案例 1

需要血管升压素的患者

你值夜班时对一位 65 岁的患者进行了紧急检查，患者名叫大卫，他因非转移性结直肠癌行择期右半结肠切除术和一期吻合术，未在原位放置外科引流管，术后第 5 天入院。在发病当天，患者为了将平均动脉压（mean arterial pressure，MAP）维持在 65 mmHg 以上，以 0.04 μg/（kg·min）的速度开始使用去甲肾上腺素。现在，患者出现了低血压（80/40 mmHg）和心动过速（每分钟 120 次），以 0.35 μg/（kg·min）的速度使用去甲肾上腺素。少尿，RR 为 32 次/min，血氧饱和度（SpO$_2$）为 94%，以 2 L/min 的速度经鼻吸氧。肺部听诊时双侧基底部有捻发音。患者焦躁不安，满头大汗，说话含糊不清，触诊腹部时表现得十分痛苦。

一、你采取了哪些初步治疗措施？

- **气道**——虽然患者说话含糊不清，但表明患者气道通畅，因此不需要立即进行气道操作（如抬头举颏、双手托颌）或辅助装置（如口咽导气管）。

- **呼吸**——患者出现呼吸吃力的情况时，给予高流量吸氧，紧急进行便携式胸片检查和动脉血气（arterial blood gas，ABG）分析。

- **循环**——确保患者除了具有中心静脉通路，至少还有一个大口径外周静脉通道（如 18 G 或 16 G）。采集血液样本进行显微镜检查、血液培养和药敏试验、血常规检查（包括淀粉酶）、重复血型鉴定和血样保存，以及凝血功能筛查。此时，应在短时间内（如 15～20 分钟）注射 250～500 mL 晶体溶液。理想情况下，临床医师会亲自使用连接在静脉通路上的 50 mL 注射器为患者静脉输液。这种简单的技术可以使临床医师直接观察患者的生理反应，并在效果不佳时及时停止输液。

■ **障碍**——患者意识错乱不会对自身或护理人员造成直接的危险。检查患者的血糖水平。如果患者出现低血糖，应予以治疗。评估瞳孔对光的反应。

■ **暴露**——评估患者深静脉血栓形成、皮疹和直肠出血体征。

暴露后，重新评估你所采取的干预措施（即氧气治疗、静脉输液）是否对患者的生理产生了影响。请求值班的上级外科医师对患者进行紧急检查。

> 患者接受了你的初步治疗后，BP 瞬间升高至 96/60 mmHg，SpO_2 维持在 98% 以上，血检结果如下：血红蛋白（hemoglobin，Hb）为 10^5 g/L，白细胞计数（white blood cell count，WBC）$22×10^9$/L，血小板（platelets，plat）为 $560×10^9$/L，C 反应蛋白（C-reactive protein，CRP）高于 350，国际标准化比值（international normalized ratio，INR）2.1，pH 值为 7.23，氧分压（partial pressure of oxygen，PaO_2）为 55.6 kPa（15 L/min），二氧化碳分压（partial pressure of carbon dioxide，$PaCO_2$）为 4.1 kPa，乳酸为 6.4 mmol/L，淀粉酶为 183 U/L。胸部 X 线显示双肺基底部轻度不张。

二、根据以上检查结果，患者最可能的诊断是什么？

以上血液检查结果提示患者可能出现了脓毒症引起的急性炎症反应。乳酸升高很可能是整体血流动力学不稳定导致的氧输送减少引起。

考虑到患者是择期右半结肠切除术后第 5 天，并且有腹膜炎征象，因此诊断患者可能发生了吻合口瘘，并由此导致了腹腔内感染和感染性休克。

三、哪些因素可能导致发生吻合口瘘的风险？

可导致风险增加的危险因素包括：①男性；②年龄在 60 岁以上；③既往有放射治疗史；④美国麻醉医师协会（American Society of Anesthesiologists，ASA）分级 Ⅱ～Ⅳ级；⑤潜在的肺部疾病；⑥原有血管疾病；⑦肾脏疾病；⑧RRT；⑨免疫抑制治疗。

可改变的危险因素包括：①吸烟；②肥胖；③大量饮酒（每周饮酒超过 21 酒精单位）；④免疫抑制剂和化学治疗；⑤近期体重下降超过 10%；⑥低白蛋白血症。

吻合口瘘的发病率高，住院时间长，死亡率高。

四、重点超声检查如何在容量反应性评估方面发挥作用？

不应单独使用影像学检查，应与其他临床评估技术相结合。请记住，患者没有气管插管，他是自主呼吸。

重点超声检查可用于评估以下情况：

（一）下腔静脉指数

在有自主呼吸的患者中，下腔静脉（inferior vena cava，IVC）塌陷指数（即用百分比表示的呼气时最大直径和吸气时最小直径的差值）不是测定容量反应性的可靠方法。临床上，确定 IVC 的最大和最小直径更益于评估患者的容量反应性。因此，对于血流动力学不稳定的患者：

- IVC 几乎完全塌陷或直径较小（< 1 cm）可能提示有容量反应性。
- IVC 扩张、无塌陷且直径较大可能提示无容量反应性（图 2-1-1a）。

医师应注意，对于接受正压通气的患者，在解释任何 IVC 直径变化之前，必须满足标准的心脏负荷条件。患者需保持被动通气（如无自主呼吸，完全依赖呼吸机），并且潮气量设定在 8 ～ 10 mL/kg。IVC 扩张指数（即用百分比表示的吸气时最大直径和呼气时最小直径的差值）为 12% ～ 18% 可能提示有容量反应性（图 2-1-1b）。

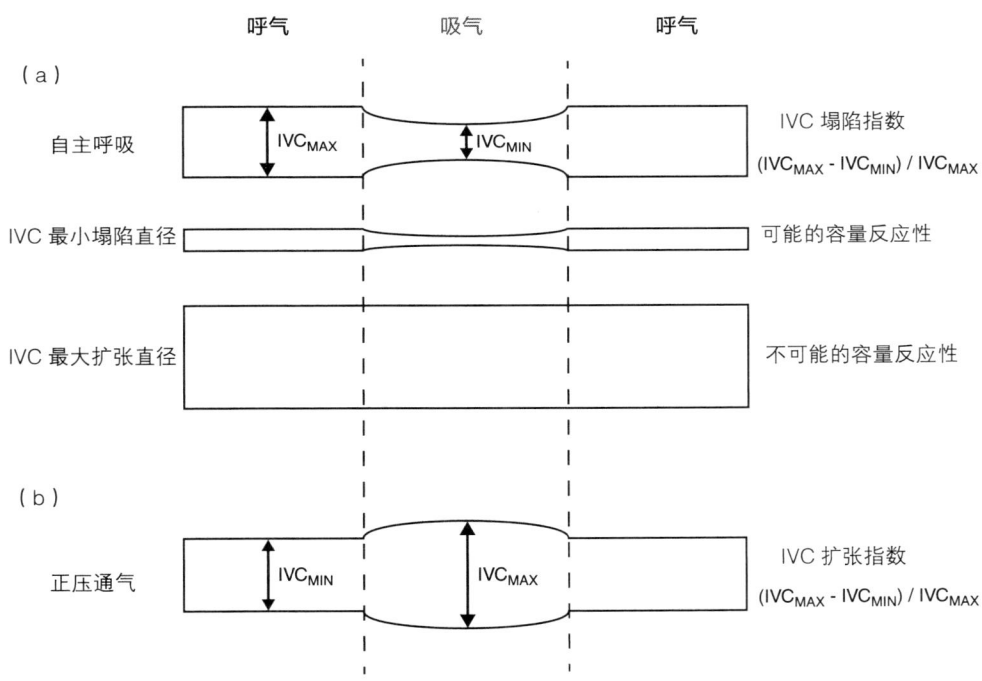

（a）在自主呼吸患者中，IVC 塌陷指数可以反映患者的容量反应性。临床上，确定和解读 IVC 直径的最大和最小值对血流动力学不稳定的患者的评估更有帮助（详见正文）；（b）正压通气患者吸气时 IVC 直径增加，产生 IVC 扩张指数（详见正文）。IVC$_{MAX}$ 是指 IVC 最大直径，IVC$_{MIN}$ 是指 IVC 最小直径

图 2-1-1　IVC 直径变化示意图

资料来源：Theophilus Samuels。

然而，无论患者是自主呼吸还是机械通气，都不应强调测定 IVC（塌陷或扩张）指数。相反，确定 IVC 的最大和最小直径并将其纳入临床表现是确定容量反应性的更稳健方法。

（二）左心室外观

在胸骨旁短轴切面下，可以评估是否存在收缩末期 LV 闭塞（即"亲吻"征）。左心室（Left ventricle，LV）偏小，收缩末期乳头肌在中心汇合。该外观提示 LV 充盈欠佳和高动力改变，表明患者可能有容量反应性。

（三）存在 A 线和 / 或 B 线

A 线是源自胸膜线的混响伪影，在深度足够的情况下，可以看到规则间隔（等距）的平行线（图 2-1-2a）。B 线（或"彗尾"征）起源于胸膜线，是垂直于胸膜线发出的高回声波束，一直延伸至屏幕边缘（图 2-1-2b）。它们呈激光束样发散，并随着胸膜线的运动而移动，导致无法观察到 A 线。由于肺基底部含有大量的肺纹理，它们通常会显示 B 线模式，因此检查上肺野更益于诊断肺水肿。因此，如果肺部超声（ultrasound，US）检查显示整个胸部 A 线缺失而 B 线丰富，这可能表明肺水肿已经发生，进一步补液弊大于利。

（a）

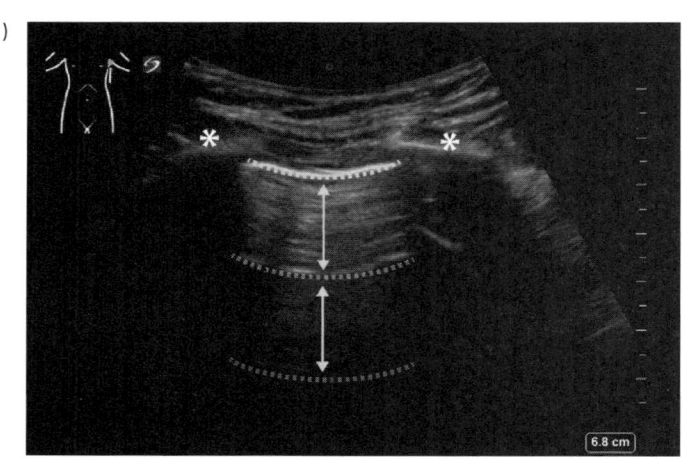

（b）

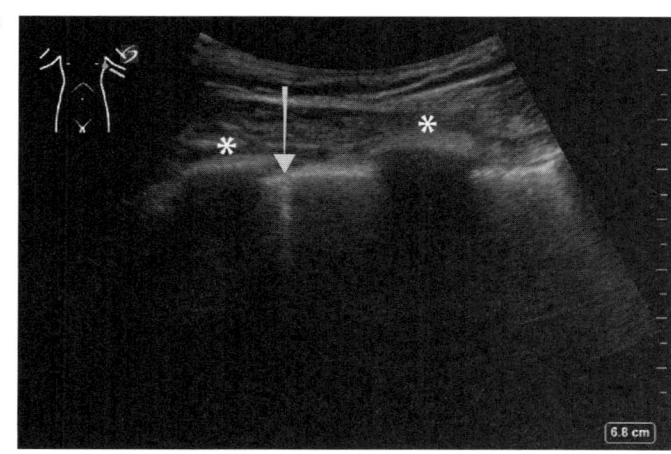

（a）A 线（黄色虚线）。（b）单条 B 线（黄色箭头）。肋骨阴影用"*"标记。

图 2-1-2　**A 线和 B 线示意图**

资料来源：Theophilus Samuels。

五、为什么该名患者的重点超声检查可能比较困难？

由于患者腹腔内发生病变和近期有腹部手术史，IVC 的成像可能非常困难或几乎不可能，因为它需要充分显示肋缘下肝脏斜切面，以进行必要的测量。

可以获得胸骨旁切面和肺切面，但需要患者配合。

> 经过进一步静脉补液后，在 MAP 大于 65 mmHg 的情况下，BP 保持稳定，但患者仍需以 0.35 μg/（kg·min）的速度使用去甲肾上腺素。此外，患者意识错乱的症状变得更加严重和难以控制。因此，你决定在外科主治医师检查患者时，开始监测患者的 CO。

六、可以通过哪些方法监测 CO？

（一）经肺热稀释技术

这需要放置 CVC 和通常位于肱动脉或股动脉的改良外周动脉导管。

将冷溶液（0 ~ 4℃）注入 CVC，通过心脏和肺循环，到达改良外周动脉导管中的热敏电阻。热敏电阻感知的温度随时间推移而降低，由此构建出热稀释曲线，并据此推导出 CO［使用斯图尔特·汉密尔顿（Stewart-Hamilton）方程）］。

由于冷注射剂会通过整个心脏和肺循环，因此可以估计其他测量值：

- **全心舒张末期容积**——舒张末期心脏四个腔室的容积。
- **胸腔内血容量**——心脏四个腔室的血容量加上肺血管内的血容量。
- **血管外肺水**——肺内的水量和肺水肿的替代指标。

（二）经肺锂稀释技术

这与热稀释技术的原理相似，但不是用温度的变化作为标志，而是用锂浓度的变化。通过 CVC 或外周静脉导管注入小剂量的锂，然后使用附着在外周动脉上的专门设备生成浓度 - 时间曲线。CO 是通过测量浓度 - 时间曲线下的面积得出的。该技术与其他大剂量热稀释技术具有良好的一致性。

在接受锂治疗的患者和肌肉松弛药的患者中必须小心使用，因为结果的准确性可能会受到影响。

热稀释技术和锂稀释技术可用于校准市场上的脉搏轮廓分析设备。

（三）脉搏轮廓分析技术

一些商业系统几乎可以实时 CO 测量，给出的概念是动脉波形的搏动特性与每搏量（stroke volume，SV）成比例。然而，由于 SV 受动脉阻力和顺应性等其他因素的影响，脉搏指示连续心输出量监测™（PiCCO™）

和锂稀释法 CO 监测™（LiDCO™）等设备必须分别使用热稀释法和锂稀释法作为校准手段。

该项技术是一项微创、简便的 CO 监测技术，但是其准确性受到以下因素的影响：

- 血管顺应性的主要变化，如血管升压素需求的增加。
- 心律失常，如心房颤动（atrial fibrillation，AF）。
- 主动脉瓣反流。
- 系统过阻尼或欠阻尼。

（四）超声心动图

经胸超声心动图（transthoracic echocardiography，TTE）或经食管超声心动图（transoesophageal echocardiography，TOE）可以通过估计 SV 来确定 CO，常用的方法有两种：

- 测量舒张末期和收缩末期容积的差值。
- 使用脉冲波多普勒技术和二维测量。

采用辛普森（Simpson）双平面圆盘法测量收缩末期和舒张末期容积，两者之差等于每搏输出量。该方法的主要缺点（尤其是经胸入路）是严重依赖于心内膜边界的成像能力，而这在危重患者中可能非常困难。

第二种方法是测量红细胞随时间变化的速度，以创建速度 - 时间积分（velocity-time integral，VTI）。通过左心室流出道（left ventricular outflow tract，LVOT）的 VTI 测量该流速并估计 LVOT 的横截面积（cross-sectional area of the LVOT，CSA_{LVOT}）时，可以通过这两个变量的乘积计算出 SV，即 $SV = LVOT_{VTI} \times CSA_{LVOT}$（图 2-1-3）。$LVOT_{VTI}$ 可以从心尖五腔心切面测定。取样容积位置应在距离主动脉瓣（aortic valve，AV）1 cm 以内处（图 2-1-4）。将推导出的 SV 乘以心率（heart rate，HR），可以很容易地推导出 CO。这种方法虽然简洁，但它依赖于对 LVOT 直径的准确估计，测量中的小误差可能导致估计的 CSA 出现大误差，从而高估或低估 CO。

超声心动图的标准操作允许这些 CO 的"快照"，但不是像上述那样的连续测量。实时评估是可能的，但需要最先进的设备和适当的培训来促进。

（五）经食管多普勒测量主动脉血流

这种半侵入性入路使用特殊设计的食管探头，在使用列线图间接估计降主动脉 CSA 的同时估计降主动脉的血流速度。将探头插入食管，距离牙齿 30 ~ 40 cm，旋转直至产生多普勒信号。与上文描述的脉冲波多普勒一样，探头利用多普勒频移来测量血流速度。这就产生了一个 VTI，与估计的 CSA 和 HR 相乘，就可以推导出 CO。

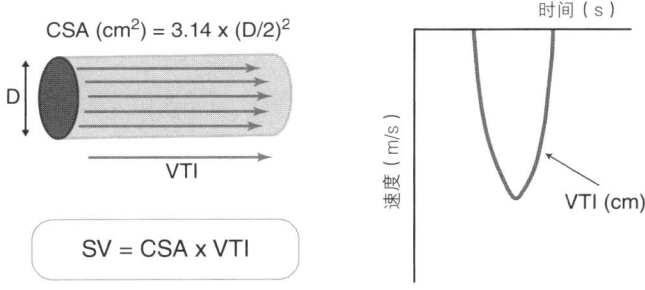

图 2-1-3　利用超声心动图推算每搏输出量。单次搏动中从左室喷射出的血柱长度是多普勒曲线的 VTI。通过测量 LVOT 的直径，可以估计出 LVOT 的 CSA。每搏输出量可以计算为 CSA 和 VTI 的乘积。然后 CO 可以通过 SV 乘以 HR 来估计

资料来源：Theophilus Samuels。

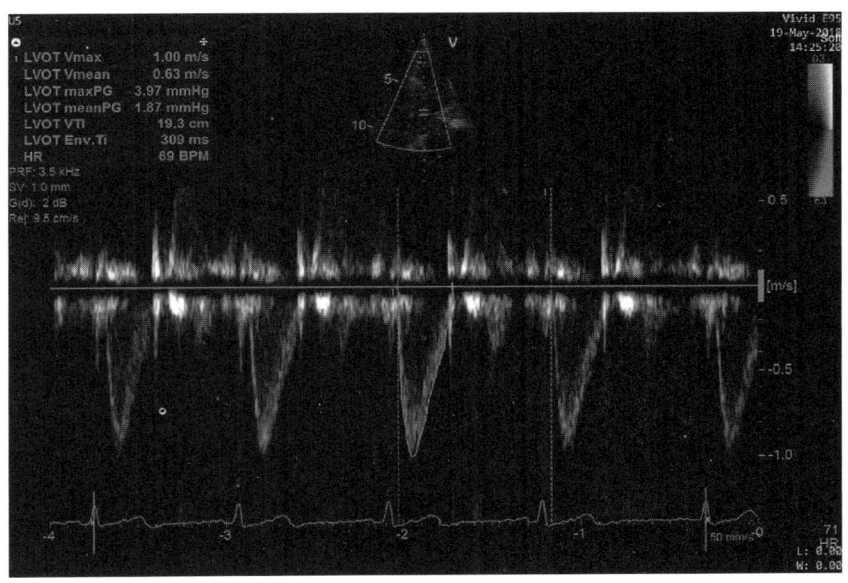

将取样本点放置在 AV 1 cm 内，使用脉冲波多普勒测量 LVOT$_{VTI}$。如图所示，通过对 VTI 进行跟踪，可以测量 LVOT$_{VTI}$ 和速度。LVOT 直径和 LVOT$_{VTI}$ 的峰值速度通常分别为 18 ~ 22 cm 和 0.8 ~ 1.2 m/s。

图 2-1-4　使用脉冲波多普勒测量 LVOT$_{VTI}$

（六）胸电生物阻抗技术

将电极置于颈部或胸部，持续施加并感知低振幅电流。该技术可以监测心脏电信号和生物阻抗随着胸腔内血容量增加而发生的变化。通过滤除伪差（如呼吸引起的阻抗变化）来获取心阻抗波形，对此加以分析来确定 CO。这种方法对电极位置的变化或与患者的接触很敏感，并且组织含水量的急性变化（如肺水肿、胸腔积液）会导致监测结果的准确性下降。

大卫的护理师使用了一台脉搏轮廓分析设备，并询问你是否需要继续补液。

七、简要讨论如何通过每搏量变异度来预测容量反应性

被动机械通气期间，吸气和呼气之间的每搏量变异度（stroke volume variation，SVV）预测哪些患者可能有容量反应性（即"应答者"）的准确程度较高。根据报告，SVV 的诊断阈值为 11% ～ 13%，具有非常高的敏感性和特异性。总的来说，在预测容量反应性方面：

■ SVV 小于 10% 具有较高的阴性预测值（即不太可能需要进一步补充液体，可能需要肌力药物和 / 或血管升压素支持）
■ SVV 大于 14% 具有非常高的阳性预测值（即可能需要进一步补充液体）。

理论上，处于弗兰克·斯塔林（Frank-Starling）定律曲线上升阶段的患者最有可能通过增加 SV 和 CO 来应对补液扩容。相比之下，处于平台期或超过平台期的患者对液体负荷几乎没有反应，过多的液体可能会增加组织水肿，加剧组织缺氧（图 2-1-5）。

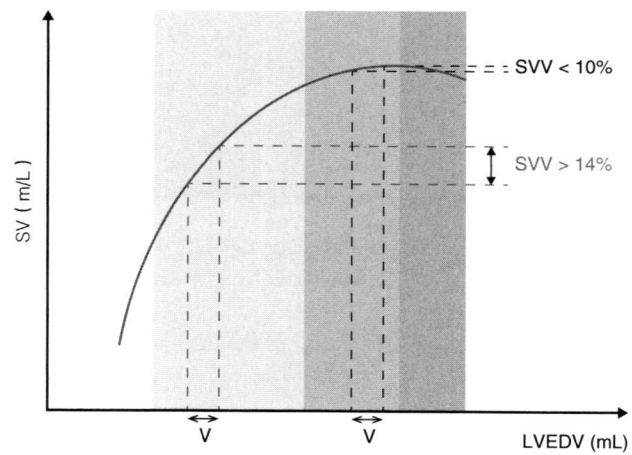

该机制描述了 SV（mL）与左心室舒张末期容积（left ventricle end-diastolic volume，LVEDV）之间的关系。LVEDV 为心肌肌节长度的替代指标。曲线上升部分（左侧阴影区域）直观地描绘了潜在应答者。曲线的平台期（中部和右侧阴影区域）提示患者可能无容量反应性。在容积增加一定的情况下，根据患者在曲线上所处的阶段（虚线），所产生的 SV 和 SVV 可能会提示患者的容量反应性。

图 2-1-5   心脏的弗兰克·斯塔林定律曲线

资料来源：Theophilus Samuels。

八、描述被动机械通气期间 SV 的变化

对于完全依赖呼吸机（即没有自主呼吸，因此"被动"通气）的患者，8 ~ 10 mL/kg 的正压通气（positive pressure ventilation，IPPV）会引起可解释的左右心室负荷的周期性变化。

- 在吸气（机械吸气）过程中，胸内正压阻碍血液回流至右心室（right ventricle，RV），导致前负荷减少（即静脉回流压力梯度降低）。
- RV 后负荷因吸气性跨肺压增加而增加。
- RV 前负荷减少和 RV 后负荷增加使 RV SV 降低，且在吸气末降到最低。
- 同时，由于吸气时肺血管受压，迫使血液进入 LV，导致 LV SV 升高。
- 经过 2 ~ 3 个心脏周期的延迟（肺循环时间长导致），RV SV 的降低导致 LV 充盈受损。
- LV 前负荷减少可能导致 LV 的 SV 降低，进而造成 CO 减少，因此 CO 在呼气时处于最低水平。

这些变化在低血容量状态下被放大，在心室衰竭或循环系统充血时减弱。此外，请记住，可能需要调整呼吸机（将潮气量增加到 8 mL/kg）或增加用药（增加镇静和 / 或使用神经肌肉阻滞剂），以准确评估容量反应性。应根据具体情况对这些调整后的容量状态进行评估，以确定液体反应性。

九、描述如何测量 SVV

- **脉搏轮廓分析技术**——如前文所述，SV 的变异度可以用先进的数字软件测量。通常可以实时显示 SVV。
- **超声心动图**——使用上述计算 SV 的方法，可通过分别测量吸气和呼气时的容积（确定最大值和最小值）来计算 SVV。这可能很耗时，并且不利于实时监测，除非可以实现自动化。值得庆幸的是，某些 US 设备可以通过人工智能使这一过程自动化，并实时显示这些信息（输入 LVOT 直径，也可以计算出 SV）。LVOT$_{VTI}$、LVOT 和主动脉峰值速度可以作为 SV 的替代指标（因为 LVOT 直径保持不变）。一些 US 设备可以使用 LVOT$_{VTI}$ 变化替代 SVV。然而，如果使用 LVOT 速度峰值，则变化大于 12% 表明患者可能具有容量反应性（图 2-1-6）。

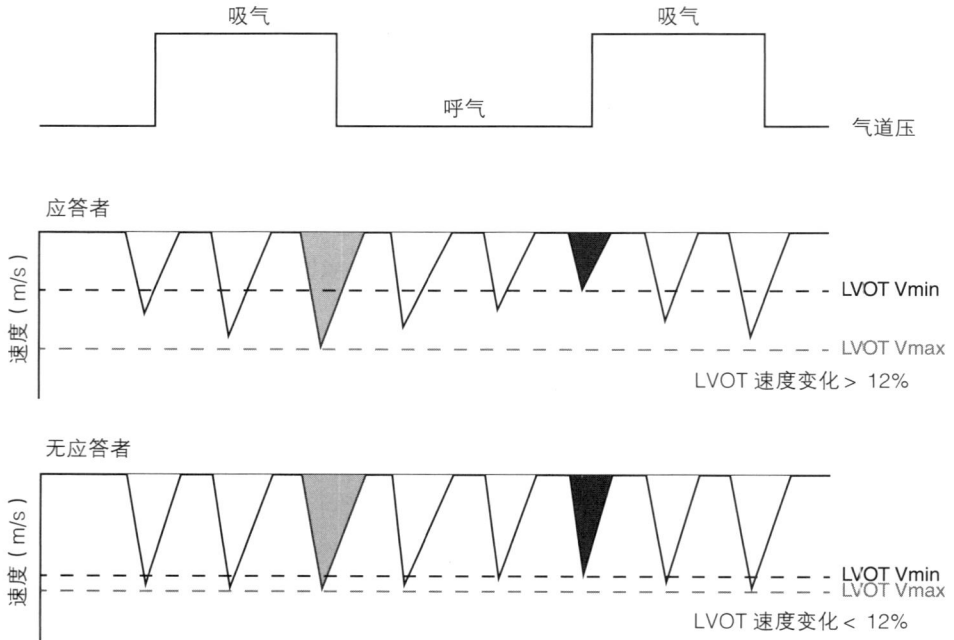

图 2-1-6　**LVOT 速度示意图**

LVOT 速度可以代替 SV（因为 LVOT 直径不变）。因此，LVOT Vmax 和 LVOT Vmin 的速度变化可以作为容量反应性的衡量标准。

资料来源：Theophilus Samuels。

外科主治医师完成了他们的检查，并要求对大卫实施紧急腹部 CT 和盆腔 CT 扫描。你的任务是带大卫去做 CT 扫描。他现在已经失去控制，需要持续护理来防止他伤害自己和他人。

十、把大卫转移到 CT 扫描室，你最担忧的问题是什么？

当务之急是对大卫意识错乱和不稳定的临床状况实施干预。在 CT 检查完成后，手术团队可能希望实施手术治疗。目前最安全的做法是确保患者的气道安全，并在转诊前给予镇静药。

你成功地为大卫气管插管并插入了鼻胃管。CT 扫描显示腹部有大量积液，确诊为吻合口瘘。大卫需要被送回手术室进行紧急剖腹手术。麻醉团队到达后开始交接。

十一、如何对患者围手术期的发病和死亡风险进行分类？

使用以下公认的评分系统之一：

- **朴茨茅斯评分系统（P-POSSUM）**——死亡率和发病率的生理学和手术严重度评分系统（Physiological and Operative Severity Score for the enumeration of Mortality and Morbidity，POSSUM）被修改为朴茨茅斯评分系统，以纠正对低风险手术患者死亡率的过高估计。作为围手术期风险评估的标准，该评分系统已被外科学界广泛接受。它使用 12 个生理指标和 6 个手术指标。
- **结直肠疾病 POSSUM 评分系统（CR-POSSUM）**——于 2004 年首次提出。与朴茨茅斯评分系统相比，它对结肠直肠手术患者手术死亡率的预测更准确。它使用 6 个生理指标和 4 个手术指标。

两种评分系统均可用于急诊手术。

> 经过几小时，医师对吻合口瘘冲洗并行预防性双管造口术后，大卫从手术室返回。在你值班期间患者病情稳定，去甲肾上腺素需求降低 [0.10 μg/（kg·min）]，你将他交给日间医疗团队继续干预。

十二、延伸阅读

- Kobe, J., Mishra, N., Arya, V.K. et al. (2019). Cardiac output monitoring: technology and choice. *Ann. Card. Anaesth.* 22: 6–17. Informative review on the different methods of cardiac output monitoring.
- Miller, A. and Mandeville, J. (2016). Predicting and measuring fluid responsiveness with echocardiography. *Echo. Res. Pract.* 3 (2): G1–G12. Excellent review of how to use echocardiography to predict and measure fluid responsiveness.
- Zarnescu, E., Zarnescu, N., and Costea, R. (2021). Updates of risk factors for anastomotic leakage after colorectal surgery. *Diagnost.* 11: 2382. Recent informative review on risk factors for anastomotic leakage.
- Colebourn, C. and Newton, J. (2017). *Acute and Critical Care Echocardiography.* Oxford: Oxford University Press. Authoritative textbook on many aspects regarding echocardiography in critical care.

案例 2

呼吸窘迫患者 1

你要去抢救室检查一名 66 岁的患者杰弗里。因为呼吸困难和疼痛，他在今天傍晚叫了救护车。医师为他使用哈德逊面罩（Hudson mask）以 6 L/min 的流速给氧，氧饱和度达 85%。患者正在使用呼吸机，RR 为 35 ~ 40 次 /min。ABG 分析显示 pH 值为 7.14，PaO_2 为 7.9 kPa，$PaCO_2$ 为 10.6 kPa，碱剩余 −7 mmol/L，乳酸为 4.3 mmol/L。他虽然看上去十分疲惫，不能说一句完整的话，但是仍然保持清醒。HR 为 122 次 /min，BP 为 156/98 mmHg。

一、是什么原因导致的这些症状？

（一）下呼吸道感染

社区获得性肺炎（community-acquired pneumonia，CAP）可能是细菌或病毒引起的，必须将其视为潜在病因。测量杰弗里的体温并监测他的炎症指标。每年每 1 000 人中有 30 ~ 50 人患有急性支气管炎。在大约 1/3 的病例中无法鉴定出微生物，而在鉴定出病原体的病例中，90% 是病毒引起的。

需要考虑的病原体包括：

- **病毒**——例如：腺病毒、冠状病毒、流感、副流感病毒和呼吸道合胞病毒。患者可能感染了严重急性呼吸综合征冠状病毒（severe acute respiratory syndrome coronavirus 2，SARS-CoV-2），需要到 ED 接受检查（有关 COVID-19 的更多讨论见案例 24）。
- **细菌**——细菌可分为以下几种。
  - **典型**——例如：肺炎链球菌、流感嗜血杆菌、卡他莫拉菌。
  - **非典型**——例如：肺炎支原体、肺炎衣原体和嗜肺军团菌。

■ **真菌性肺炎**——也会发生，但不太常见，通常与免疫抑制有关。

（二）慢性阻塞性肺疾病（急性加重）

尚不清楚杰弗里的既往病史。慢性阻塞性肺疾病（chronic obstructive pulmonary disease，COPD）很常见。英国肺脏基金会（British Lung Foundation）报告称有 120 万人（占英国 40 岁以上人口的 4.5%）被诊断患有 COPD。不管患者是已确诊，还是首次出现，这一情况可能表明 COPD 的恶化。重要的是要查明既往是否存在肺气肿和 / 或慢性支气管炎的症状。

（三）哮喘

哮喘患者因平滑肌收缩而出现可逆性气道阻塞。这可能由多种刺激引发，包括烟雾、灰尘、花粉、寒冷、压力等。哮喘的黏液分泌增多和支气管壁炎症可以解释杰弗里的症状。然而，人们常会认为喘息是哮喘更为明显的症状。更重要的是，哮喘患者在急性发作时通常会提高 RR，从而导致低碳酸血症。哮喘患者的 $PaCO_2$ 开始增高，说明他们的病情可能已经十分严重。目前还不能完全排除哮喘的可能性，但可能性似乎较小。

（四）变态反应

I 型超敏反应由免疫球蛋白 E 介导，脱颗粒肥大细胞和嗜碱性粒细胞释放组胺引起的机体反应。变态反应通常伴有皮肤特征（荨麻疹、瘙痒或血管性水肿）和低血压（继发于一氧化氮诱导的血管舒张和平滑肌松弛）。该病史描述了随着时间的推移而出现的症状，不属于变态反应。然而，这可能是一种不同类型的超敏反应或药物反应，因此病史采集应包括接触潜在过敏原的情况及其与当前症状的时间关系。

（五）气胸

在这种情况下，应该排除气胸。气胸可能与鉴别诊断中其他几种可能的诊断共存。如果出现气胸，应考虑肋间胸腔引流，因为杰弗里明显已经受到了影响。自发性气胸好发于高瘦型男性，但任何人都有患病的可能。危险因素包括吸烟、遗传易感性、肺大疱和结缔组织病。

（六）肺水肿

杰弗里呼吸窘迫。他可能有潜在的心脏或肾衰竭，这两种情况都可能导致以呼吸急促为表现的急性肺水肿。检查是否有颈静脉压升高和外周水肿的体征。

（七）肺栓塞

患者出现不明原因的急性缺氧，时刻提醒临床医师注意肺栓塞（pulmonary embolism，PE）的可能性。大面积 PE 常伴有胸痛，严重时可引起心血管衰竭。一些患者在血栓形成前的一段时间可能发生多处小面积PE，导致慢性呼吸急促。典型的 ECG 改变为 SI、Q$_{Ⅲ}$、T$_{Ⅲ}$图形改变（Ⅰ导联出现明显的 S 波，Ⅲ导联出现 Q 波，Ⅲ导联出现 T 波倒置）比窦性心动过速或右心功能不全的体征（如右束支传导阻滞、右心电轴偏移、右心房扩大）少见得多（见案例 9）。检查是否有深静脉血栓体征。

（八）心肌梗死或急性心脏事件

心肌梗死通常以胸痛为先兆，但也可能出现无症状的心肌梗死，特别是在有神经病变或糖尿病控制不良的患者中。心源性胸痛也可能被误解为反流，并被患者认为无关紧要。

腱索断裂等事件很可能导致严重反流和心源性休克，因此在 BP 156/98 mmHg 的情况下不太可能。

（九）肾功能受损或代谢紊乱

肾功能受损引起的代谢性酸中毒可导致库斯莫尔呼吸（"氧饥饿"）。可能存在肾功能受损患者，但不能单独解释缺氧的临床表现，除非它还导致了重度肺水肿。

（十）潜在的恶性肿瘤

在英国，肺癌是第三大常见癌症。约 70% 的患病人群是吸烟引起的。肺内的肿瘤易使患者发生感染、阻塞、肺不张、积液等。在 X 线上，肿瘤很容易被实变所掩盖。肺恶性肿瘤有原发性的，也有继发性的。

- 原发性肿瘤。
  - 小细胞癌（15% ~ 20%）。
  - 非小细胞癌（80% ~ 85%）——包括腺癌、鳞状细胞癌、大细胞癌和未分化癌。
  - 其他（如肺上沟瘤）。
- 继发性肿瘤。
  - 大多数癌症可以转移到肺，但实性肿瘤通常包括肾、乳腺、结肠和前列腺肿瘤。

虽然杰弗里处于危急状态，但是首要任务不是探查恶性肿瘤。如果癌症确实存在，分型、分级和分期是评估预后和日后治疗选择的关键。病史应包括对提示恶性肿瘤的非特异性症状的探查，包括厌食和体重减轻。

你被告知杰弗里既往患有高血压和 COPD，但他生活可以自理，并且可以照顾他患有早发性痴呆和严重关节炎的妻子。胸片显示肺过度充气和广泛实变。体温 39.1 ℃。他的 COVID-19 快速检测结果呈阴性。

二、你如何分析患者目前的情况?

杰弗里身体非常不适,已经无法再忍受这种不适。他出现了下呼吸道感染的表现,这会产生以下两方面的影响:①妨碍氧气输送(通过减少可用肺泡表面积)和增加氧需求(脓毒症导致代谢率升高和呼吸做功增加)。②代偿性心动过速和呼吸急促通过增加肌肉活动提高氧需求。杰弗里的呼吸表现是一个直观的提醒,即氧气需求超过供应,如果不进行干预,杰弗里可能会出现心肺骤停。

从现有的信息来看,杰弗里具有自理能力,所以可以认为他是重症监护中接受有创器官支持的良好人选。他有一些合并症,可能会影响他的预后,待病情稳定后还需要进一步了解情况。

三、什么是肺泡气方程,有什么相关性?

$$P_aO_2 = F_iO_2 \left(P_{atm} - P_{H_2O} \right) - \left(P_aCO_2 / RQ \right)$$

PaO_2 是肺泡气氧分压, P_{atm} 是海平面大气压, P_{H_2O} 是水的分压, FiO_2 是吸入氧浓度, $PaCO_2$ 是肺泡气二氧化碳分压, RQ 是呼吸商。

肺泡气方程可用于了解大气压、饮食以及本例中重要的高碳酸血症如何影响患者的氧合。从方程中可以看出,在没有其他变化的情况下,通气不足会导致肺泡含氧量下降。增加吸入氧浓度可以改善肺泡氧合度。

四、缺氧的类型有哪些,如何增加供氧量?

以下文字描述了不同类型的缺氧:

- **低氧**——缺乏足够的氧气供应。
- **贫血**——血液中缺乏足够的红细胞或血红蛋白,导致氧气运输能力下降。
- **淤血或缺血**——血液流动不畅或组织供血不足,导致氧气无法充分送达。
- **组织毒性或细胞毒性**——组织或细胞对氧气的利用能力降低,尽管氧气充足。

对床旁医师而言,最容易解决的问题是低张性缺氧。提供高流量氧,最好伴有 PEEP 支持,以防止肺泡复张,从而保持氧气在肺泡 – 毛细血管膜上扩散的最大表面积。血液性缺氧可通过输血解决,或者在非紧急情况下,可以通过药物治疗刺激 Hb 的产生。然而,由于输血的携氧能力低于患者自身的血液,并且可能存在潜在的并发症,因此不能轻易输注血制品(见案例 7)。循环受损引起的局部缺氧可能需要直接处理(如血管内支架置入术、血栓切除术、再灌注技术)。组织性缺氧可以用 / 不能用特定的抗毒素治疗。

通过优化 CO、Hb、氧饱和度和动脉氧合作用，可以改善整体供氧情况，这在氧输送方程（见案例 8）中有所体现。

当你第一次到 ED 时，把杰弗里的哈德逊面罩换成了非重复呼吸面罩，以 15 L/min 的流速给氧，静脉输液 250 mL。现在，10 分钟过去了，杰弗里开始昏昏欲睡。他的呼吸功能没有改善。

五、你要怎么做?

你准备给杰弗里插管，请专业人员协助，并请相关人员联系患者的直系亲属。要使杰弗里达到最佳状态，时间非常紧迫。患者误吸风险高，血流动力不稳定。因此，使用改良的 RSI 技术插管（见概述 2）。

你成功地用 8.5 mm 导管为杰弗里气管插管。他胸部僵硬表明依从性差，需要频繁服用血管升压素将 MAP 维持在 70 mmHg。

六、什么是依从性, 为什么杰弗里的肺部僵硬, 即依从性差?

依从性衡量的是单位压力改变所引起的容积变化。肺总依从性包括肺部和胸壁的依从性。

跨肺压 = 肺泡压 - 胸腔内压
肺总依从性 = 肺容积变化 / 跨肺压变化

杰弗里患有 COPD，该疾病通常会增加依从性。肺气肿性疾病损害肺泡，导致弹性回缩能力丧失。依从性下降表明除潜在的 COPD 之外还有其他疾病。

任何降低系统应对压力增加的伸展能力的因素都会导致依从性的降低。原因包括预先存在的疾病，如肺纤维化或肌肉骨骼异常、急性问题［如急性呼吸窘迫综合征（acute respiratory distress syndrome，ARDS）、支气管收缩、肺水肿，或一些患者在使用大剂量阿片类药物后出现的胸部僵硬］。从图 2-24-2 中也可以看出，在肺部膨胀的情况下，依从性降低。

七、你会采取什么行动?

- ■ **气道**——确保 ETT 通畅、固定良好。检查胸部扩张，听诊并复查胸片，以评估 ETT 是否处于最佳位置。
- ■ **呼吸**——设置呼吸机，足以维持 $PaCO_2$ 低于 8.0 kPa 的速率提供肺部保护性呼吸（潮气量约为 6 mL/kg）。复查胸片，探查 CVC位置、气胸、实变、萎缩和其他病理。

- **循环**——插入和转接动脉内导管和 CVC。使用 50 mL 注射器注射 250 mL 液体，观察反应。一旦杰弗里不再对液体有反应，开始输注去甲肾上腺素，目的是维持足够的 MAP（鉴于他的高血压病史，考虑 70 ~ 75 mmHg）来进行器官灌注。
- **抽血**——采血培养、全血细胞计数（full blood count，FBC）、尿素和电解质（urea and electrolyte，U&E）、肝功能检查（liver function test，LFT）、CRP、凝血功能筛查、血型鉴定和筛查，以及 ABG 分析。
- 使用当地的抗生素方案治疗严重 CAP，如果发生病毒性流感，则使用奥司他韦。
- 插入**自体**并采集样本进行显微镜检查细菌培养、药敏试验，检测军团菌和肺炎链球菌的尿抗原样本。
- 申请病毒流感拭子。
- 插入鼻胃管。
- 12 导联心电图。
- 召集 ED 的工作人员：
  - 致电重症监护中心，告知他们入院的最新情况。
  - 从全科医师那里获取杰弗里的医疗记录和病史。
  - 联系杰弗里的直系亲属。

> 你把杰弗里转到 ICU。在入院的第二天，发现杰弗里患有 COPD、缺血性心脏病和周围血管疾病。他的肺部功能很差，自从去年因 COPD 长期住院后，病情明显恶化。从那时起，他在休息时呼吸越来越急促，6 个月前搬到楼下居住。他已经有一段时间没有出门了，已经被评估需要"一揽子护理"。由于他还在吸烟，医师认为他不适合使用家庭氧气治疗。

八、这些新信息会影响对杰弗里的评估或干预吗？

杰弗里发病前的状态非常差。他本可以通过家庭氧气治疗改善病情。由此可以看出他最佳状态下的气体交换是多么糟糕。

虽然他只有 66 岁，但他有严重的心肺疾病，降低了他在危重疾病中存活的概率。他在急性生理学和慢性健康状况评价 Ⅱ（Acute Physiology and Chronic Health Evaluation Ⅱ，APACHE Ⅱ）中的评分为 30 分，预测死亡率为 73%。他的洛克伍德（Rockwood）衰弱指数为 7，意味着严重虚弱。他的简明急性生理学评分（Simplified Acute Physiology Score，SAPS）Ⅱ 中的评分为 58 分，住院死亡率为 64%。

杰弗里这次入院的结果可能很差，这一点无法与他讨论，必须告知他的直系亲属。

九、是否需要进一步检查或请其他专家评估？

- **超声心动图**——TTE 用于评估继发于慢性呼吸系统疾病的右心衰和缺血性心脏病患者的左心功能。
- **CT 肺动脉造影**（computed tomographic pulmonary angiography，CTPA）——PE 仍是一种潜在的诊断，可能与其他病症共存。如果杰弗里最近没有做过胸部 CT，CTPA 可能有助于评估他潜在的肺部状况，尽管广泛的感染会限制评估肺实质的能力。
- **呼吸内科医师复查**——是否可能改善杰弗里的 COPD，并可能明确他的呼吸基线。
- **心血管内科医师复查**——帮助评估杰弗里缺血性心脏病的程度，以及是否有改善的余地。

> CTPA 显示双肺区广泛致密实变，有肺大疱和肺气肿的表现。不能排除恶性肿瘤。无 PE 表现。TTE 显示整体功能减退，RV 扩张和 LV 严重受损（射血分数 20%）。呼吸科会诊医师告知杰弗里去年的肺活量测定结果：第 1 秒用力呼气容积（forced expiratory volume in one second，FEV_1）为 25%，用力肺活量（forced vital capacity，FVC）为 85%。

十、如何解读肺功能检查结果？

FVC 是用力肺活量，即最大吸气后所能呼出的气体容积。FEV_1 是第 1 秒用力呼气容积。在给予支气管扩张剂后，记录这一测量值，可用于对气道阻塞的严重程度进行分级。根据 2018 年英国国立临床规范研究所（NICE）发布的指南 CG115，$FEV_1 < 30\%$ 意味着杰弗里的 COPD 处于第四阶段，即非常严重（$> 80\%$ 为第 1 阶段，$50\% \sim 79\%$ 为第 2 阶段，$30\% \sim 49\%$ 为第 3 阶段，$< 30\%$ 为第 4 阶段）。

FEV_1/FVC 比值或蒂弗诺 – 皮内利（Tiffeneau-Pinelli）指数可用于区分阻塞性肺疾病（比率 < 0.7）和限制性肺疾病（比率正常或升高）。

图 2-2-1 显示了肺容量，图 2-2-2 显示了阻塞性和限制性肺疾病患者肺活量和峰值流量的变化。

十一、COPD 患者 RV 功能障碍的病理生理机制是什么？

低氧血症可使缺氧性肺血管收缩导致肺血管阻力增加。在长期低氧的情况下，这会导致肺血管床重塑，造成 RV 舒张期末压持续升高，进而导致右心房压升高。随着时间的推移，RV 开始失代偿，导致 RV 衰竭。

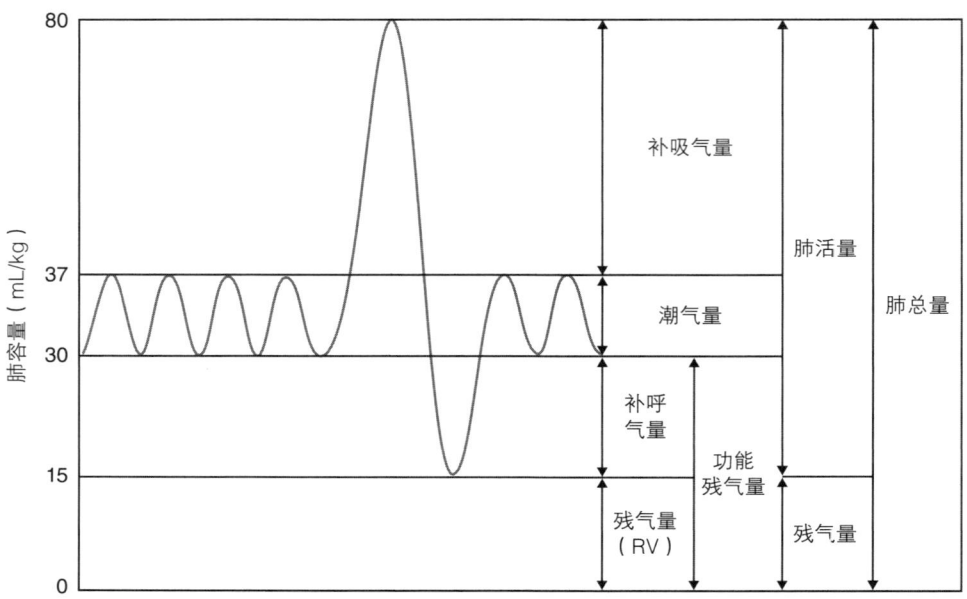

图 2-2-1   **肺容量**

资料来源：Theophilus Samuels。

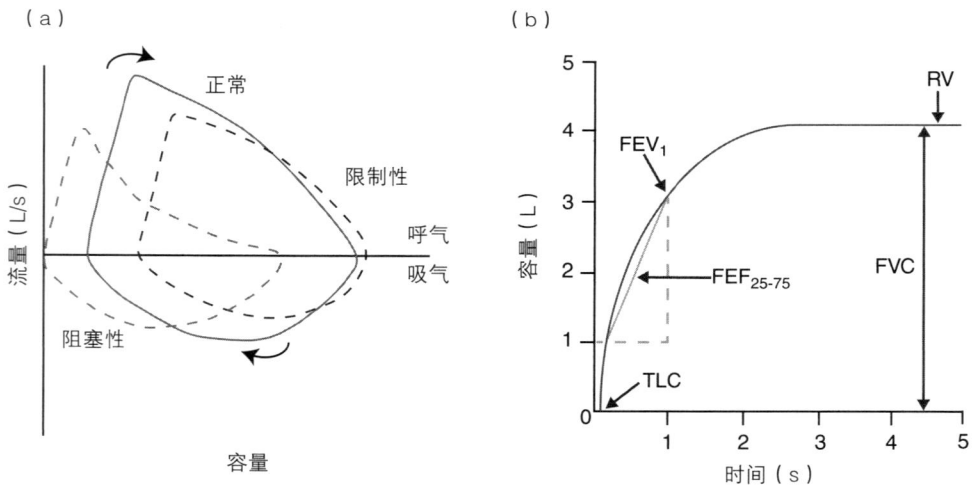

（a）显示正常、阻塞性和限制性疾病的流量 – 容量环路；（b）通过受试者最大限度地吸气，然后尽可能快速并完全地呼气获得的肺量图。FEV_1 是第 1 秒用力呼气容积（根据年龄通常为 70% ～ 85%）。FVC 是用力肺活量（最大吸气至肺总量后，用力呼出至残气量的气体肺容量）。健康成人 FEV_1/FVC 比率通常大于 70%，阻塞性肺疾病患者小于 70%。FEF_{25-75} 是 25% ～ 75% 肺活量间的用力呼气流量。

图 2-2-2   **肺活量测定值和峰值流量的变化**

资料来源：Theophilus Samuels。

入院第 8 天，杰弗里的感染已经痊愈。他仍处于气管插管状态，但在最低剂量的镇静作用下是清醒的。他能自主呼吸，压力支持已降至 8 cmH$_2$O，PEEP 为 5 cmH$_2$O。他咳嗽剧烈，能够气体交换。你决定直接拔管，使用无创机械通气（non-invasive ventilation，NIV）。

十二、为什么拔管后立即使用 NIV？

考虑到杰弗里患有严重 COPD，为了确保拔管成功，最佳时机可能是拔管后立即提供 NIV 支持。

有一些证据支持拔管后立即使用 NIV。奥尼科（Ornico）等人在《重症监护》（*Crit Care*，2013）中提到，这种方法可以防止再插管，降低住院死亡率。费勒（Ferrer）等人在 2009 年《柳叶刀》（*The Lancet*）中提到，这种方法可以降低患者 90 天死亡率。

使用 NIV 7 小时后，杰弗里的呼吸功增加，他看起来疲惫不堪。你重新为他气管插管。

十三、拔管失败会带来什么影响？

再插管率各不相同，但最高可达 25%。再插管与死亡率、住院时间和医院获得性肺炎风险增加相关。

3 天后，杰弗里的病情取得了良好的进展，并通过了自主呼吸试验（spontaneous breathing trial，SBT）。你决定为他拔管。然而，以以往的方式拔管，但失败了，因此你为他再插管，并在重症监护 MDT 会议上讨论这个病例。

十四、什么是 SBT？

SBT 是一项评估患者拔管适应性的技术。当患者通气后血流动力学稳定，并且疾病得到有效控制时，可以进行 SBT。SBT 有两种操作方法，一种是使用最小呼吸机支持，另一种是使用艾尔（Ayre）T 管。

呼吸 30 ~ 120 分钟后，评估患者的浅快呼吸指数（rapid shallow breathing index，RSBI）：

RSBI = 呼吸频率 / 潮气量

RSBI > 105 次 /（min·L）预示着拔管失败。

十五、你希望在 MDT 会议中提出哪些主要问题？

杰弗里患有潜在的呼吸系统和心脏疾病。这两种疾病都很严重而且不可逆转。他因可逆性疾病（即下呼吸道感染）入院接受治疗。然而，尽管如此杰弗里已经两次拔管失败。他只能依靠呼吸机。

重症监护小组现在正在考虑是否要为杰弗里行气管切开术。在他丧失行为能力的情况下，应该与其直系亲属讨论气管切开术的利弊，了解杰弗里的个人意愿。需要说明的是，如果实施气管切开术，他可能需要很长的时间才能脱离呼吸机，并且有可能再也无法自主呼吸。

如果决定不实施气管切开术，则需要讨论升级计划和复苏指示。

确定已经为杰弗里的妻子启动了保障程序，因为她在家里可能需要帮助。这一点可能在 ED 或入住 ICU 时便已经提到了。

> 杰弗里的直系亲属，他的妻子，被杰弗里 40 年最好的朋友带到了医院。虽然她患有早发性痴呆，但她能够与你流畅对话。她要求杰弗里最好的朋友在场。她告诉你，杰弗里不喜欢医生和医院。她确信杰弗里不想做气管切开术。杰弗里最好的朋友表示同意。
>
> 在服用镇静药的第 2 天，杰弗里神志清醒，能够与人正常交流。你和他讨论气管切开术的问题。他明确表示不想做气管切开术或再插管，即使这意味着他面临着较高的死亡风险。此外，他不希望被复苏。

十六、你将如何记录讨论内容并表达自己的想法？

在医疗记录和升级计划的说明文件中注明杰弗里同意"单方面"拔管。如果病情恶化，不应为他再插管，也不应升级治疗。如果发生心脏停搏，不得对他采取复苏措施。为此，请填写紧急护理和治疗流程概要计划表（Recommended Summary Plan for Emergency Care and Treatment，ReSPECT）。在医疗记录中记录所有的对话，确认在场人员的身份。

征得杰弗里的同意后，向他的妻子解释情况。与患者亲属交谈是有难度的，因此选择适当的沟通方式十分重要。你应尝试让杰弗里的妻子有基本的理解，还应意识到由于她的痴呆和极端的情绪，她可能很难理解或记住复杂的概念或大量的信息。一种可能的解释是，如果简单的支持措施不能挽救杰弗里的生命，这就意味着他的身体极其虚弱，脱离呼吸机后无法生存。重要的是，要认识到患者何时进入生命的最后阶段，以便医务人员能够避免采取激进的治疗措施，试图逆转目前已经不可逆转的情况。相反，认识到这是一个濒临死亡的过程，就可以将监护的重点放在舒适上，优先考虑患者的尊严和与家人在一起的时间。医师应与姑息治疗小组讨论杰弗里的情况，并主动打电话给医院的牧师。

将此告知重症监护团队的其他成员，并在 ICU 团队日常安全简报中更新"不进行心肺复苏（do not attempt cardiopumonary resuscitation，DNACPR）"的病例。

> 你为杰弗里拔管，并采用经鼻高流量氧疗，因为患者觉得这比 NIV 更舒适。尽管你竭尽全力，但遗憾的是，拔管后的第 2 天，杰弗里还是在家人和医院牧师的陪伴下去世了。

十七、延伸阅读

- West, J. (2020). *West's Respiratory Physiology: The Essentials*. Philadelphia: Lippincott West's textbook of respiratory physiology is essential reading, now in its 11th edition.
- Review article about managing the end of life process in critical care.
- Cook, D. and Rocker, G. (2014). Dying with dignity in the intensive care unit. *N. Engl. J. Med.* 370: 2506–2514. Review article about managing the end-of-life process in critical care.
- Weinberger, S., Cockrill, B., and Mandel, J. (2018). *Principles of Pulmonary Medicine*. St Louis: Elsevier.
- Schwartzstein, R. and Parker, M. (2012). *Respiratory Physiology: A Clinical Approach*. Philadelphia: Lippincott, Williams and Wilkins. Two eXcellent teXtbooks covering the fundamentals of respiratory medicine.

案例 3

呼吸窘迫患者 2

在你开始上夜班时，主治医师给你打电话，告知有一位患者被收入 ED。患者是一名 46 岁的工人，名叫吉姆，表现为复视和下肢无力。头部 CT 检查未见异常，炎症标志物未见升高，其他方面表现相对良好。医疗团队认为这很可能是吉兰 – 巴雷综合征（Guillain-Barré syndrome，GBS）或重症肌无力，但他们还没有做出明确诊断，也没有开始治疗。

一、什么是 GBS？

GBS 是一种自身免疫性疾病，可引起急性上行性炎症性周围神经病变，伴多肢体反射消失和进行性肌无力。该疾病的发病率为（1 ~ 2）/10 万，常见于白种人，并且发病率呈双峰分布（青少年至 25 岁左右及 60 ~ 80 岁）。GBS 有不同类型，其表现略有不同。急性炎症性脱髓鞘性多发性神经病是欧洲和北美最常见的亚型（病例高达 95%）。

二、GBS 通常有哪些表现？

约 1/2 病例表现为"手套和袜子样"的感觉异常，1/4 的病例表现为运动无力。其余患者的临床表现不一。多达一半的病例脑神经受累（特别是Ⅶ、Ⅸ和Ⅹ脑神经），腱反射消失。

三、什么是重症肌无力？

重症肌无力也是自身免疫性疾病。它导致骨骼肌和眼肌疲劳性无力，表现为肌肉无力的特征。抗乙酰胆碱受体抗体广泛存在于骨骼神经肌肉接头突触后运动终板上，其烟碱受体 α 亚基会产生抗乙酰胆碱抗体。抗乙酰胆碱抗体占据乙酰胆碱结合位点导致神经传导受损。一旦可利用的突触后受体的数量减少到 30%，患者就会出现症状。患病率约为 10/10 万，女性居多。常与胸腺增生及其他自身免疫性疾病相关。

四、还有什么疾病可能会有类似表现？

- 以下是 GBS 不太常见的变体：
  - **急性运动轴突性神经病**。
  - **急性运动感觉轴突性神经病**——受累的是轴突，而不是髓鞘。
  - **米勒 - 费希尔综合征**——典型的三联征是眼肌麻痹、共济失调和反射消失。这种疾病可表现为单纯的动眼神经麻痹。它与抗 GQ1b 抗体相关，尽管 10 例中有 1 例血清 GQ1b 抗体阴性。
  - **比克斯塔夫（Bickerstaff）脑干脑炎**——在眼肌麻痹、共济失调和抗 GQ1b 抗体存在方面，与米勒 - 费希尔综合征有相似之处。然而，这些患者的意识水平会发生改变，也可能表现为长束体征（例如：痉挛和反射亢进）。
  - **咽 - 颈 - 臂变异型**——口咽和臂 - 颈肌无力。上肢反射消失。病情进展迅速。这是一种轴突性神经病，半数病例与抗 GT1a 抗体相关。
  - **全自主神经功能不全**——一种罕见的仅表现为自主神经症状的变异型。无运动受累。
- **兰伯特 - 伊顿肌无力综合征**：针对突触前的电压门控钙通道产生的抗体导致肢体近端肌无力，通常对腿部的影响大于手臂。与运动导致症状恶化的重症肌无力相反，运动可以暂时缓解症状。它通常与潜在的恶性肿瘤相关（60%），可作为小细胞肺癌的表现特征。
- **中毒（尤其是重金属中毒）**——通常表现为腹部症状和意识错乱，但肌无力和感觉异常也是其表现特征。
- **肉毒毒素中毒**——通常是进食罐头或用铝箔包装的食品引起。肉毒梭菌产生的肉毒毒素可抑制神经肌肉接头的突触前神经末梢释放乙酰胆碱。表现为面部肌无力、复视或重影、眼睑下垂、口干、体位性低血压及恶心呕吐。
- **莱姆病**——蜱传莱姆疏螺旋体病（通常为伯氏疏螺旋体）临床表现复杂多样，包括面部无力。其他症状包括心悸、关节痛、发热、头痛和疲劳。在蜱虫叮咬的部位可能出现游走性红斑（一种红色的靶心皮疹）。
- **脊髓病**——横贯性脊髓炎或脊髓压迫症可以解释下肢无力，但无法解释吉姆的复视表现。
- **药物**——某些药物（如可卡因、布美他尼、胺碘酮、苯妥英和长春新碱）可引起周围神经病变。
- **颅内事件**——不太可能导致上行性肌无力，完整起见，将颅内事件考虑在内。吉姆的头部 CT 检查显示正常，令人十分欣慰。然而，使用 MRI 可以更好地显示脑干病变。大脑 MRI 成像需要患者平躺约 45 分钟，所以应该考虑在没有气道保护的情况下这样做是否安全。

五、主治医师给你打电话原因是什么？

医疗团队要进一步了解该患者的病情，因为该患者有迅速恶化的风险。一般来说，GBS 的症状会持续 10 ~ 12 天。肌无力是上行性的，在某些情况下可累及膈神经、肋间肌和呼吸副肌。患者病情会迅速恶化，需要有创通气支持，尤其是在快速进展的病例中。建议对患者进行密切监测，因为呼吸衰竭很容易被忽视。

GBS 可严重累及自主神经系统，导致心律失常、血压波动、尿潴留，以及假性肠梗阻引起的严重便秘。

> 你决定亲自检查吉姆。检查时，你发现患者神志清醒且感觉舒适，但双下肢无力，肢体远端更为明显。向最外侧凝视时，他也有复视症状。患者在平躺的状态下，BP 为 127/47 mmHg，坐着时，BP 为 93/33 mmHg，HR 为 89 次 /min，RR 为 14 次 /min，在室内空气中，氧饱和度为 99%。

六、你将如何评估吉姆的呼吸功能？

结合临床评估和即时检查评估吉姆的呼吸功能，关键是不要忽视正在恶化的症状，以免导致吉姆在病房内呼吸骤停。评估他的呼吸功能和有效清除分泌物的能力。体位性低血压是自主神经病变的一种表现，约 30% 的患者需要呼吸机支持。

- **临床检查**——评估咳嗽强度。患者能自行清除分泌物吗？患者能把头抬离枕头坚持 5 秒吗？患者能把胳膊肘举过头顶并保持 5 秒吗？

- **肺功能检查是必须的**——应进行 4 小时的床旁肺量计检查，以跟踪病情进展和识别疾病恶化。以下参数应密切关注，并及时送入 ICU，考虑实施气管插管：① FVC < 15 mL/kg；②最大吸气压 < 30 cmH$_2$O；③最大呼气压 < 40 cmH$_2$O；④连续 ABG 采样分析显示 PaCO$_2$ 升高。

> 吉姆呼吸功能良好，你选择不收治他，但做出了严格定期监测和复查的指示。5 小时后，病房的护士打电话给你，说她很担心吉姆，因为他出现了呼吸困难。当你为吉姆复查时，他的 RR 为 30 ~ 35 次 /min，HR 为 125 次 /min，他咳嗽无力，疲倦不堪，无法进行肺量计检查。

七、你要怎么做?

■ 立即将吉姆送入 ICU。他的病情迅速恶化,这是一个预后不良的迹象。陪同他转到 ICU,配备监护设备、一名熟练的助手、一个紧急插管包,并给予氧气供应。

■ 让病房相关人员给吉姆的直系亲属打电话。

■ 到达 ICU 后进行气管插管。

■ 肺保护性通气。

■ 插入动脉和中心静脉导管、导尿管和鼻胃管。

■ 在临床评估、超声心动图和 CO 监测的指导下,使用液体和血管升压素进行血压干预。

■ 给患者开血栓预防药、轻泻药和溃疡预防药。

八、入住 ICU 后,除标准的血液检查,还应进行哪些检查?

■ **胸部 X 线检查**——检查 CVC 的位置,并评估是否发生了误吸导致的下呼吸道感染。

■ **腰椎穿刺**(lumbar puncture,LP)——蛋白水平高可诊断为 GBS。白细胞计数升高提示存在其他病因(如莱姆病),但也可能与 GBS 感染或炎症性疾病〔如人类免疫缺陷病毒(human immunodeficiency virus,HIV)或恶性肿瘤〕有关。

■ **检查所有激活免疫系统的病原体。**
　　■ 粪便空肠弯曲杆菌培养。询问患者的前驱腹泻症状、近期旅行和疫苗接种情况。
　　■ HIV、巨细胞病毒(cytomegalovirus,CMV)、EB 病毒(Epstein-Barr virus,EBV)、肝炎病毒、病毒 PCR(尤其是虫媒病毒和流感)、支原体抗体检测。

■ **免疫球蛋白和抗神经节苷脂抗体**(GQ1b、GM1、GD3、GD1a)——抗体 GM1 水平高与 GBS 严重程度增加有关。抗体 GD1a 与急性运动轴突性神经病相关。

■ **脑部 / 脊柱 MRI**——具有敏感性,但不具有特异性。它可以显示脊神经根增粗、表面强化。

■ **神经传导检查**——早期可能正常,14 天左右最有用。GBS 患者表现为感觉神经动作电位波幅低或缺失,H 反射缺失和 F 波异常。F 波异常提示预后不良。变化模式可以帮助确定变体。

九、LP 的适应证、禁忌证和并发症有哪些?

(一)适应证

■ **诊断**——获取脑脊液(cerebrospinal fluid,CSF)样本并测量压力。

■ **治疗**——在某些 ICP 升高的情况下(如特发性颅内高压和交通性

脑积水）清除 CSF，或用于鞘内药物治疗。

（二）禁忌证

以下主要是相对禁忌证：

- ICP 升高导致脑干疝风险，如非交通性脑积水。
- LP 部位局限性感染。
- 全身性脓毒症。
- 凝血功能障碍（药物或疾病诱发）。
- 解剖学问题，如脊柱裂、创伤。
- 患者不同意。

（三）并发症

- 头痛。
- 脑干疝。
- 出血 / 硬膜外血肿。
- 感染。
- 神经损伤（脊髓或脊髓圆锥）。

第 2 天，吉姆接受了神经科会诊医师的检查，他同意诊断为 GBS。

十、GBS 的病理生理学表现是什么？

自身抗体的产生可能发生在诸如空肠弯曲杆菌感染等触发因素之后。为什么有些人受影响而另一些人未受影响的原因尚未完全阐明。以多种类型的神经损伤为病理特点，但脱髓鞘是主要的病理过程。周围神经（除脊神经和颅神经）和自主神经可受累。

十一、有哪些治疗方案？

（一）免疫调节

- 大剂量静脉注射免疫球蛋白（intravenous immunoglobulin，IVIg）——每天 0.4 g/kg，持续 3 ~ 5 天。
- 血浆置换（plasma exchange，PEX）——5 天内通常进行 5 次 PEX。

（二）支持措施

- 气管插管和通气。
- 血流动力学支持——自主神经病变可导致心血管不稳定。
- 镇痛——阿片类药物有用，但镇静作用是一种令人不适的不良反应。神经性疼痛常需要使用阿米替林和加巴喷丁。

- 营养。
- 肠道和膀胱护理。
- 物理疗法。
- 静脉血栓预防。

十二、与 IVIg 相比，血浆置换有哪些有效证据？

1992 年发表在《新英格兰医学杂志》（*New England Journal of Medicine*，NEJM）上的一项随机对照试验得出结论，IVIg 治疗 GBS 至少与血浆置换一样有效，而且并发症可能更少。1997 年发表在《柳叶刀》杂志上的一篇类似综述也表明，两者具有类似疗效。《科克伦系统评价》（*Cochrane Systematic Review*）［休斯（Hughes，2004）］也得出结论，IVIg 和血浆置换术一样有效。

交叉治疗似乎没有带来任何益处。IVIg 通常是更实用的选择，因为它更容易管理，也更容易获得。

十三、如果患者重症肌无力，你的治疗方案会有所不同吗？

与 GBS 的治疗一样，IVIg 和血浆置换应与细致的支持性护理一起考虑。在具体疾病干预方面存在一些差异。

- **吡啶斯的明 / 利凡斯的明**——这些药物是乙酰胆碱酯酶抑制剂。通过延迟乙酰胆碱的分解，增加其在活性受体数量减少时的作用，从而达到治疗效果。新斯的明和吡啶斯的明作用于外周，而利凡斯的明作用于中枢。
- **类固醇和硫唑嘌呤**——类固醇对 GBS 无效，但对重症肌无力患者的调节性 T 细胞是一种重要的治疗选择。泼尼松龙的剂量逐渐增加，然后逐渐减少，可以用硫唑嘌呤替代，通过抑制细胞周期实现长期控制。
- **甲氨蝶呤、吗替麦考酚酯、他克莫司或环孢素**——对于无应答者或不耐受类固醇或硫唑嘌呤的患者，可考虑使用。
- **胸腺切除术**——沃尔夫发表在 NEJM（2016）上的一项随机对照试验发现，胸腺切除术在 3 年期间改善了重症肌无力患者的临床结果。

> 当你上完夜班回到工作岗位时，你发现吉姆在入院的第 7 天仍处于气管插管状态，IVIg 已有 5 天。他靠呼吸机呼吸，压力支持为 18 cmH$_2$O，PEEP 为 5 cmH$_2$O。患者咳嗽不明显，身体明显无力。主管护师问你是否需要为该名患者行气管切开术。

十四、在这个病例中，是否有支持早期气管切开术的依据？

沃尔加德（Walgaard，2017）发表在《神经重症监护》（*Neurocritical Care*）上的一项研究发现，1 周无法将手臂从床上抬起或有轴突变性的患者延长机械通气时间的风险高。

发表在《美国医学会杂志》（*Journal of the American Medical Association*，JAMA）上的特拉赫特曼（TrachMan）研究［杨（Young）等，2013］比较了早期（1 ~ 4 天）或晚期（10 天或更晚）接受气管切开术的患者在 ICU 住院 30 天的死亡率。虽然这项大型随机多中心试验未发现两组之间的统计学差异，但它并未特别关注神经衰弱病例。吉姆似乎进步不大。他仍然极其无力。在 MDT 中获得的信息在决策过程中发挥着极大的作用。

> 经过多学科团队的评估，你相信吉姆将受益于气管切开术，因为他需要长时间的呼吸支持。

十五、气管切开术有哪些适应证？

有些适应证可逆，有些则不可逆。在某些情况下，手术时可能并不清楚某些适应证的可逆性。在可能的情况下，应在择期气管切开术前就可逆性和总体预后情况进行坦诚的讨论。

（一）紧急
- 上气道阻塞，如变态反应、肿瘤、异物等。

（二）择期
- 在需要长时间人工通气的情况下，减少死腔可以减少呼吸功。气管切开术的耐受性优于经口气管插管，因此减少了对镇静的需求。
- 气道保护——在神经系统变性疾病患者中。
- 呼吸道护理——当咳嗽或吞咽反射受损时。
- 手术适应证，如某些头颈部手术。

十六、气管切开术有什么风险？

（一）急性期或手术相关
- 出血。
- 误吸。
- 气道阻塞。
- 空气栓塞。
- 气胸。
- 血胸

- 死亡。

（二）亚急性期

- 感染。
- 纵隔气肿。
- 出血（特别是侵蚀到局部血管）。
- 组织坏死。
- 气管 – 动脉瘘。
- 吞咽困难。
- 气道阻塞（导管移位）。

（三）慢性期

- 气管软化。
- 吞咽困难。
- 狭窄。
- 瘢痕形成。
- 瘘。

十七、如何行气管切开术?

行气管切开术有多种术式，包括开放手术或经皮气管切开术。在危重症监护环境下行经皮气管切开术时，可以遵循以下原则。

（一）适应证和知情同意

危重症监护团队应知晓气管切开术的适应证。在可能的情况下，应直接征得患者同意，如果无法同意，则应填写相关的代理同意书（在英国为同意书 4。例如：由两名经验丰富的医疗专业人员签署），并酌情告知其直系亲属，并讨论潜在的并发症。所有决策和讨论都必须明确记录下来。

（二）准备

- 检查凝血功能。
- 血型鉴定并保存血样（在英国，需要两份血样）。
- 鼻胃管抽吸。
- 患者体位要保持颈部伸直。
- 颈部超声检查查看气管切开部位是否有血管。
- 全面监测（包括呼气末 CO_2）。
- 100% 氧气。

（三）药物
■ 镇静。
■ 肌肉放松。
■ 可用的急救药物。
■ 1% 利多卡因加 1∶20 万的肾上腺素用于局部浸润。

（四）设备
■ 消毒帷帘。
■ 纤维镜。
■ 大小合适的气管切开管，配有手术器械包。
■ 紧急气道手推车，如有需要，可用于再插管。
■ 需要喉镜（直接或视频）和纤维镜，以便目视撤回 ETT。

（五）人员
■ 一名行气管切开术的操作医师。
■ 一名行支气管镜检查的气道专科医师。
■ 一名协助镇静和设备的训练有素的助手。
■ 采用手术擦洗和个人防护装备的无菌技术。

（六）操作步骤
各种技术都有特定的细节要求。以下是塞丁格技术的具体细节要求。
■ 使用喉镜，气道临床医师给 ETT 套囊放气，然后抽出套囊，直到可以在声带处看到套囊。然后将套囊重新充气。
■ 操作员将一个 14 G 套管插入气管（通常在第二和第三或第三和第四气管环之间）。
■ 通过支气管镜进行定位验证。
■ 通过套管将导丝插入气管。
■ 然后在导丝上插入一系列扩张器，直到可以插入气管切开套管。
■ 可以通过支气管镜检查定位。
■ 一旦气管切开套管就位并且气囊充气，就可以按照当地规定固定套管。

（七）操作后干预
■ 通过胸部 X 线检查排除气胸。
■ 一旦患者肌肉不再松弛，可以减少或停止镇静。
■ 在医疗记录中全面记录。
■ 应记录可重复使用的设备并送回清洗。
■ 检查呼吸机设置并继续进行全面监测。

会诊医师认为吉姆病情好转缓慢，现阶段可能需要行气管切开术。你成功地完成了这个手术，一旦肌肉松弛药的作用消失，就停止为患者使用镇静药。

十八、呼吸机撤机的原则是什么？

尽快让患者脱离呼吸支持是可以的，因为长时间气管插管可能导致住院时间延长、呼吸机相关性肺炎以及死亡率上升。通常，在制定撤机计划之前，患者的 SBT 已经失败。

有多种撤机方法，一些 ICU 更倾向于采用撤机方案。一些研究表明，撤机方案可以减少机械通气时间。

- 撤机方案通常要求患者心肺功能稳定。
- PEEP 最好小于 10 cmH$_2$O。
- 神经调节辅助通气（neurally adjusted ventilatory assist，NAVA）已在神经肌肉疾病患者的治疗中取得了显著效果。
- 当地规定指出如何，以及何时减少压力支持和 PEEP，以达到所需的潮气量、氧饱和度和呼气末二氧化碳。
- 需要考虑气囊放气和使用说话瓣膜（单向）。
- 应在不影响心肺稳定性的情况下撤机，这是对患者安全的一项挑战。
- 目的是在患者可耐受的范围内迅速减少支持，从而加快拔管。
- 包括物理治疗、心理和护理在内的多学科方法至关重要。

十九、谁应该持续参与吉姆的护理？

- 重症监护医师和护士。
- 神经学家。
- 理疗师。
- 营养师。
- 职业治疗师。
- 药剂师。
- 心理学家。
- 必要时，应有疼痛专科医师的参与。
- 当然还有吉姆和他的家人！

3 周后，你给吉姆拔管成功，2 天后他就出院了。

二十、吉姆可能的预后会什么样?

大约 85% 的患者有望从 GBS 中完全康复,通常恢复期为 6 ～ 18 个月。其余 15% 的患者有长期残疾,从轻度感觉异常或反射消失到严重的永久性神经损伤,如共济失调、肌肉萎缩、足下垂等。在发达国家,死亡率低于 5%。对一些幸存者而言,慢性疼痛是十分严重的问题。复发率为 7%。

目前已开发出评分系统来预测哪些患者的预后较差。

- **改良 GBS 预后评分**（modified Erasmus Guillain-Barré Outcome Score,mEGOS）——在患者入院时或第 7 天评分,以预测 6 个月时无法独立行走的可能性。这是一个综合评分,以年龄,前驱腹泻的存在和医学研究委员会（Medical Research Council,MRC）肌肉无力评分为基础。

- **GBS 呼吸功能不全评分**（Erasmus GBS Respiratory Insufficiency Score,EGRIS）——该评分预测入院第一周内呼吸功能不全的概率。该评分是根据发病和入院的间隔时间、面部或延髓功能障碍引起的肌肉无力,以及 MRC 肌肉无力评分计算的。

> 你让吉姆 6 个月后去 ICU 随访。

二十一、患者在危重症治疗后会遇到哪些问题?

与 GBS 相关的具体问题包括无力和疼痛。此外,重症监护后综合征（post-intensive care syndrome,PICS）这一概念得到广泛认可,发生在 25% ～ 75% 的 ICU 幸存者中。谵妄、多器官功能衰竭、缺氧、重度脓毒症和血糖失调或需要 RRT 的患者发生 PICS 的风险最高。

PICS 包括精神和身体症状。常被描述为创伤后应激障碍、抑郁和焦虑。残余的神经肌肉无力可导致活动能力下降和反复跌倒。对许多 PICS 患者来说,认知障碍是一个严重的问题。

PICS 易使患者产生许多心理社会问题,包括:

- **个人关系**——睡眠紊乱、性功能障碍、疲劳和行动不便会影响患者与其亲近的人的关系。
- **社会孤立**——行动不便和抑郁可能成为日常社会互动的障碍。
- **就业**——患者可能无法以以前的身份重返工作岗位。

ICU 集束化治疗（A-F）已被提议作为 ICU 干预的一种方法,旨在减少 PICS 的发生率,见案例 11。

二十二、延伸阅读

- Leonhard, S., Mandarakas, M., Gondim, F. et al. (2019). Diagnosis and management of Guillain-Barré syndrome in ten steps. *Nat. Rev. Neurol.* 15: 671–683. Evidence-based guidelines for dealing with GBS.

- Farrugia, M. and Goodfellow, J. (2020). A practical approach to managing patients with myasthenia gravis-opinions and review of the literature. *Front. Neurol.* 11: 604. Overview of the medical management of myasthenia gravis.

- Lee, M., Kang, J., and Jeong, Y. (2020). Risk factors for post-intensive care syndrome: a systematic review and meta analysis. *Aus. Crit. Care* 33: 287–294. Systematic review of risk factors for PICS.

案例 4

腹痛和呕吐的患者

你被叫到 ED 的抢救室，紧急检查一名 46 岁的患者，名叫布莱恩。他是 1 型糖尿病患者，主诉腹痛剧烈，但没有腹膜炎的体征。既往病史包括胆绞痛。观察显示收缩压（systolic blood pressure，SBP）为 85～95 mmHg，窦性心动过速 130 次 /min，以 10 L/min 的流速吸氧，SpO_2 为 94%。布莱恩在过去 72 小时里一直大量呕吐，而且在这段时间里没有服用胰岛素。在床旁血糖检测中，他的血糖升高至 23 mmol/L，并且尿液检查显示有酮体。

一、这种内分泌紊乱的可能原因是什么？

布莱恩很可能是糖尿病酮症酸中毒（diabetic ketoacidosis，DKA）。

二、你为什么怀疑是 DKA？

- **胰岛素绝对不足**——布莱恩一直无法接受胰岛素治疗。在 1 型糖尿病中，循环内源性胰岛素缺乏，需要外源性胰岛素进行有效治疗。
- **胰岛素相对不足**——组织对胰岛素的需求会因生理应激（如感染、创伤和大型手术）而增加。1 型糖尿病患者即使服用常规剂量的胰岛素，仍可能发生 DKA。布莱恩看起来极其不适，因此他可能有胰岛素绝对和相对不足的问题。
- **酮尿症**——尿液中含有酮类与 DKA 有关。

三、DKA 的病理生理学表现是什么？

- **胰岛素作用绝对或相对不足**——导致碳水化合物代谢改变。1 型糖尿病患者的胰岛 β 细胞（合成胰岛素的细胞）几乎没有功能，既不能对血糖水平的变化做出反应，也不能维持胰岛素的基础分泌。这种绝对缺乏会影响肝脏、肌肉和脂肪组织的代谢。

- 肌肉和脂肪组织中的胰岛素依赖型葡萄糖转运蛋白 4（glucose transporter type 4，GLUT4）受体抑制，导致肝脏葡萄糖生成和摄取减少，从而导致高血糖。
- **酮症**——这是由反调节激素（如胰高血糖素）和其他激素（如皮质醇、生长激素和儿茶酚胺）升高引起。这导致脂肪组织的脂肪酸动员增加，促进肝脏 β– 氧化和 3– 羟基丁酸和乙酰乙酸的生成。此外，在 DKA 中，这些酮体的清除率降低，进一步导致酮水平升高。
- **血糖远高于肾糖阈值**——随后高血糖引起渗透性利尿，电解质和水的流失。这会导致脱水，进而导致儿茶酚胺的释放，可能会进一步加剧问题。
- **过量酮体**——导致大量的氢离子需要被缓冲。这会迅速耗尽血浆的缓冲能力，使酮体阴离子蓄积。随着阴离子间隙升高，从而导致观察到酸血症。

四、如何诊断 DKA？

- 阴离子间隙代谢性酸中毒（碳酸氢盐 < 15 mmol/L 和 / 或静脉 pH 值 < 7.3）。
- 高血糖（通常为 19.4 ~ 27.8 mmol/L）或已知的糖尿病。
- 酮血症（> 3 mmol/L）或严重酮尿症（标准尿液检测试纸检测超过 2+）。

血糖水平通常不超过 44 mmol/L。然而，处于昏迷状态的 DKA 患者可能更高。

五、如何对 DKA 的严重程度进行分类?

根据下列参数，可将 DKA 分为轻度、中度或重度:

- **轻度**——pH 值 7.25 ~ 7.30，血清 3– 羟基丁酸 3 ~ 4 mmol/L。
- **中度**——pH 值 7.00 ~ 7.24，血清 3– 羟基丁酸 4 ~ 8 mmol/L。
- **重度**——pH 值 < 7.00，血清 3– 羟基丁酸 > 8 mmol/L。

六、血糖正常的患者会发生 DKA 吗?

答案是肯定的。格列净类药物［或钠 – 葡萄糖共转运体 2 抑制剂（sodium-glucose co-transporter-2 inhibitors，SGLT-2）］是一种用于治疗 2 型糖尿病的新型口服药物。通过抑制肾小管中的 SGLT-2 受体，阻止大量葡萄糖从肾小球滤液重吸收到血浆中。这将增加尿液中葡萄糖的排泄，改善血糖，并通过钠和水的流失促进体重减轻和 BP 降低。

与这些药物相关的 DKA 以典型的代谢缺陷为特征，如阴离子间隙代谢性酸中毒、酮血症和血浆碳酸氢盐减少，但不存在常见的高血糖。例如：当 1 型糖尿病患者开始服用这些药物来减轻体重时，就可能出现这种情况。因此，对于这些患者，在没有高血糖的情况下，当他们感到不适时，应检测尿或血清酮体。

七、你为什么认为这是 DKA 而不是高渗性高血糖状态？

从本质上讲，高渗性高血糖状态（hyperosmolar hyperglycaemic state，HHS，又称为高渗性非酮症高血糖昏迷）是一种没有酮症酸中毒的高血糖状态，已知在老年人和 2 型糖尿病患者中最常见。HHS 通常由急性生理应激引起，如感染、急腹症、心脏或神经事件。药物也是原因之一，特别是大剂量应用噻嗪类利尿剂、皮质类固醇和 β 受体阻滞剂时。通常情况下，血糖水平更高（通常为 33.3 mmol/L 或更高），血浆渗透压显著升高至 320 mOsm/kg 或更高。HHS 的死亡率高于 DKA。

这两种情况的主要区别在于，HHS 患者通常有足够的循环胰岛素来预防酮症酸中毒（防止游离脂肪酸的增加，从而阻止肝脏中酮的产生），但不足以防止肝脏产生葡萄糖以及组织对葡萄糖利用不足。尽管尿酮仍然存在，阴离子间隙轻度增加，但不会出现 DKA 中观察到的严重酸血症。因此，在 DKA 中因严重酸血症而常见的恶心和呕吐症状往往不会出现。这可能使 HHS 的发病非常隐蔽，因为在就医之前，渗透性利尿和高血糖可能会持续相当长时间（数天至数周）。这又会导致严重的电解质异常和脱水，尤其是在老年患者和体弱的患者中。

因此，考虑到布莱恩是一名年轻的 1 型糖尿病患者，并且有 72 小时的恶心和呕吐史，伴有尿酮症，他更有可能患有 DKA 而不是 HHS。

血液检查结果如下：Na^+ 为 130 mmol/L，K^+ 为 4.5 mmol/L，尿素为 8 mmol/L，肌酐为 121 μmol/L。经 10 L/min 氧气治疗后，ABG 分析结果如下：pH 值为 7.21，PaO_2 为 44.1 kPa，$PaCO_2$ 为 2.1 kPa，碱剩余 — 9 mmol/L，碳酸氢盐为 11 mmol/L，乳酸为 2.1 mmol/L，氯化物为 101 mmol/L。

八、你会如何计算和解释布莱恩的阴离子间隙？

阴离子间隙（the anion gap，AG）量化了未测定的阳离子（带正电荷的离子）和未测定的阴离子（带负电荷的离子）之间的差异。

$$AG = \left[Na^+ \right] + \left[K^+ \right] - \left(\left[Cl^- \right] + \left[HCO_3^- \right] \right)$$

钾离子的浓度通常被忽略，得到：

$$AG = \left[Na^+ \right] - \left(\left[Cl^- \right] + \left[HCO_3^- \right] \right)$$

在白蛋白水平正常的情况下，其典型范围为 4 ~ 12 mmol/L（参考当地实验室的参考范围）。在健康个体中，AG 主要测量白蛋白和磷酸盐上的负电荷，但其敏感性和特异性较低，在诊断低白蛋白血症时几乎没有任何帮助。

九、在这一病例中，AG 代表什么？

AG 升高到 130 −（101 + 11）= 18（mmol/L），说明布莱恩重度 DKA 导致了高 AG 代谢性酸中毒。

十、AG 升高是什么原因导致的？

AG 升高的原因可以用缩略词 GOLDMARK（多种原因的首字母）来概括：

- 二醇类（Glycols）——如乙烯和丙烯。丙二醇是一种常用的稀释剂，在静脉用药时使用，如劳拉西泮。它也被代谢成 L− 乳酸和 D− 乳酸。
- 羟脯氨酸（Oxyproline）（又称焦谷氨酸）——来自长期摄入对乙酰氨基酚，特别是在营养不良的女性中更为常见。
- L− 乳酸（L-lactate）。
- D− 乳酸（D-lactate）（通常见于短肠综合征患者）。
- 甲醇（Methanol）。
- 阿司匹林（Aspirin）。
- 肾衰竭（Renal failure）。
- 酮症酸中毒（Ketoacidosis）（如糖尿病、饥饿）。

十一、DKA 的主要治疗目标是什么？

- 开始胰岛素治疗，并确保其充分逆转酮生成（例如：通过即时检测测定毛细血管 3− 羟基丁酸）。
- 确保酸血症得到改善，pH 值恢复至正常生理范围。
- 静脉补液疗法应充分恢复血管内容量（典型的水分不足为 100 mL/kg）。请参考当地关于快速液体复苏的指南，因为这些患者容易发生溶质 / 水转移，因此他们极易发生严重并发症。推荐的复苏液体为 0.9% 生理盐水。
- 补充电解质损失（如 Na^+、K^+），这可能是严重问题。
- 治疗潜在病因。
- 监测并干预 DKA 并发症。

十二、应如何为 DKA 患者开具胰岛素处方？

目前的建议是根据体重和血清葡萄糖 14 mmol/L，以 0.1 U/（kg·h）的固定速率静脉注射胰岛素。一旦血糖降至 14 mmol/L 以下，立即加用 10% 葡萄糖注射液。此外，应考虑将静脉注射胰岛素降低到 0.05 U/（kg·h），因为这将降低发生低血糖和低钾血症的风险（请参考当地医院的指南）。

十三、DKA 的代谢治疗目标是什么？

推荐的目标是：

- 静脉碳酸氢盐增加 3.0 mmol/（L·h）。
- 血酮浓度降低 0.5 mmol/（L·h）。
- 毛细血管血糖降低 3.0 mmol/（L·h）。
- 将血钾浓度维持在 4.0 ～ 5.5 mmol/L。

如果未实现这些目标，则应提高静脉注射胰岛素速率（还应咨询当地医院的 DKA 方案和 / 或 DKA 干预专家）。

十四、你担心的 DKA 主要并发症是什么？

- **高钾血症和低钾血症**——这是可能危及生命的并发症。严重脱水可能导致肾前性急性肾损伤，因此在初始液体复苏期间或当血钾浓度 ≥ 5.5 mmol/L 时，不建议补钾。使用胰岛素治疗时，血钾浓度几乎都会下降，因此如果血钾浓度低于 5.5 mmol/L，且患者有尿液排出，建议开具一袋预混合的 0.9% 生理盐水和 40 mmol/L 钾。如果需要注射浓度更高的溶液，最好在高度依赖或重症监护环境下进行，在这种环境下，可以通过中心静脉注射浓度更高的溶液并进行持续监测。
- **低血糖**——一旦开始胰岛素治疗，血糖可能急剧下降，应注意避免将其水平降至正常范围以下。低血糖可能会导致心律失常、急性脑损伤和死亡。此外，必须避免反弹性酮症，因为这会延长治疗时间。当胰岛素下降至相对缺乏的水平时，反调节激素再次对代谢发挥生酮作用，就会发生反弹性酮症。
- **脑水肿**——成年 DKA 患者出现症状性脑水肿的情况相对少见。已知脑水肿发生在开始治疗的最初几小时，这提示脑水肿是医源性的。它更常见于患有 DKA 的儿童。
- **其他**——肺水肿是一种罕见的并发症，通常发生在开始治疗的最初几小时，这再次提示因短时间内快速输注晶体溶液而引起的医源性原因。高危人群包括老年人和心功能受损者。静脉血栓栓塞性疾病也是一种潜在并发症，尤其是在有 CVC 的情况下。

十五、你认为 DKA 的治愈标准是什么？

- pH 值＞ 7.3。
- 碳酸氢盐＞ 15.0 mmol/L。
- 血酮＜ 0.6 mmol/L。

十六、你预计布莱恩的 DKA 多久可以痊愈？

通常情况下，经过 24 小时的适度治疗，大多数患者的酮血症和酸中毒就会消退。然而，如果治疗对患者无效，应征求上级医师和专科医师的意见。此外，可能还存在其他在初始复苏期间难以识别的病变。请注意，不建议仅依赖血清碳酸氢盐浓度进行诊断。这是因为高剂量 0.9% 生理盐水可能导致潜在的高氯血症性代谢性酸中毒。

> 布莱恩被转移到 ICU 接受监测和持续干预。24 小时后，他仍然有严重的酸中毒。现在，布莱恩意识错乱的情况愈发严重，上腹部疼痛剧烈，且疼痛放射到背部。经氧气治疗（10 L/min）后，最近一次的 ABG 分析结果显示 pH 值 7.01，碱剩余— 17 mmol/L，碳酸氢盐为 5 mmol/L，乳酸为 8 mmol/L。

十七、结合患者的胆绞痛病史，你认为剧烈腹痛的原因是什么？

胆囊结石是世界范围内急性胰腺炎的最常见病因。布莱恩的胆绞痛病史表明他有胆囊结石。这需要通过 US 检查或 CT 扫描确诊。

十八、除急性胰腺炎，还有什么疾病可能导致患者腹痛剧烈？

DKA 常表现为腹痛，但如果治疗对患者有效，则不应持续腹痛。其他可能的原因包括：

- 内脏穿孔。
- 肠梗阻。
- 肠缺血。
- 心肌梗死。
- 腹主动脉瘤破裂。
- 胆绞痛、急性胆囊炎或胆管炎。
- 病毒性肝炎和胃肠炎。
- 镰形红细胞。

十九、急性胰腺炎的病因是什么？

在发达国家，80% 的病例是胆囊结石或酒精引起的。患者每天的酒精摄入量超过 50 g，且持续至少 5 年时，应考虑酒精性胰腺炎。然而，并非总能获得如此准确的病史。除了这两个原因，其他原因都很罕见，在排除胆囊结石和酒精后才应该考虑这些可能性。这些原因和其他原因可以用助记法 I GET SMASHED 帮助记忆：

- 特发性（Idiopathic）。
- 胆囊结石（Gallstones）。
- 乙醇（Ethanol）。
- 创伤（Trauma）。
- 类固醇（Steroids）。
- 流行性腮腺炎 / 恶性肿瘤（Mumps/Malignancy）。
- 自身免疫性（Autoimmune）。
- 蝎毒（Scorpion Venom）。
- 高脂血症、体温过低、高钙血症（Hyperlipidaemia，hypothermia，hypercalcaemia）。
- 内镜逆行胆管造影术（Endoscopic retrograde cholangiopancreato-graphy，ERCP）。
- 药物，如硫唑嘌呤、磺胺类、口服避孕药（oral contraceptive pill，OCP）。

二十、为了确诊急性胰腺炎，可以申请哪些生化检测？

- **血清淀粉酶**——由于其广泛可用性和敏感性，这是常见的一项检查。在 10% ~ 20% 的病例中，血清淀粉酶处于正常水平（特别是如果患者在病程后期就诊），且特异性低。
- **血清脂肪酶**——血清脂肪酶在 4 ~ 8 小时升高，并持续 8 ~ 14 天，因此对晚期病例有诊断作用。血清脂肪酶对急性酒精性胰腺炎有很高的敏感性。血清淀粉酶和脂肪酶联合检测急性胰腺炎的敏感性和特异性可达 90% ~ 95%。
- **血清甘油三酯**——如果怀疑血清甘油三酯高（例如：甘油三酯水平高于 11.3 mmol/L）或胰腺炎的病因不明确，应检测血清甘油三酯。
- **尿胰蛋白酶原 -2**——这是一种新的检测方法，报告显示其敏感性为 80%，特异性为 92%。但是该方法尚未广泛应用。

二十一、哪些影像学检查可用于急性胰腺炎的诊断？

- **US 检查**——理想情况下，应对所有疑似急性胰腺炎患者进行初步检查。该检查可用于疑似有胆囊结石或胆道疾病不稳定的患者。报告显示，US 造影检查的敏感性和特异性分别为 82% 和 89%。

- **超声内镜检查**（endoscopic ultrasonography，EUS）——内镜检查和 US 检查结合的检查技术，比 ERCP 侵入性小，可用于诊断急性胰腺炎和胆总管结石病。当 CT 和 US 不能显示胆总管结石时，EUS 可能是有帮助的。此外，由于没有电离辐射，妊娠患者和病情不稳定而不能转出 ICU 的患者可以使用。

- **CT**——是急性胰腺炎分级和诊断胰腺坏死、胰周积液的黄金标准。虽然 CT 具有很高的准确性，但通常不需要提前 72 小时进行检查，除非诊断存在疑问或者患者的临床症状没有改善。

- **ERCP**——治疗胆总管结石的有效手段，但不适用于轻度胰腺炎或非胆源性胰腺炎的治疗。

- **磁共振胆胰管成像**（magnetic resonance cholangiopancreatography，MRCP）——具有无创和无电离辐射的优点，能显示胰管和组织实质的异常。MRCP 的缺点是产生成像伪影（如胃肠道空气或金属夹），并且与 CT 相比，应用 MRCP 深入检查病情危重的患者需要更长的采集时间。

> 你申请对布莱恩的腹部和盆腔进行 US 检查，结果显示胆总管扩张。结合他的症状和体征，以及血清淀粉酶明显升高，诊断为胆囊结石相关疾病引起的急性胰腺炎。

二十二、你知道哪些急性胰腺炎分级评分系统？

- **兰森标准**（Ranson's criteria）——报告显示其敏感性和特异性分别为 74% 和 77%，该评分系统在就诊时和 48 小时后使用 11 个预后体征进行评估。该评分系统最初用于治疗酒精性胰腺炎。

- **格拉斯哥 - 伊姆里**（Glasgow-Imrie）**评分**——重新评估兰森标准后发现，11 个指标中只有 8 个可以预测死亡率。该评分可用于胆源性和非胆源性急性胰腺炎。入院后 48 小时内出现 3 个或 3 个以上阳性指标提示重度胰腺炎，应立即转入 ICU（表 2-4-1）。

表 2-4-1　**急性胰腺炎的 Glasgow-Imrie 评分**

PaO₂	< 8 kPa
年龄（Age）	> 55 年
中性粒细胞（Neut）	WBC > 15×10^9/L
钙（Calcium）	< 2 mmol/L
肾功能（Renal function）	尿素 > 16 mmol/L
酶（Enzymes）	乳酸脱氢酶（lactate dehydrogenase，LDH）> 600 IU/L 谷草转氨酶（aspartate aminotransferase，AST）> 200 IU/L
白蛋白（Albumin）	< 32 g/L（血清）
糖（Sugar）	血糖 > 10 mmol/L

注：这些指标可以使用助记符 PANCREAS 来记忆。

- APACH Ⅱ——该通用评分系统在全球范围内使用，纳入患者入住 ICU 后 24 小时内的最差值，因此并不完全适用于监测疾病进展。然而，在预测重症疾病和住院生存率方面，该评分系统与兰森标准或 Glasgow-Imrie 评分相比效果相似。
- 亚特兰大分类——于 2012 年修订，这一分类系统将临床表现分为以下几类：
  - 轻症急性胰腺炎——无器官衰竭，无局部或全身并发症。
  - 中重症急性胰腺炎——48 小时内消退的器官衰竭，有局部或全身并发症，无持续性器官衰竭。
  - 重症急性胰腺炎——持续性器官衰竭。
- 巴塞尔指数——该评分根据 CT 检查结果评估疾病严重程度。应当注意的是，急性胰腺炎的影像学表现往往滞后于临床状况。
- 急性胰腺炎严重程度床边指数（bedside index of severity in acute pancreatitis，BISAP）评分——在床边相对快速地计算出来，使用全身炎症反应综合征（systemic inflammatory response syndrome，SIRS）标准，以及年龄、尿素水平、精神状态和有无胸腔积液来预测死亡率。

二十三、为什么要对急性胰腺炎的严重程度进行分级？

未能识别急性胰腺炎的更严重表现，以及缺乏初始的积极干预和支持可能导致发病率增加，并且无法合理分配资源。此外，重症急性胰腺炎患者在 ICU 接受治疗也很重要。

二十四、针对急性胰腺炎患者，有哪些干预策略？

- 液体复苏——无论胰腺炎的严重程度如何，众所周知的是，初步治疗应包括充分的液体复苏〔速度通常为 5 ~ 10 mL/（kg·h），除非有禁忌证］，尤其是重症急性胰腺炎。快速恢复和补充血管内容量有可能降低重症急性胰腺炎患者发生急性肾衰竭的可能性。此外，充足的容量补充有助于恢复胰腺微循环，防止进一步的细胞死亡。胰腺坏死率较高与血管内容量补充不足有关。然而，过量补液时应小心谨慎，因为这可能会增加机械通气需求，以及腹腔间隔室综合征、脓毒症和死亡风险。

- **治疗呼吸衰竭**——呼吸功能障碍是急性胰腺炎的一种常见表现，可能由机械和生化因素引起。重症急性胰腺炎常引起明显的腹胀，从而降低 FRC，损害自主呼吸和机械通气。胰磷脂酶 A2 释放到循环中也被认为会降解肺表面活性物质，从而影响肺顺应性。这些因素和其他因素会导致可能需要机械通气的 ARDS。

- **镇痛**——与急性胰腺炎相关的疼痛可能十分严重，通常需要使用阿片类药物。此外，缓解疼痛可改善呼吸功能障碍。

- **营养支持**——轻度胰腺炎患者只要无恶心、呕吐或肠梗阻的表现，通常在就诊后几天内便可以开始口服补充剂。对于重症急性胰腺炎，与肠外营养相比，肠内营养已被证明可降低死亡、多器官衰竭、感染、手术风险和平均住院时间。此外，急性胰腺炎患者应避免全肠外营养，因为观察到较高的感染率和导管相关并发症。

> 在接下来的 10 天里，布莱恩的病情持续改善，但在第 11 天，他开始发热、腹痛和血流动力学异常，需要血管升压素支持。

二十五、这可能是急性胰腺炎的哪种并发症？

有证据表明，在急性胰腺炎发作时存在全身性感染的表现，那么可能已经发展为腹腔内脓毒症、假性囊肿或坏死性胰腺炎。

二十六、什么是坏死性胰腺炎？

坏死性胰腺炎是一种严重的局部并发症，可以是无菌性的，也可以是感染性的。坏死性胰腺炎的定义是胰腺实质出现局灶性或弥漫性坏死。

二十七、如何诊断坏死性胰腺炎？

这可能很难确定，因为在急性胰腺炎患者中，全身性炎症和医院内感染是常见的临床表现。CT 显示降钙素原水平升高或坏死组织内有空气可能提示感染。然而，CT 引导下穿刺是金标准，只有在临床怀疑感染时才可使用。

二十八、外科手术在胰腺坏死中的作用是什么？

目前，人们普遍接受并期望对疑似胰腺或胰周感染的患者采取保守治疗。在 CT 引导下穿刺中发现感染不再是手术的确切适应证。事实上，根据细菌培养和药敏试验结果给予抗生素及经皮引流能够实现治愈的目的。

外科清创或内镜引流联合坏死组织清除术通常用于抗生素治疗无效、病情恶化的患者。

二十九、这些患者的远期预后如何？

治疗重症急性胰腺炎和坏死性胰腺炎十分困难且具有挑战性。在终末器官衰竭超过 48 小时和 / 或胰腺坏死的感染性并发症患者中，死亡率在 15% ~ 20%。

幸存者可能需要延长在 ICU 和普通病房住院时间，一旦病情缓解，可能仍然需要其他干预措施（如胆囊切除术或胰腺假性囊肿引流术）。此外，多达 1/3 的重症坏死性胰腺炎幸存者可能发展为糖尿病。其他长期后遗症包括胰瘘和慢性胰腺炎伴慢性腹痛，这些后遗症难以治疗并且会使患者衰弱。尽管如此，大多数幸存者可恢复与同龄对照组患者相同的生活质量。

> 布莱恩对抗生素反应良好，并在外科和医疗团队的共同监护下顺利出院。

三十、延伸阅读

- Mehta, A., Emmett, J., and Emmett, M. (2008). GOLD MARK: an anion gap mnemonic for the 21st century. Lancet 372: 892. Original article detailing the use of the acronym GOLDMARK and the rationale for its use.

- Dutta, A., Goel, A., Kirubakaran, R. et al. (2020). Nasogastric versus nasojejunal tube feeding for severe acute pancreatitis. *Cochrane Database of Systematic Reviews* 3: CD010582. Highly informative Cochrane systematic review.

- Joint British Diabetes Societies Inpatient Care Group (2021) The Management of Diabetic Ketoacidosis in Adults. London: Diabetes UK. Authoritative guideline that gives excellent clinical strategies for managing DKA.

案例 5

发生道路交通事故的患者

一位名叫丹妮尔的 25 岁女性遭遇了一场时速约为 50 英里（1 英里 = 1.61 千米）的正面碰撞交通事故。患者为驾驶员，系着安全带，整个过程中 GCS 保持在 15。抢救时间不到 30 分钟。她被送往重大创伤中心（Major Trauma Centre，MTC）抢救区。你被任命为创伤小组组长，负责床边抢救工作并委派具体任务。

一、初步评估的目的是什么？

初步评估的目的是发现并纠正所有直接威胁生命的问题。在确保环境或情况（例如：石油泄漏、触电风险）安全后，应进行 ABCDE 评估［气道（Airway）、呼吸（Breathing）、循环（Circulation）、神经功能（Disability）和暴露 / 环境（Exposure/Environmental）］，并根据高级创伤生命支持®（Advanced Trauma and Life Support®，ATLS®）固定颈椎。在 ED，工作人员可能面临各种不同情况的危险（例如：罕见的有机磷农药中毒案例）。在团队合作的情况下，理想情况下应在患者到达之前分配角色和职责。这样可以在整个过程中进行有效沟通，并同时采取干预措施，如氧气治疗和静脉插管。

在初始评估中，患者主诉"无法呼吸""胸部疼痛"。检查医师告诉你，丹妮尔的左胸没有完全扩张，尽管接受了 15 L/min 的氧气治疗，她的脉搏血氧饱和度仍为 92%，RR 在 30 次 /min 以上，GCS 为 15，BP 为 90/60 mmHg，心动过速 130 次 /min。

二、与这些临床发现相关的危重症可能有哪些，应如何进行干预？

- **张力性气胸**——随着空气在胸膜腔内不断累积，会逐渐压迫肺和心脏，导致呼吸和血流动力学损害。所有胸部创伤伴有其他原因无法解释的血流动力学不稳定时，都应怀疑张力性气胸。典型的临床表现（如过清音、气管移位、呼吸音消失）可能出现较晚，并且难以发现。对于成人患者，应立即进行针道减压，方法是沿锁骨中线将大小适当的套管插入第 5 肋间隙。血流动力学不稳定应很快得到缓解，此后患者的病情也会很快稳定下来。在这一阶段，无论针刺减压是否成功，都必须插入肋间胸腔引流管并将其连接到水下密封装置上，以便进行持续干预。

- **开放性（吸入性）气胸**——在穿透性胸部创伤后，如果空气通过创伤进入胸膜腔，但不能排出，那么压力将增加，并可能引起纵隔受压和心肺损害。干预方法是在伤口上使用非黏性敷料，沿伤口的三个边缘密封。这样可以让空气逸出，但不能让空气进入。必须在远离创伤处插入肋间胸腔引流管。

- **严重血胸**——胸腔内迅速累积超过 1 500 mL 或超过患者血容量 1/3 的血液时，就会出现这种情况。有可能引起严重的低血容量和静脉回心血量减少，进而导致危及生命的心血管衰竭。立即引流超过 1 500 mL 的血液或持续 2 ~ 4 小时出血量超过 200 mL，提示需要紧急开胸术。

- **连枷胸**——如果两根或多根连续肋骨存在两处或多处骨折，并且在呼吸时发生反常运动，则考虑连枷胸。如果保守治疗失败（如氧气治疗或无创通气），并且开始出现呼吸衰竭，则应考虑机械通气和气管插管。除非伴有严重的损伤和并发症，否则不需要长时间的机械通气。如果连枷胸严重，可考虑手术固定。然而，这并不是常规的做法。

- **心包压塞**——心包积液过多可导致心肌动力学严重紊乱。RV 在舒张期充盈的能力严重受损。液体积聚造成外部压力增加，使游离壁无法完全放松。由于 RV 无法有效地将血液射入肺循环，LV 射入体循环的血量也随之减少，从而导致严重的血流动力学损害。有经验的操作者可以通过 US 快速获得心脏肋缘下切面，并将其作为重点评估的一部分。若图像质量较好，便可以排除严重的心包积液。

气道阻塞潮式呼吸法（airway obstruction and tidal maneuvers，ATOM-FC）是一种有用且被广泛应用的肺功能检查方法，用于初步评估中排除危及生命的胸部损伤：气道阻塞或破裂、张力性气胸、开放性气胸、大量血胸、连枷胸、心脏压塞。

在建立静脉通路和抽血进行检查的同时，对丹妮尔的胸部进行了重点超声检查。

三、与放射影像学检查相比，创伤重点超声评估（FAST）有哪些优缺点？

（一）优点

■ US 检查比放射学检查的速度更快。

■ 可以针对特定区域进行评估。

■ 诊断气胸和血胸的准确率更高。

■ 避免使用电离辐射（特别是育龄期女性）。

■ 可与初步评估同时进行，干扰最小。

（二）缺点

■ 需要有经验的医师操作。

■ 它不显示肋骨骨折或其他骨损伤。

■ 图像的采集和存储需要健全的临床管理。

四、如何通过床边重点肺部超声检查确定丹妮尔病情恶化的原因？

■ 气胸。

■ 肺滑动——诊断气胸的阴性预测值极高（探头放置在胸壁时发现肺滑动可以排除气胸）。然而，不存在肺滑动并不足以做出诊断，因为其他许多疾病也不会出现肺滑动的情况，如肺不张、急性呼吸窘迫综合征。

■ B 线——例如：液体积聚导致胸膜下小叶间隔变宽时，就会产生这些典型的垂直射线状伪影。然而，如果存在气胸，脏层胸膜和小叶间隔之间则没有间隔，因此单条 B 线的出现可以有效地排除气胸这一诊断。然而，即使没有肺滑动和 B 线，也不能诊断为气胸。

■ 肺点——部分塌陷的肺部仍然附着在壁层胸膜上，是一种短暂的、可识别的肺部 US 征象（如肺滑动和 / 或 B 线）。肺点对气胸的诊断具有 100% 的特异性，但在完全萎陷的肺内无法显影。

■ 肺搏动——当肺滑动与心脏搏动同步时，在 US 下可观察到肺搏动征。因此，在没有其他描述性发现的情况下，即使观察到最轻微的肺搏动征，也可以有效地排除气胸。

■ **血胸**——胸膜腔内的积液随着患者体位的变化而改变（例如：仰

卧位患者的侧 – 基底肺区域），表现为两层胸膜之间出现无回声区。重要的是要识别膈肌和下方的实体器官（如肝或脾），因为正常的肺会随着呼吸而短暂进入视野，像窗帘一样模糊了这些标志（因此出现了"窗帘征"）。然而，没有"窗帘征"且出现大面积无回声区高度提示积液（图 2-5-1），而内部回声（如细丝或可移动颗粒）则高度提示血胸。

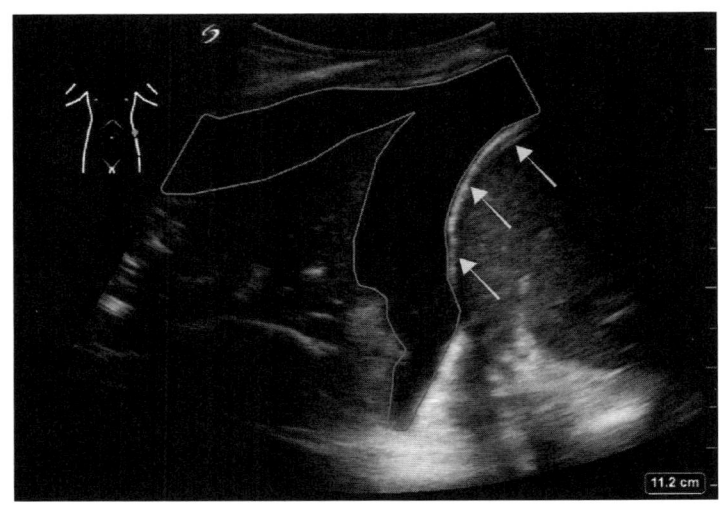

图 2-5-1　**左侧后侧壁肺泡胸膜综合征（posterolateral alveolar and/or pleural syndrome，PLAPS）的肺部 US 显示大面积无回声区（蓝色轮廓），符合胸腔积液的特征（膈肌——黄色箭头）**

资料来源：Theophilus Samuels。

> 重点肺部超声检查证实左侧有大量积液。丹妮尔仍有低血压和心动过速，并开始出现轻度意识错乱（无法正确说出自己的出生日期）。

五、积液可能提示什么？治疗目标是什么？

丹妮尔因潜在的严重血胸而出现了血流动力学受损的体征。此时你的目标如下：

■ **干预血胸**——你的团队需要插入肋间引流管，并将其连接到水下密封装置上。正确的做法是启动全院范围的"大出血 / 红色创伤"警报，以促进紧急血液制品的供应。

■ **干预低血压**——考虑到低血压的部分原因可能是失血造成的低血容量引起的。如果无法立即获得特定血型或交叉匹配的血液，则可能需要输注 O 型 Rh 阴性血。大多数医疗机构都制定了紧急提供血液制品的方案。在获得并使用血液制品之前，应持续进行液体复苏，但应注意避免使用晶体溶液进行大范围血液稀释（因为晶体溶液会影响促凝血和抗凝血水平，导致复杂的凝血障碍）。

- **出血来源 / 部位**——如果存在出血，必须确定持续出血的来源，因为无法控制的出血将导致持续输血最终徒劳无功。可能需要行开胸术。
- **氨甲环酸**——抗纤溶治疗严重出血临床随机研究 2（Clinical Rando-misation of an Antifibrinolytic in Significant Haemorrhage-2 Trial，CRASH-2）表明，如果在就诊后的 3 小时内给予氨甲环酸，可以安全地降低受伤后 28 天内的院内死亡率。

六、最常见的血型有哪些?

- **A 型血**——这些患者有表面抗原 A，且血浆中含有抗表面抗原 B 抗体。
- **B 型血**——这些患者有表面抗原 B 和血浆中含有抗表面抗原 A 抗体。
- **AB 型血**——血浆中不含有抗表面抗原 A 或抗表面抗原 B 抗体，被称为全适受血者。
- **O 型血**——血浆中不含有与抗体反应的表面抗原，被称为万能献血者。
- **Rh 血型**——除了 ABO 血型，Rh 血型分为 Rh 阳性血或 Rh 阴性血。

你认为丹妮尔需要输血，但目前还不知道她的血型。

七、给丹妮尔输血时，应该考虑哪些问题，特别是血型方面的问题?

- 发生危及生命的大出血时，如果无法立即获得特定血型的血液，可以输注 O 型血。不过，由于输血的益处超过了输血反应的风险，因此可以使用非交叉配型的特定血型的血液，这被认为是相对安全的。除了输血，还必须尽一切努力控制出血的来源 / 部位。
- 万能献血者的血液最好是 O 型 Rh 阴性血，特别是供育龄期女性使用时。
- 识别配型需要确保献血者血液与受血者血液的 ABO 血型和 Rh 血型相容，大多数血库能在 10 分钟内提供。
- 完全交叉匹配的血液是最终的理想选择，不仅需要使用 ABO 和 Rh 血液抗原比较献血者和受血者的血液，还需要直接检测受血者血液中存在的抗原抗体。这一过程耗时较长，通常需要 60 分钟完成。

插入肋间引流后患者被确诊为血胸。正在为她输注特定血型的血液，她的 BP 和 HR 开始有所改善。在初步检查中未发现其他危及生命的损伤。

八、下一步将对丹妮尔采取什么治疗措施？

一旦完成初步检查，识别出所有危及生命的直接损伤，并且正在进行抢救，就应考虑尽快进行影像学诊断。通常，创伤患者应在 1 小时内进行 CT 成像（如果是 MTC，则应在 30 分钟内）。考虑到 CT 扫描非常迅速，可以考虑在创伤小组的陪同下，在正在进行复苏的情况下，让病情不稳定的患者"经扫描仪检查"。通常需要静脉注射造影剂后对患者头部、颈部、胸部、腹部和盆腔进行 CT 扫描（如主动脉血管造影）。

在将丹妮尔转移到 CT 扫描仪之前，她就没反应了，BP 升高至 150/80 mmHg（1 mmHg = 0.133 kPa），HR 为 90 次 /min，以 15 L/min 流速吸氧时，脉搏血氧仪显示氧饱和度为 100%。

九、认为导致神经系统变化的原因是什么？

你担心丹妮尔还遭受了外伤性脑损伤。这可能包括以下情况。

- **硬脑膜下血肿**——位于脆弱的蛛网膜（硬脑膜中间层）和硬脑膜（最外层）之间，这个"潜在"空间包含许多连接大脑半球和上矢状窦的桥静脉（图 2-5-2a）。大脑急剧加速和减速对这些桥静脉产生的剪切力会导致撕裂和出血，动脉也会受到影响。该疾病的总体死亡率高于硬脑膜外血肿，通常为 40% ~ 60%。60 岁及以上的患者预后特别差，特别是出现急性硬脑膜外血肿时。

- **硬脑膜外血肿**——血液可能积聚在硬脑膜和颅骨之间。这种情况大多是由道路交通碰撞事件造成，出血通常是由于脑膜中动脉受损所致，但也可能累及脑膜中静脉、板障静脉或静脉窦（图 2-5-2b）。通常情况下，患者会出现一过性意识丧失，随后会有一段清醒期，在这段时间内，他们的神经系统通常完好无损。然而，随着血液开始积聚，脑干受到压迫，从而导致意识丧失。

- **外伤性蛛网膜下腔出血**（subarachnoid haemorrhage，SAH）——蛛网膜下腔和脑实质之间含有 CSF 的腔室包含主要的脑血管。外伤性 SAH 可能会引起脑血管痉挛（尽管在动脉瘤性 SAH 中更为常见），并导致脑实质进一步受损（如缺血、梗死）。值得注意的是，外伤性 SAH 可能是严重原发性脑损伤的标志。

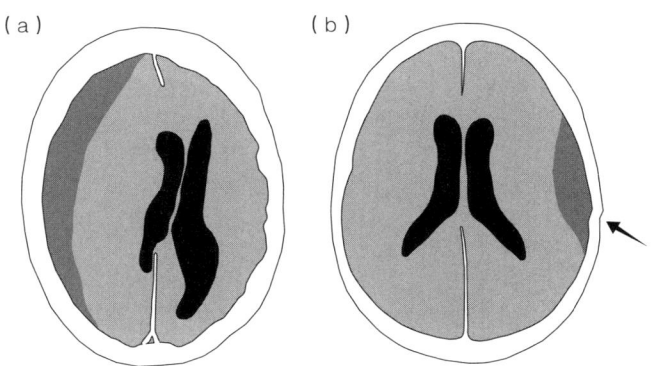

图 2-5-2　头部 CT 示意图显示。（a）硬脑膜下血肿伴中线移位（注意病灶凹形）；（b）硬脑膜外血肿（注意典型的双凸形）和骨折（箭头）

资料来源：Theophilus Samuels。

- **挫伤和血肿**——这些损伤可被视为脑损伤的两种不同类型，其中挫伤是指较小的、不均匀的出血或水肿区域，血肿则是指脑实质内同质的、有分界的血液集合。挫伤在发现后可能很快就会增大，因此需要尽早行 CT 扫描检查。挫伤可分为以下几类：
  - 冲击伤——通常是由于惯性力造成撞击部位的脑实质损伤（例如：在本例中，患者的头部受到汽车方向盘的撞击）。
  - 对冲伤——远离撞击部位的损伤，通常与减速损伤相关，导致低压区域增加和拉伸应变增加。
- **弥漫性轴索损伤**（diffuse axonal injury，DAI）——由于轴索和小血管弥漫性撕裂，这类损伤的患者在受伤时就会失去意识。容易误导医师的是，最初的 CT 扫描可能表现正常，因为损伤主要是微观的。不幸的是，存活下来的重度 DAI 患者可能有严重的神经功能障碍。轻度 DAI 患者则可能完全康复。如果患者出现意识障碍，并且 CT 检查结果和 ICP 正常，则应怀疑 DAI。
- **其他**——可能导致意识障碍的病理包括但不限于癫痫发作、低血糖、毒素作用、药物作用、低氧血症和 / 或高碳酸血症。

　　麻醉小组迅速、安全地为丹妮尔气管插管，并稳定了病情。脑部 CT 证实存在小面积的左侧硬脑膜下血肿，未见中线移位。不需要立即进行神经外科干预。胸部 CT 显示胸骨骨折和左侧肋骨多处骨折，并伴有潜在的肺挫伤。

　　共有约 1 200 mL 的血液从肋间引流管排出，持续失血量极少。患者的血压和心动过速有所改善，看起来情况稳定。她被送入神经外科重症监护病房接受进一步治疗。

十、明确抗纤溶药物在外伤性脑损伤中的作用

抗纤溶治疗严重出血临床随机研究 3（CRASH-3）是一项国际随机安慰剂对照试验，旨在评估氨甲环酸治疗成年外伤性脑损伤患者的效果。该研究的主要发现是，在受伤 3 小时内给予氨甲环酸可降低轻度至中度外伤性脑损伤患者的死亡率。据称，那些轻度至中度症状患者的出血量可能较小、出血速度较慢，更适于氨甲环酸治疗。尽早采取治疗效果较好，受伤后每超过 20 分钟，治疗效果就会降低 10%。幸存者的死亡或并发症风险或残疾发生率并没有增加。

十一、对外伤性脑损伤进行低温治疗的依据是什么？

诱导降温被认为具有神经保护作用，从而改善神经功能的长期预后。然而，目前缺乏随机对照试验的有力证据。2018 年由预防性低温试验减轻创伤性脑损伤随机对照试验（Prevention of Secondary Brain Injury through Induced Normothermia and Temperature Monitoring，POLAR-RCT）的研究者与澳大利亚和新西兰重症监护学会（Australian and New Zealand Intensive Care Society，ANZICS）临床试验组开展的 POLAR-RCT 表明，与常温治疗相比，低温治疗对 6 个月后的神经功能恢复无显著影响。2015 年，Eurotherm 研究小组确定，低温治疗联合标准治疗与仅进行标准治疗相比，并未带来更好的疗效。

十二、接下来的 24 ～ 48 小时，需要监测丹妮尔的哪些并发症？

- **疼痛**——如果她的神经功能有所改善，疼痛通常是延迟康复的一个重要因素，尤其是肋骨骨折患者，因为保守治疗是常见的治疗方法。对于这类患者，滴定适当的阿片类镇痛药非常困难。可以考虑使用局部技术。
- **肺炎和呼吸衰竭**——肺挫伤、肋骨骨折和机械通气本身都可能导致患者呼吸道感染。这可能发展为 ARDS。
- **深静脉血栓形成**——预防技术通常分为机械和药物两种方法。医用弹力袜和气加压装置并发症较少，但可能不如药物有效。虽然药物（即低分子量肝素）通常被认为是最有效的，但在使用时必须权衡外伤出血的风险。

在第二次检查期间，照顾丹妮尔的护士向您询问 CT 上报告的胸骨骨折的相关事项。

十三、你对这一发现有何担忧?

- **疼痛**——胸骨骨折会引起疼痛,在丹妮尔清醒时和尝试拔管时都需要充分镇痛。还需要充分控制疼痛,使患者能够深呼吸,并保持她的咳嗽能力,从而降低发生胸部感染的风险。
- **钝性心脏损伤**(blunt cardiac injury,BCI)——出现胸骨骨折时应考虑这种情况。考虑到道路交通碰撞的急剧减速机制,心肌可能会受到胸骨和脊椎之间的巨大剪切力的伤害和挤压。如果存在其他重大损伤,则应考虑 BCI。BCI 在临床中可能难以发现(BCI 的诊断尤其具有挑战性)。

十四、BCI 有多普遍?

最近,美国国家创伤数据库对 15 976 名患者(2007 — 2015 年)进行了检查,发现报告 BCI 的患者不到 1%。

十五、哪些创伤相关性损伤与 BCI 有关?

导致的胸骨骨折或胸主动脉损伤的钝性创伤与 BCI 密切相关。血气胸已被证明是钝性外伤患者发生 BCI 的最强预测因子。任何出现血气胸、胸骨骨折、食道损伤和 / 或胸主动脉损伤的患者都应进行 BCI 筛查。

十六、与 BCI 相关的心肌损伤有哪些?

与 BCI 相关的最常见损伤是挫伤。通常情况下,由于心脏的右侧位于心脏前方,因此最容易发生 BCI,据报道,右心房和 RV 损伤的发生率分别为 17% ~ 32% 和 8% ~ 65%。左心腔损伤的报道并不常见。心脏四腔中任何一腔破裂,患者到达医院时存活概率都极低。极少数情况下,冠状动脉损伤后会发生心肌梗死。

十七、你如何诊断和评估该患者是否有 BCI ?

对于存在大量血胸和钝性损伤的患者,临床上需保持高度怀疑。胸骨骨折疼痛可能与其他胸部损伤(如肋骨骨折)和意识下降相混淆。目前尚无诊断 BCI 的金标准。建议进行以下检查:

- **ECG**——一种有价值的筛查工具,因为室性或房性心律失常、传导异常(如束支传导阻滞)和 ST 段异常的出现可能提示存在 BCI。然而,异常或正常结果不能最终确定或排除 BCI。
- **心肌酶**——对心肌细胞损伤具有高度特异性和敏感性,存在 BCI 时,肌钙蛋白 T 可能会有所升高。伤后 6 ~ 8 小时,如果肌钙蛋白水平保持在正常范围内,则 BCI 的可能性较小。
- **超声心动图**——在病情不稳定或 ECG 检查结果和 / 或肌钙蛋白水平呈阳性的患者中发现异常,如节段性室壁运动异常(regional

wall motion abnormalitie，RMWA）或瓣膜功能障碍（如反流射流），可能提示存在 BCI。TOE 通常比 TTE 更敏感，特别是使用后一种检查时，胸壁损伤可能会降低图像质量。请记住，在老年创伤患者中，反流或 RWMA 可能是预先存在的，特别是在已知有缺血性冠状动脉疾病的情况下。

　　超声心动图未见任何解剖异常，ECG 显示窦性心律 90 次 /min。肌钙蛋白 T 水平在正常范围内。你和你的团队认为丹妮尔没有 BCI。经过神经外科干预，患者的病情有所改善，神经系统已经基本恢复，并在入院第 10 天成功拔管。她被转入神经外科病房，2 周后出院回家。

十八、延伸阅读

■　Advanced Trauma and Life Support®. Student Course Manual. (2018). Definitive manual for dealing with patients presenting with trauma.

■　Roberts, I., Shakur, H., Coats, T. et al. (2013). The CRASH-2trial: a randomized controlled trial and economic evaluation of the effects of tranexamic acid on death, vascular occlusive events and transfusion requirement in bleeding trauma patients. *Health Technol. Assess.* 17 (10). Original studies demonstrating the benefit of using tranexamic acid in trauma patients.

■　CRASH-3Trial Collaborators (2019). Effects of tranexamic acid on death, disability, vascular occlusive events and other morbidities in patients with acute traumatic brain injury (CRASH-3): a randomised, placebo-controlled trial. *Lancet.* 394: 1713–1723.

■　Lichtenstein, D., Mezière, G., Lascols, N. et al. (2005). Ultrasound diagnosis of occult pneumothorax. *Crit. Care. Med.* 33 (6): 1231–1238. Seminal paper on the use of ultrasound to aid in diagnosing pneumothorax.

案例 6

体温升高的患者

你被要求检查一位叫简的 18 岁女性患者，她是一名外国交换生，因严重激越、大汗淋漓和高血压到 ED 就诊。入院前几小时，她和她的朋友们参加了一个狂欢派对，但是由于她们的英语水平有限，只能提供当晚的部分病史，无法提供既往医疗史或用药史。患者心动过速，HR 140 次 /min，BP 180/100 mmHg，还出现了幻觉，核心体温升高至 39 ℃。

一、患者出现以上临床表现的可能原因是什么？

可能原因包括：

■ 药物中毒（用药过量或不良反应）。
■ 神经阻滞剂恶性综合征（neuroblocker malignant syndrome，NMS）。
■ 5- 羟色胺综合征。
■ 脓毒症。
■ 脑出血（如动脉瘤）。

二、根据病史，最可能的诊断是什么？

简很可能是因为使用了娱乐性毒品而产生了毒效应。她最有可能服用的"街头"毒品是"摇头丸"，这是一个用来描述一类非法药物的俗语。包括：

■ 3,4- 亚甲基二氧基甲基苯丙胺（3,4-methylenedioxymethamphetamine，MDMA）。
■ γ - 羟基丁酸（gammahydroxybutyrate，GHB）（也被称为"液态快乐丸"）。
■ 苄基哌嗪。

MDMA 的浓度不受管制，不同制剂的浓度也不一致，所以具体成分可能有所不同。因此，易发生过量服用的情况。此外，在一些不能代谢 MDMA 的个体中，小剂量的 MDMA 可能也会引起类似中毒的反应。

三、在英国，有哪些资源可以提供急性中毒相关的信息和建议？

全国毒物情报服务中心（National Poisons Information Service，NPIS）提供 24 小时热线电话、在线数据库（www.toxbase.org）和移动应用程序，这些都是临床医师治疗疑似 / 确诊药物过量患者的非常有用的资源。

四、使用 MDMA 通常会出现哪些体征和症状？

鉴于每种制剂的成分可能随浓度的不同而有所不同，因此其剂量依赖性临床特征可能有所不同。MDMA 是甲基苯丙胺的衍生物，而它本身是由母体化合物安非他明衍生而来。通过促进 5- 羟色胺、去甲肾上腺素和少量多巴胺的净释放，其作用可根据主观、生理和不良特征进行分类：

- 主观效应。
  - 欣快和觉醒。
  - 外倾。
  - 增强自我意识。
  - 意识模糊和知觉改变。
- 生理效应。
  - 心动过速。
  - 高血压。
  - 体温过高。
  - 催乳素和皮质醇水平升高。
- 不良反应。
  - 恶心。
  - 头痛。
  - 口干。
  - 激越。
  - 磨牙症和牙关紧闭。

五、与 MDMA 过量相关的主要临床毒性有哪些？

有四种严重且可能危及生命的毒性模式。这些并不一定是相互排斥的。

（一）高热

这是最危险的毒性形式。在狂欢时，体力消耗过大和炎热环境会加剧高热这一不良反应。循环系统中的去甲肾上腺素增多引起血管收缩，导致中枢循环中的热量再分配失败。严重者可出现横纹肌溶解、肌红蛋白尿和肾衰竭、肝损害和弥散性血管内凝血（diffuse intravascular coagulation，DIC）。这种类型是 MDMA 过量患者死亡的主要原因。

（二）肝衰竭

在轻度病例中，肝炎通常类似于病毒性肝炎，数周或数月后自发性恢复。在重度病例中，会出现暴发性肝衰竭。在不进行肝移植的情况下，肝衰竭可能是致命的。

（三）心血管毒性

去甲肾上腺素的释放会产生严重的心血管不良反应，尤其是严重高血压。这会导致颅内大出血、点状出血和视网膜出血，以及心动过速。心动过速会导致心脏负荷增加，从而出现心力衰竭。

（四）脑毒性

过量的液体摄入和抗利尿激素（antidiuretic hormone，ADH）的潜在释放会导致更多的水分进入包括大脑在内的组织。患者可出现癫痫发作和致死性脑干和小脑受压。

> 当你评估简的病情时，ED 医师告诉你，她一直在考虑这种症状是 5-羟色胺综合征或 NMS 或 MDMA 中毒引起的。

六、什么是 5- 羟色胺综合征?

5- 羟色胺（5-HT）是一种单胺类神经递质，参与人体的许多生物学过程。在 5- 羟色胺释放增加、代谢减少、再摄取减少或其受体受到刺激的情况下，5- 羟色胺过量可产生以下综合征：

- 中枢神经系统（central nervous system，CNS）效应（如激越、意识错乱、谵妄、昏迷）。
- 神经肌肉兴奋性（如阵挛、震颤、磨牙症）。
- 自主神经功能紊乱（如潮红、腹泻、心动过速、高热）。

七、哪些因素可能增加 5- 羟色胺综合征的风险?

如果患者有以下情况，就会面临较高的风险：已经服用增加 5- 羟色胺水平的处方药，例如：三环抗抑郁药、选择性 5- 羟色胺再摄取抑制药和 / 或同时服用其他刺激性娱乐药物，如可卡因、安非他明、甲卡西酮。

八、5- 羟色胺中毒的治疗方法有哪些?

苯二氮䓬类药物应作为首选治疗,这类药物包括:

- 口服或静脉注射地西泮。
- 劳拉西泮。
- 咪达唑仑(肌内注射)。

对 5- 羟色胺严重过量且有持续高热症状的患者,建议使用赛庚啶(5-HT_{2A} 拮抗剂)或氯丙嗪(5-HT_1 和 5-HT_2 拮抗剂)。

九、什么是 NMS,与 5- 羟色胺综合征有何区别?

NMS 主要与抗精神病药物(如氯丙嗪或氟哌啶醇)有关。服用新型药物奥氮平、氯氮平和利培酮也可能发生 NMS。在接受这些药物治疗的患者中,该病的发生率非常低(0.01% ~ 0.02%),一般发生在治疗的前 2 周。长期使用也会发生。迅速增加抗精神病药剂量和 / 或增加其生物利用度(如从口服到静脉注射)也可能使患者易患 NMS。

其临床特征可类似于 5- 羟色胺综合征:高热,精神状态改变,肌强直,自主神经不稳定(如高血压、心动过速),肌酸激酶水平升高。

与 5- 羟色胺综合征一样,初始治疗包括使用苯二氮䓬类药物(如上所述)。然而,在 NMS 患者中,与 NPIS 讨论后,可考虑使用多巴胺受体激动剂,如溴隐亭或金刚烷胺。

现在测量简的体温是 40 ℃。她的激越症状逐渐严重,并且仍有心动过速和高血压。ED 团队已为患者外周静脉插管,并将血液样本送检,进行 FBC、U&E、LFT、凝血功能筛查,血型鉴定和血液筛查。他们还进行了血液培养,对乙酰氨基酚和水杨酸盐检测,以及血液和尿液的毒理学分析。有医师尝试采集动脉血液样本做血气分析,但由于患者激越,这很困难。

十、对于简的高热,你采取的初步治疗是什么?

在这种情况下,高热是一种可能危及生命的特征,与 DIC 和多器官功能衰竭相关。需要对简紧急降温,既要使用被动降温法,也要使用主动降温法。

主动降温措施包括冷液灌洗(如膀胱、胃)、冰浴和静脉输注冷液。可以在腹股沟和腋窝放置冰垫,并强制使用冷气毯。体温超过 38.5 ℃时,还应使用地西泮镇静,可能需要较高剂量,如果气道反射受到抑制,患者可能会面临危险。将体温降至正常范围难度是非常高的。

十一、在过量使用 MDMA 的患者中，该使用什么药物治疗肌肉痉挛？

■ **丹曲林**——静脉给药，初始剂量为 2 ~ 3 mg/kg（最大剂量为 10 mg/kg）。丹曲林通过减少细胞内钙离子浓度而显著降低肌肉收缩的能力。有证据显示，丹曲林与骨骼肌细胞肌质网中的兰尼碱受体 1 结合。

十二、应该给患者申请哪些生化检查？检查结果能够说明什么问题？

■ **血清肌酸激酶**——骨骼肌损伤会直接导致血液中血清肌酸激酶水平升高。肌酸激酶水平显著升高提示肌肉严重受损，随后释放出肌蛋白，如肌红蛋白（可导致肌红蛋白相关肾衰竭）。如果初始水平正常，但仍担心肌肉受损，则应重复检查。

简进入 ED 已经 30 分钟。尽管目前已采取主动及被动降温措施，但是她的核心体温仍高于 38.5 ℃。

十三、如何对患者的高热症状采取进一步治疗？

持续高热增加了与 MDMA 毒性相关的死亡风险。当务之急是迅速降低患者的体温，下一步将是对肌肉充分松弛的患者气管插管、镇静和通气，以减少肌肉收缩产生的热量，同时进行被动和主动降温干预。

镇静和有创通气还有助于其他优先干预事项，包括进行头部 CT，以排除颅内事件，稳定心血管系统，干预气体交换及纠正电解质紊乱。

化验室通知你，简的血清钠浓度是 115 mmol/L。

十四、哪些原因可能导致患者血清钠水平低？

人们可能会认为，高钠血症更有可能是环境温度升高和肌肉活动剧烈导致液体大量无意识损失造成的。然而，个体会消耗大量液体来对抗脱水，从而导致稀释性低钠血症状态。此外，如前所述，ADH 释放增加可能也起一定作用。

你给简气管插管，开始机械通气。她的体温开始下降到 38 ℃以下，生理状态趋于稳定。当前 BP 120/70 mmHg，HR 100 次 /min。脑部 CT 未见明显变化。与会诊医师讨论后，你将患者安全转移至 ICU。她的血清肌酸激酶升高至 20 000 U/L。血肌酐 200 μmol/L，近 2 小时尿量持续低于 0.5 mL/（kg·h）。

十五、横纹肌溶解会在何时发生？

当肌细胞受损发生坏死并释放大量细胞内溶质（如钾、尿酸、乳酸和肌红蛋白）时，就会发生横纹肌溶解。横纹肌溶解有多种原因，包括创伤、药物（如他汀类药物、抗疟药）、毒素（如 MDMA、可卡因、蛇毒）、高热、缺血、电损伤和感染。其主要后遗症是急性肾损伤（acute kidney injury，AKI），并可能危及生命的代谢异常。通常认为肌酸激酶升高提示横纹肌溶解的水平约为 5 000 U/L，但应注意，如果存在其他易感因素（如脓毒症、低血容量症），肌红蛋白诱导的肾衰竭仍可在该水平以下发生。简的血清 CK 是 20 000 U/L，应按照横纹肌溶解进行干预。

十六、描述改善全球肾脏病预后组织的 AKI 分期

改善全球肾脏病预后组织（kidney disease improving global outcomes，KDIGO）将 AKI 分为 3 期（表 2-6-1）。

表 2-6-1　**KDIGO 的 AKI 分期**

分期	血清肌酐	尿量
1 期	达到基础值的 1.5 ~ 1.9 倍或升高至 26.5 μmol/L 及以上	< 0.5 mL/（kg·h），持续 6 ~ 12 h
2 期	达到基础值的 2.0 ~ 2.9 倍	< 0.5 mL/（kg·h），持续 12 h 及以上
3 期	达到基础值的 3.0 倍，或血肌酐升高至 353.6 μmol/L 级以上；或开始 RRT；或在年龄小于 18 岁的患者中，估计肾小球滤过率降至 35 mL/（min·1.73 m²）以下	< 0.3 mL/（kg·h），持续 24 h 及以上；或无尿 12 h 及以上

十七、横纹肌溶解如何引起 AKI？

■ **自由基毒性**——释放的大多数肌红蛋白通常与触珠蛋白结合。然而，当肌红蛋白水平增加到超出这种缓冲作用的能力时（如横纹肌溶解），游离的肌红蛋白就会进入肾小球滤液，并通过过量产生氧自由基对肾小管细胞造成损伤。这种损伤涉及脂肪酸的脂质过氧化，以及丙二醛对蛋白质和 DNA 的聚合作用。

■ **肾血管收缩**——液体进入受损的肌细胞导致低血容量状态，从而导致肾血流量减少，而外部损失（如大量出汗，但不增加经口摄入）和肾素 – 血管紧张素 – 醛固酮通路的激活会进一步加剧这一情况。此外，也有人提出，肌红蛋白清除一氧化氮和释放细胞因子的能力也可能在观察到的肾血管收缩中发挥作用。

■ **肾小管管型**——肌红蛋白与 T-H 糖蛋白的沉淀形成肾小管管型。在 pH 值较低的情况下，这一过程会加速（因此，一些医师会对这些患者进行碱化尿液并利尿）。

十八、你将如何干预已发生的横纹肌溶解？

■ 早期积极的**液体复苏**（恢复肾灌注，从而增加尿量）至关重要。最常用的是晶体溶液。应考虑出现严重少尿或无尿的患者，因为他们在快速液体复苏时可能有发生肺水肿的风险（尤其是有严重心脏疾病病史的患者）。

■ **碳酸氢盐疗法**——尿碱化在减少管型形成方面的理论优势促使人们使用静脉注射 8.4% 的碳酸氢盐将尿液 pH 值提高到 7.5 以上。然而，并没有来自随机对照试验的有力证据支持其使用。理想情况下，由于该药物对静脉有高刺激性，并且外渗会导致局部坏死，因此应通过 CVC 给药。

■ RRT——重要的是要记住，开始 RRT 不应以肌酸激酶水平为指导，而应以肾脏损害状态为指导。此外，由于肌红蛋白的分子量为 17 kDa，因此使用传统技术可能难以清除肌红蛋白。然而，在重症监护中，使用 CVVH 很常见，并且在大多数情况下可以有效地将肌红蛋白从循环中清除。

■ **甘露醇**——这种渗透剂可有效减少受损肌内液体，防止管型形成，并增加肾血流量和肾小球滤过。然而，对创伤后横纹肌溶解和肌酸激酶水平为高于 5 000 U/L 的患者，使用甘露醇并不能预防肾衰竭，无法代替 RRT/ 降低死亡率。

　　经过 12 小时的支持治疗，简的肌酐升高至 600 μmol/L，钾升高至 6.5 mmol/L，尿量明显减少。你决定开始连续性肾脏替代治疗（ continuous renal replacement therapy，CRRT ）。

十九、在重症监护中 RRT 有哪些适应证？

■ 代谢性酸中毒（pH 值 < 7.1）。

■ 药物治疗无效的高钾血症（K^+ > 6.5 mmol/L）。

■ 尿毒症并发症（如脑病、心包炎、肌病或出血）。

■ 清除可透析的毒素（如水杨酸盐、甲醇、乙二醇、锂）。

- 对利尿剂无反应的肺水肿。
- 高热（体温＞ 40 ℃）。
- 无尿或少尿。
- 液体超负荷的干预。

二十、对危重患者实施 CRRT 的最佳时机是否确定？

对这些患者何时实施紧急 CRRT 效果最佳，目前仍未达成共识。一些试验试图回顾这一问题，但在方法学甚至是"早期"和"晚期"启动治疗的定义方面存在不一致（值得关注的试验包括 AKIKI、ELAIN 和 IDEAL-ICU）。迄今为止，尚未发现与 CRRT 时间相关的显著死亡率益处。

在以往研究中，肌酐和尿素被用作 AKI 严重程度的标志物，但是它们并不完全决定 CRRT 需求者的预后。在重症患者中，需要 CRRT 需求者的 AKI 死亡率通常与容量负荷过多、高钾血症和严重代谢性酸中毒相关。因此，目前的做法仍然包括在少尿、既定容量负荷太多、代谢性酸中毒或电解质紊乱的情况下尽早开始 RRT（还应遵循当地指南）。启动 RRT 的速度在很大程度上取决于可用的资源和训练有素的人员，这些因素在一天内会有所变化。

> 你成功将威士康（VasCath ™）套管插入右颈内静脉，启动 CRRT。

二十一、描述 RRT 构成要素的特征

- **使用模式**——连续性或间歇性 RRT。与间歇性治疗相比，连续性治疗可以缓慢、稳定地清除溶质，从而降低血清尿素的平均水平。连续性方式还避免了使用间歇性 RRT 时可能出现的溶质清除高峰。与间歇性治疗相比，连续性 RRT（如 CVVH）对尿素的平均清除率更高（图 2-6-1），酸碱控制也更好。
- **清除溶质的方法**——使用扩散、对流或两者结合的方法。
- **途径**——通常是通过大静脉（静脉 – 静脉）或动静脉瘘。

二十二、简要描述 RRT 的几种方法

- **血液滤过（如 CVVH）**——这种方法使用静水压力梯度，通过对流使大量的血浆滤过液和溶质穿过半透膜。这描述了由于液体的整体运动而产生的质量传递（例如：血浆滤过液的流动会转移位于该生理隔室中的分子和离子）。体外泵用于驱动静脉血通过中空纤维管。某些溶质和血浆滤过液通过半透膜，形成超滤液。然后清除这些超滤液，代之以生理晶体溶液，晶体溶液在过滤器前输注（前置换）可稀释进入血液过滤器的血液。然而，这也会稀释血液中的溶质含量，降低有效溶质清除率。过滤器后输注（后置

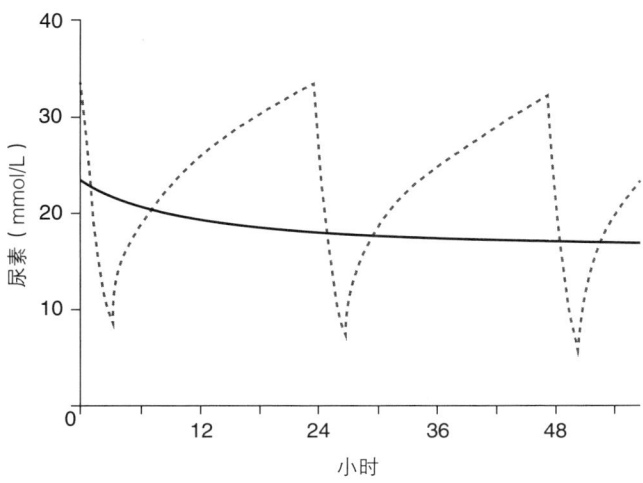

图 2-6-1　**连续性（实线）与间歇性（虚线）尿素清除的 RRT 模式。请注意与间歇性技术相关的潜在高峰**

资料来源：Theophilus Samuels。

换）对血栓形成或溶质清除无影响。这是效率最低的一种 RRT 方法，每天 24 小时连续进行。但是它可以有效清除大分子（< 60 kDa）和水（图 2-6-2a）。

- **血液透析（如间歇性血液透析）**——在这种方法中，利用浓度梯度来清除溶质。它依赖于扩散过程，这一术语描述了（a）微粒的随机移动和（b）微粒从高浓度区域向低浓度区域转运。血液和透析液逆向流动，并由半透膜隔开。血浆中浓度较高的溶质会优先沿着浓度梯度进入透析液中（如尿素、肌酐）。这是一个间歇性过程，通常每天进行 3 ～ 4 小时，每周进行 3 ～ 4 次。危重患者应避免这种方法，因为它会引起低血压。它在去除小于 20 kDa 的小分子（如铵、钾、肌酐）时非常有效，但在去除大分子和水时效果不佳（图 2-6-2b）。

- **血液透析滤过（如 CVVH）**——这种方法结合扩散和对流去除液体和溶质。

- **腹膜透析**——这种方法通常使用腹膜导管，将富含葡萄糖的（高渗性）溶液经导管灌入患者的腹膜腔，作为透析液。经过一段时间后，将该溶液排出并丢弃，其中含有从腹膜血管进入透析液的多余液体和毒素。在发达国家，腹膜透析很少用于 AKI 的治疗，慢性透析更为适用。

- **持续缓慢低效血液透析**（slow low-efficiency dialysis，SLED）——这种方法是通过使用透析机进行的，可以在每天 8 ～ 12 小时内缓慢地输送透析液。该技术具有出色的溶质清除能力，良好的血

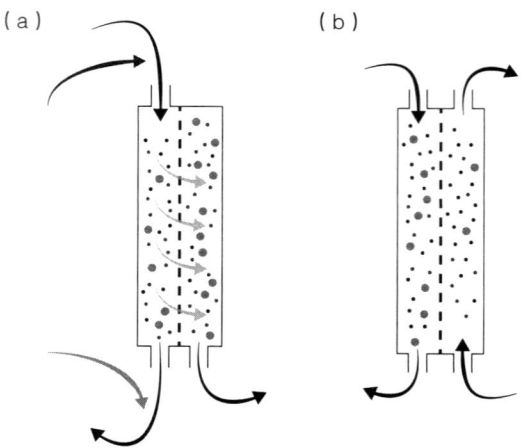

（a）在 CVVH 中，血液（红色箭头）被泵送通过回路，产生静水压力梯度（黄色箭头），使大量的水和溶质通过半透膜（蓝色虚线）。这就产生了超滤液（蓝色箭头），将这些超滤液清除并丢弃。置换液可以在过滤器前输注（深灰色箭头），也可以在过滤器后输注（浅灰色箭头）。这是一种去除大分子（绿点）和水（蓝点）的有效方法。（b）在 IHD 中，血液（红色箭头）和透析液（蓝色箭头）通过半透膜（蓝色虚线）逆向流动。这是一种去除小分子（橙色圆点）的有效方法。

图 2-6-2   **血液透析**

资料来源：Theophilus Samuels。

流动力学耐受性，并且如果有现成的血液透析机，则不需要任何其他设备来执行。与 CVVH 或连续静脉 – 静脉血液透析相比，SLED 具有相似的尿毒症清除率和血流动力学稳定性，无需抗凝即可使用。因此，与 CVVH 相比，SLED 的人工强度可能更低。

你所在医院规定使用 CVVH。

二十三、你会为简开多大剂量［mL/（kg·h）］的处方？

两项大型临床试验：VA/NIH 急性肾衰竭试验网络（Acute Renal Failure Trial Network，ATN）研究和常规剂量与高剂量肾脏替代治疗随机对照研究（Randomized Evaluation of Normal versus Augmented Level of RRT，RENAL）表明高剂量 CRRT［例如：＞ 35 mL/（kg·min）］对危重症 AKI 患者无益。这些数据表明，在大多数情况下，给予 20 ~ 25 mL/（kg·h）的最小剂量能达到最佳效果。然而，在临床实践中，往往可以给予脓毒症和肝衰竭患者更高的剂量。

二十四、为什么在危重症治疗中，连续性治疗优于间歇性治疗?

- **降低低血压或脑水肿的风险**——血浆渗透压变化的发生率较低。这使其成为血流动力学不稳定患者的首选方式。
- **增加外周血管阻力**——尽管系统中存在加热元件，但连续性滤过有助于降低体温。这一意想不到的后果会导致外周血管阻力增加，从而使血流动力学更加不稳定。
- **安全性**——重症监护护士可安全实施这一治疗。

二十五、持续 RRT 治疗在重症监护中的缺点是什么?

- **抗凝**——几乎所有患者都需要对回路进行抗凝，尤其是在使用低流速时。最常用的是肝素，但其抗凝作用可能是全身性的。也可以使用柠檬酸盐，柠檬酸盐的局部效果最佳，但必须仔细监测和纠正钙和 pH 值。
- **人工强度大**——CRRT 可在重症监护中安全使用，但它需要一名护士负责一名患者，因为每天必须丢弃大量排出物，并用适当的电解质溶液替换。
- **成本高**——在住院期间，一名患者需要更换的电解质溶液可能非常多。
- **患者活动受限**——由于治疗持续进行，患者的确要被限制在床上，特别是在静脉通路处于"依赖体位"的情况下。因此，对于单器官功能障碍且意识清醒的患者，应考虑其精神状况，并鼓励在适当的情况下给予暂停期（例如：在更换失效回路期间），有能力的患者可以适当活动。

由于无法联系到简的直系亲属，不得不在未经讨论或同意的情况下对她进行气管插管和通气，你们团队中的一名成员认为这种行为剥夺了简的自由。

二十六、什么是《剥夺自由保障措施》?

《剥夺自由保障措施》（Deprivation of Liberty Safeguard，DoLS）旨在保护在医院或养老院（甚至是他们自己家中）被剥夺自由（即做他们想做的事和住在他们想住的地方的自由），并且缺乏同意所需护理或治疗能力的弱势群体。从法律上讲，如果一个人"受到持续的监督和控制，并且不能自由离开"，那么他就是被剥夺了自由。

二十七、DoLS 如何应用于重症监护?

2017 年，上诉法院通过了皇家检察官费雷拉（Ferreira）诉英国内伦敦南部地区的高级死因裁判官和其他人（HM Senior Coroner for Inner South London & Ors）案件的判决，并指出，一般而言，在进行挽救生命的治疗时，不应该被视为剥夺自由。法院申明了上文所定义的剥夺自由的测试标准，即患者本人想要离开，但被所在医院或护理机构阻止。因此，当患者的基础健康状况不允许患者"离开"时，则不符合这一测试标准。

二十八、简的情况是否涉及 DoLS ?

不能。鉴于她的身体状况恶化，需要气管插管和机械通气来治疗持续的、危及生命的高热，她没有被剥夺自由，因此不涉及 DoLS。

> 简在 ICU 住了 48 小时，并在第二天成功拔管，只需要 12 小时的 RRT。她在入院一周内痊愈出院。

二十九、延伸阅读

- Toxbase. www.toxbase.org (accessed 1 February 2022). Definitive online reference for clinical toxicology for UK medical professionals.
- Tandukar，S. and Palevsky，P. (2019). Continuous renal replacement therapy. *Chest* 155: 626–638. Excellent review on who，when，why and how to use CRRT.
- KDIGO AKI Work Group (2012). KDIGO clinical practice guideline for acute kidney injury. *Kidney Int. Suppl.* 2: 1–138. Seminal work on the various aspects of AKI by world leading experts.

案例 7

呕血患者

你被紧急叫到 HDU 检查一名 46 岁男性患者，名叫约翰，他因肝性脑病被收治入院。入院后约 4 小时，他突然呕血。生命体征如下：HR 100 次 /min，BP 110/60 mmHg，RR 为 20 次 /min。尽管他拒绝吸氧，但氧饱和度仍为 96%。他意识错乱，行为激越。

一、你如何初步评估约翰？

■ **气道**——约翰意识错乱，但目前能够维持他的气道。然而，他的神经系统状况可能会迅速恶化，需要紧急气管插管。呕血可能使气道变得困难，因为口咽部的潜在血液影响了喉镜检查的视野。在严重呕血、气道受损或需要紧急内镜检查时，通常需要气管插管。

■ **呼吸**——理想情况下，约翰应该接受高流量氧疗，但由于他激越且意识错乱，高流量氧疗是不可能实现的。

■ **循环**——确保两个大口径静脉导管在原位。要小心，对于激越和好斗的患者，尝试放置套管会有针刺伤的风险。考虑到约翰心动过速，应开始复苏性输液。此外，应为他采集血型和保存样本，要求实验室交叉匹配至少 4 个单位的浓缩红细胞（或依据当地医院的政策）。

■ **障碍 / 暴露**——应识别和纠正低血糖等易于纠正的因素，并使患者充分暴露，以便评估其他出血来源（如经直肠检查出血）。

二、如何在床旁评估出血的严重程度？

通过评估血流动力学和生命体征，可以对出血严重程度进行大致分类（根据 ATLS®）。

- **轻度出血**——当失血量达 15% ~ 30% 时,几乎不会产生生理变化。生命体征(如脉搏、RR、BP、精神状态、尿量)相对保持不变。
- **中度出血**——当失血量达 31% ~ 40% 时,通常会引起体位性血压、心动过速、呼吸急促和少尿等可检测到的变化。可能存在代谢性酸中毒,以及每分钟通气量(如 RR 和潮气量)代偿性增加。然而,应该注意的是,误吸血液和 / 或激越和焦虑也可能导致 RR 增加。
- **重度出血**——当失血程度超过约 40% 时,极有可能出现休克状态。这会导致严重低血压、严重心动过速和呼吸急促、尿量大大减少,精神状态越来越差,需要大量输血。

三、在急性不适的重症监护患者中,上消化道出血的主要预防措施有哪些?

NICE 指南(CG141)建议为这些患者提供酸抑制治疗(H$_2$ 受体拮抗剂或质子泵抑制剂),以预防上消化道出血,并在可能的情况下使用口服药物。

> 在插入第二个根大口径套管后,你采集血液样本,并将其送往实验室进行紧急全血细胞计数、交叉配血试验和凝血功能筛查。你得知约翰的血细胞比容为 45%。

四、在初始阶段,测定血细胞比容有什么临床意义?

在急性情况下,重要的是要知晓患者正在大量失血。因此,血浆和红细胞的流失将导致红细胞的百分比(血细胞比容)保持在急性出血发生前的水平。出血事件发生后 24 ~ 72 小时,由于液体从血管外间隙进入血管内腔室,伴随使用晶体溶液进行复苏,血细胞比容将开始下降。因此,在急性期,尽管大量失血,但在给予复苏液体之前,血细胞比容水平仍接近正常。

五、临床上如何区分上消化道出血和下消化道出血?

上消化道出血可能表现为:

- 呕血或呕吐咖啡渣样物(表示近期但非活动性消化道出血)。
- 黑便(黑色柏油样便),表明血液至少在消化道内存在了 14 小时。然而,活动性上消化道出血可能导致 GI 快速转运,从而呈现出新鲜血液,而不是转化血液。
- 肠鸣音亢进。
- 小肠吸收了血液蛋白,从而导致血清尿素升高。

下消化道出血通常表现为肛门有新鲜血液(便血)。

六、讨论非静脉曲张性上消化道出血的可能来源

- **消化性溃疡**——这是导致上消化道出血的最常见原因，发病率为 30% ~ 50%。通过内镜检查可以发现这些病变，获得预后信息。在这些患者中，约 20% 表现为活动性出血、黏附血凝块或非出血性血管。约 1/3 的患者会进一步出血，因此可从内镜治疗中获益。在内镜下可进行双极电凝、加热探针、注射治疗（例如：无水乙醇、1 : 10 000 肾上腺素）和 / 或止血夹治疗。内镜检查中发现的清洁基底溃疡，其再出血风险几乎为 0。然而，如果不采取措施预防再出血，那么会有 10% ~ 50% 的患者将会再次出血。主要预防措施有以下三种：
  - 根除幽门螺杆菌可将再出血率降至 5% 以下。
  - 停止服用非甾体抗炎药。
  - 永久使用质子泵抑制剂治疗（如果不坚持治疗，7 年后再出血的发生率为 42%）。
- **糜烂性胃炎、食管炎或十二指肠炎**——10% ~ 15% 的病例会发生，且局限于黏膜。由于黏膜内没有动脉或静脉，这些损伤不会引起大出血。这些侵蚀最重要的促成因素是非甾体抗炎药的使用。据估计，50% 长期服用非甾体抗炎药的患者可能出现胃糜烂。其他原因包括压力、饮酒和幽门螺杆菌感染。危重患者最容易发生与应激相关胃黏膜损伤，即内脏血流量减少破坏了黏膜的完整性。除非出现溃疡，否则不会出现严重出血。由于病情危重，这些患者的死亡率非常高。
- **马洛里 – 魏斯（Mallory‐Weiss）撕裂**——占上消化道出血住院患者的 2% ~ 10%。患者通常会有典型的呕吐、干呕或咳嗽后呕血的病史。在 80% ~ 90% 的患者中，这些撕裂出血会自行停止。它们通常出现在胃 – 食管结合部的胃侧。复发率较低，约为 10%。活动性出血的撕裂应进行内镜干预。
- **其他原因**——恶性肿瘤、食管炎、血管发育不良或血管畸形〔如奥斯勒 – 韦伯 – 朗迪（Osler-Weber-Rendu）综合征、迪氏（Dieulafoy）病〕和主动脉肠道瘘是上消化道出血的不常见原因。

七、对于消化性溃疡出血后需要继续使用非甾体抗炎药的患者，可以选择哪些药物？

- 非甾体抗炎药选择性环氧化酶 -2 与质子泵抑制剂联合治疗。
- 如果服用小剂量阿司匹林用于已确诊心血管疾病的二级预防，则应在出血事件后尽快（1 ~ 7 天）重新开始用药。
- 为了心血管疾病的一级预防，发生上消化道出血的大多数患者都应停用阿司匹林。

根据约翰的临床病史，你确定他近期被诊断为酒精性肝硬化。

八、肝硬化是如何导致约翰出现静脉曲张的？

肝静脉压力梯度（hepatic venous pressure gradient，HVPG）是门静脉压和肝静脉自由压之差。当门静脉压力高于 5 mmHg 时就会发生门静脉高压症，并与肝硬化密切相关。有趣的是，如果 HVPG 低于 12 mmHg，静脉曲张不会发生，因此出血的风险很小。当 HVPG 超过 12 mmHg 时，出血风险与 BP 梯度几乎没有相关性。门静脉高压时，肝内外门体静脉分流会导致静脉曲张形成，食管远端和胃底最为常见。静脉曲张也可发生在小肠和 / 或大肠及肛门直肠区域。

非肝硬化性门静脉高压的原因包括巴德 – 吉亚利综合征（Budd-Chiari syndrome）、门静脉血栓形成和缩窄性心包炎。

九、描述肝硬化的蔡尔德 – 皮尤（Child-Pugh）分级

该评分可用于预测多种肝病患者的生存率，因为肝硬化可预测发生严重并发症（如静脉曲张出血和自发性细菌性腹膜炎）的可能性。胆红素、INR、清蛋白、腹水和脑病的分类评分为 5 ~ 15 分：

- 评分 5 ~ 6 分：A 级（"代偿性肝硬化"）。
- 评分 7 ~ 9 分：B 级。
- 评分 10 ~ 15 分：C 级。

7 分表示失代偿性肝硬化。Child-Pugh 评分用于评估肝硬化患者的肝移植风险和预后情况。然而，在评估患者肝移植优先性方面，Child-Pugh 评分已被取代（见案例 19）。

尽管持续进行液体静脉推注，约翰仍然出现心动过速（目前的心率 120 次 /min），BP 低于之前的水平（95/60 mmHg）。

十、你认为约翰出血的原因是什么？

在这个病例中，最可能的出血原因是食管静脉曲张破裂。这仍然是门静脉高压患者最常见的出血部位。约 50% 的肝硬化患者会出现食管静脉曲张。然而，大多数肝硬化患者最终都会出现食管静脉曲张。

十一、静脉曲张出血时，建议 Hb 低于多少时输血？

目前，Hb 低于 70 g/L 时，建议输注。有证据表明，与 90 g/L 的阈值

相比，坚持这一阈值可以减少再出血、多器官衰竭和死亡。此外，为患者输注 Hb 时，应避免患者 Hb 高于 100 g/L。然而，需要考虑更高阈值下的输注因素，如基础心脏疾病（如外周血管手术、心力衰竭或缺血性心脏病），组织低氧血症（乳酸水平升高提示）和血流动力学状态不佳。

　　在快速失血的情况下，可能无法以实验室检测的 Hb 水平指导输血。在这种情况下，医师可通过反复评估临床血流动力学、定期评估显性失血程度，并在可能的情况下使用实时 TEG 来指导输血。

十二、氨甲环酸在急性上消化道出血中的作用是什么？

　　HALT-IT 试验（应用氨甲环酸缓解消化道出血的试验）调查了 24 小时大剂量输注氨甲环酸对急性消化道出血患者死亡和血栓栓塞事件的影响。该试验表明，使用氨甲环酸不能减少死亡，不应将其纳入治疗消化道出血的干预措施。

十三、描述静脉曲张出血可用的治疗方案

（一）非内镜治疗法

■ **药物疗法**——旨在降低肝内阻力或减少门脉血流量。目前已经使用了或可以使用几种药物来实现这一目标。

　　■ **特利加压素**——一种人工合成的血管升压素类似物，其作用持续时间更长，安全性更高。与安慰剂相比，特利加压素是唯一被证明可降低死亡率的药物。在英国，它被许可用于治疗食管静脉曲张出血。

　　■ **生长抑素**——这种天然肽能引起内脏血管收缩而不影响脉管系统。与血管升压素相比，生长抑素可降低门静脉压力，并且不良反应更少。

■ **奥曲肽**——一种生长抑素类似物，最好与内镜治疗联合使用。在美国，由于无生长抑素可用而被广泛使用。

■ **气囊填塞术**——通常用于静脉曲张出血的情况，当其他治疗方法无效 / 等待内镜检查时，可用于控制活动性静脉曲张出血。最好将其视为可给予确定性治疗之前的临时治疗措施。然而，随着内镜技术的改进，医师在使用气囊填塞方面，经验十分匮乏。尽管如此，大多数患者可以控制出血，但气囊放气后再出血的风险较高。最常用的气囊装置是森斯塔肯 - 布莱克莫尔管，该管有三腔：一腔用于食管气囊扩张，一腔用于胃部气囊扩张，一腔用于胃误吸。将导管插入 50 cm 的标记处，向胃部气囊充气至建议的空气量（400 ~ 500 mL）。通过胸部 X 线确定位置后，即可轻轻地撤回导管，直到感觉有阻力（由于膈肌）。由于有穿孔风险，应限制充气时间，因为食管气囊用于止血时，穿孔的风险很高。移除时间和时机应与内镜医师密切合作。在目前的临床实践中，很少会

使用这项技术。

■ **经颈内静脉肝内门体静脉分流术**（transjugular intrahepatic portosystemic shunt，TIPS）——经皮入路，建立了门体静脉分流通道。在血管造影引导下置入自膨式金属支架，在门静脉和肝静脉之间建立一个直接的门静脉 - 肝静脉分流通道，绕过肝实质，显著降低门静脉压力。当内镜治疗和药物治疗对急性静脉曲张出血无效时，应考虑实施该手术。在 90% 以上的患者中，该技术可控制活动性出血，只有不到 20% 的患者发生再出血。对 HVPG > 20 mmHg 或 Child-Pugh C 级疾病患者在 24 ~ 48 小时行 TIPS 手术可降低死亡率。20% 的患者会发生脑病，5% ~ 15% 的患者会发生分流通道狭窄 / 完全闭塞。

（二）内镜治疗

■ **内镜套扎术**——这种技术是控制活动性食管静脉曲张出血和随后根除食管静脉曲张的首选方法。套扎术包括将曲张静脉吸引到内镜末端安装的透明帽内，然后用透明帽内释放的橡皮圈套扎。套扎术可控制高达 90% 的患者的急性出血。食管狭窄和结扎术后溃疡出血是套扎术后罕见的并发症。此外，当食管静脉曲张延伸至胃近端时，该项技术的成功率较低。

■ **内镜硬化治疗术**——向曲张的静脉或静脉旁注射一种硬化的、致血栓形成的溶液。内镜硬化治疗术通常用于套扎术无效后控制出血，但并发症发生率较高。

■ **内镜支架置放术**——与气囊填塞术相比，内镜支架置放术已被证明可提高 15 天生存率，且无严重并发症或进一步出血。内镜支架置放术的输血需求较小，并且在控制出血方面成功率较高。

十四、预防性应用抗生素对静脉曲张出血患者有什么作用？

随机对照试验和荟萃分析表明，静脉曲张出血患者预防性使用抗生素可降低总死亡率、细菌感染死亡率、再出血率，并缩短住院时间。其中多达 20% 的病例存在细菌感染，多达 50% 将发展为医院获得性感染，因此使用预防性抗生素似乎是水到渠成的事。此外，受到感染的肝硬化患者更可能发生静脉曲张破裂出血。喹诺酮类和头孢菌素类药物的应用取得了良好的效果，但抗生素耐药会显著降低其有效性，应遵循当地指南。

你为约翰检查了约 1 小时后，他又出现了更严重的呕血症状，变得更加安静，只对疼痛有反应。高流量吸氧时，他的血氧饱和度为 85%，BP 70/50 mmHg。

十五、你将如何干预?

这是危及生命的情况。

- **紧急气管插管和通气**——意识水平的下降使约翰面临极高的误吸风险,因为潜在的保护性气道反射丧失和胃内充满血液。因此,为了确保患者气道通畅,应为他气管插管(见概述 2)。应小心,因为大量呕血可能会遮蔽气道,因此有效的抽吸和经验丰富的医师给予的气道支持至关重要。此外,确保提供并使用适当的个人防护装备(如面罩、手套、医用围裙)。
- **宣布大出血**——作为液体复苏的一部分,约翰将需要血液制品。很明显,患者发生了大出血,所以要通知输血服务中心这一紧急情况,确保尽快取得血液制品。请咨询当地医院大出血治疗方案。
- **考虑气囊填塞**——如前所述,气囊填塞可作为内镜治疗的过渡措施。
- **获得专家帮助**——通知值班的内镜医师,以便进行紧急内镜检查。

在训练有素的气道助手的帮助下,你成功地为约翰气管插管。你开始根据当地的大出血方案为患者输血,如 1∶1 输注(红细胞 / 新鲜冰冻血浆)。当急诊内镜科值班的会诊医师调配团队成员时,你被告知患者的 INR 为 2.3。

十六、如何定义大量输血?

大量输血最常见的定义如下:

- 24 小时内输注 10 个单位。
- 在 1 小时内输注 4 个单位红细胞以上,预计仍需输注血液制品。
- 3 小时内输注的血液制品将高于患者血容量的 50%。

然而,这些定义并没有引起人们的关注,事实上,这些患者同样存在凝血功能障碍,但由于缺乏关注,出血过程可能会加速。

十七、大量输血有哪些并发症?

有多种方法可以对并发症进行分类,例如:立即、早期和延迟或免疫性相比非免疫性。此处,我们将并发症分为六类:

(一)凝血异常
- 因使用晶体或大量输血导致的稀释异常。

■ 稀释性血小板减少症。

（二）血液储存相关并发症
■ 炎症反应增加。
■ 免疫抑制。
■ 血细胞溶血。
■ 代谢性酸中毒。
■ 高钾性心脏停搏。
■ 低钙血症。
■ 低镁血症。

（三）免疫抑制与感染
■ 感染（细菌、病毒等）。
■ 住院时间延长。
■ 死亡率增加。

（四）相关性肺损伤
■ 输血相关性急性肺损伤（transfusion-related acute lung injury，TRALI）。
■ ARDS。

（五）代谢
■ 无氧代谢。
■ 乳酸生成。
■ 低温。

（六）液体超负荷
一般来说，非大量输血也可能伴有疼痛、发热和变态反应等并发症。

在英国，与输血相关的严重不良反应应报告给严重输血风险（serious hazards of transfusion，SHOT），这是英国的血液安全监测计划。

十八、INR 结果对内镜检查有什么影响?

在治疗 INR 正常化期间，不应延迟内镜检查。对于凝血异常，寻求血液学专家的建议是有帮助的。通常，对于肝脏疾病或华法林治疗引起的凝血功能障碍，可以使用新鲜冰冻血浆治疗。在肝硬化患者中，INR 仅反映促凝因子的变化情况。然而，肝硬化患者通常会出现平衡性凝血功能障碍，同时抗凝因子（如蛋白 C、蛋白 S）水平也会发生改变。在这种情况下，TEG 可能有助于指导血液制品的治疗。如果患者正在接受抗血小板治疗（如氯吡格雷或阿司匹林），则可能需要输注血小板。如果服用华法林，INR 可以用 FFP 或给予凝血酶原（prothrombin，PT）复合物（如 Beriplex®）纠正。此外，当血小板水平低于 50×10^9/L 时，也可考虑输注。

十九、描述增加急性上消化道出血患者入院后死亡风险的因素

上消化道出血患者的死亡率为 3% ~ 14%。以下危险因素与死亡风险增加相关：

- 处于休克状态（例如，SBP < 100 mmHg）。
- 高龄。
- 存在晚期上消化道恶性肿瘤。
- 合并症，如肾/肝衰竭或肿瘤播散。
- 某些内镜检查结果，如活动性消化性溃疡、喷射性出血，无出血性血管。
- 再出血会导致死亡率增加 10 倍。

内镜医师到达后为患者进行紧急内镜检查。他们发现食管静脉曲张出血，并成功实施了食管静脉曲张套扎术。经过你们团队的持续抢救，约翰的体征开始趋于稳定。

二十、延伸阅读

- Jameson, J., Fauci, A., Kasper, D. et al. (2018). *Harrison's Principles of Internal Medicine*. New York: McGraw-Hill Education. Chapter 44. Authoritative information on gastrointestinal bleeding.

- Kamboj, A., Hoverston, P., and Leggett, C. (2019). Upper gastrointestinal bleeding: etiologies and management. *Mayo. Clin. Proc.* 94 (4): 697–703. Succinct review on the aetiologies and management of UGIB.

- García-Pagán, J., Caca, K., Bureau, C. et al. (2010). Early use of TIPS in patients with cirrhosis and variceal bleeding. N. *Engl. J. Med.* 362: 2370–2379. Formative RCT showing that early use of TIPS resulted in significant reductions in treatment failure and mortality.

案例 8

通气困难的患者

在你值夜班时，你被要求检查一名 45 岁的患者，名叫苏珊。她今天早些时候因下呼吸道感染导致的脓毒症入院。患者到达 ED 时，行为激越，严重缺氧，因此接受气管插管后被送入 ICU。一天下来，她越来越难以通气。护理人员说，她的血气已经恶化，现在她正在"对抗呼吸机"。

一、什么原因可能导致呼吸与呼吸机不同步?

- **不恰当的通气设置或通气模式导致呼吸机不同步**——苏珊可能在气管插管时使用了神经肌肉阻滞剂。最初，需要将呼吸机设置为强制呼吸。肌肉松弛药现在可能已被代谢掉了，苏珊可以自主呼吸了。

  - 通气模式可分为自发通气、强制通气或混合通气。多个参数可设置，如吸气和呼气比、RR、吸气升压时间等。在自发模式或混合模式下，可以将呼吸机设置为检测和增强患者的自主呼吸。常通过设定目标压力或容量来提供支持，呼吸的成功与否取决于患者的呼吸力学、临床状况和系统内的血流动力学。如果增强不足，患者会增加呼吸功来代偿。

  - 如果强制呼吸与患者自己的呼吸不同步，则可能出现这样的情况：当呼吸机设定为呼气时，患者需要吸气，反之亦然。这导致呼吸模式看上去十分不适，并经常伴有潮气量和高峰压不稳定的情况。呼吸做功可能增加，肺内剪切力有损伤肺泡的风险，气体交换也可能恶化。

- **疼痛、不适或镇静不足**——许多患者都会因为气管插管感到疼痛和不适，因此通常需要镇静才能耐受气管插管。对苏珊来说，有许多潜在的痛苦来源。例如：她可能会出现谵妄，并且当下出现了幻觉。患者会因感染引起胸膜痛或血管通路装置引起疼痛等。重症监护中的其他疼痛来源包括胸腔引流、手术伤口或预先存在的慢性和非典型疼痛综合征。虽然苏珊需要呼吸支持，但她需要适当的镇静，通常目标是里士满（Richmond）躁动 – 镇静评分（Richmond Agitation and Sedation Scale，RASS）为 0 ~ — 2（见案例 11）。通常，可以通过联合使用阿片类药物与催眠药（如瑞芬太尼和异丙酚）实现。

■ **设备问题或 ETT 位置错误**——通过评估从患者到呼吸机的电路中的每个元器件（包括所有气管和流量传感器），系统地检查设备问题。可能存在 ETT 移位，导致气管插管插入一侧的肺支气管内和单肺通气。此外，尤其是在使用高 PEEP 的情况下，气管套囊可能在声带上方突出，导致漏气和呼吸机产生的正压降低。如果使用流量触发装置，呼吸机管道系统气体泄漏或流量受损可能意味着苏珊需要更加努力地补偿泄漏，以触发呼吸机的支持。

■ **系统阻力增加**——热湿交换过滤器或弯曲的管道会大幅增加流动阻力。因为流动阻力等于压力变化除以流量。

$$R = \frac{P}{Q}$$

R ＝流量阻力；P ＝压力差；Q ＝流量。

将这一关系与下面的哈根 – 泊肃叶定律（Hagen-Poiseuille Law below）相结合。

$$Q = \frac{\pi \, Pr^4}{8 \eta \, l}$$

Q ＝流量；P ＝压力差；r ＝半径；η ＝黏滞系数；π ＝圆周率；l ＝长度），我们可以明显看到下面的反比关系：

$$R \propto \frac{1}{r^4}$$

假设气体的黏滞系数和呼吸回路的长度保持恒定，当患者努力克服阻力增加和气体流量减少时，半径的轻微减小都会导致呼吸功的增加（使用呼吸机、呼吸急促、心动过速等）。

■ **胸部脓毒症恶化**——苏珊的明显不适可能是临床状况恶化所致。她近期入院，病情发展尚不清楚。患者的胸部脓毒症可能会越来越严重，目前的初始通气支持可能已经不足以应对。抗菌药物目前可能难以发挥积极作用。确保进行了全面的脓毒症筛查（包括血液培养、肺炎球菌和军团菌的尿抗原筛查、鼻咽吸引物和流感拭子），并与微生物学家一起检查患者目前使用的抗菌药物。

■ **出现新病变**——除了胸部脓毒症，苏珊可能又出现了新的病变。这可能与她的肺部病理、重症监护科采取的干预措施或其他巧合有关。在检查苏珊时要保持开放的心态，寻找气胸、胸腔积液、肺塌陷或痰堵塞的表现。确保进行完整的评估，排除其他器官系统的问题，这些问题可能会因医师关注急性问题而被遗漏。不要忘记检查皮肤有无皮疹（如脑膜炎球菌性脓毒症、麻疹等），同时确认是否有腹膜炎表现，并确保所有侵入性套管保持清洁并且位置正确。

二、苏珊胸部脓毒症的病因可能有哪些?

胸部脓毒症可由社区或医院获得性肺炎引起。苏珊的病例是一种 CAP，可能是细菌或病毒感染。

（一）细菌性原因

■ 典型。
- ■ 肺炎链球菌（约占病例的 50%）。
- ■ 流感嗜血杆菌。
- ■ 卡他莫拉菌。

■ 非典型。
- ■ 肺炎支原体。
- ■ 可能是嗜肺军团菌，尤其是接触过停滞水的患者。
- ■ 衣原体。

■ 鉴于苏珊病情的严重性，医师还应考虑到金黄色葡萄球菌和革兰氏阴性病原体。继发细菌感染可使病毒感染后的恢复过程变得更加复杂。

（二）病毒性原因

■ **流感病毒**——由甲型或乙型流感引起的"季节性流感"，仅次于肺炎链球菌，甲型流感是 CAP 的最常见病因。表面蛋白（血凝素和神经氨酸酶）可用于分类。如果不能立即排除这种可能性，可以开始经验性治疗（如奥司他韦）。丙型流感仅引起轻度感染，丁型流感主要影响牛群。

■ **冠状病毒**——如果有任何传染的可能，例如：SARS-CoV（见案例 24），请考虑对患者进行隔离并佩戴 FFP3 口罩。

（三）其他原因

■ 明智的做法是寻找免疫抑制（如 HIV、使用免疫抑制剂）的原因、肺部疾病（如纤维化或阻塞性病变）和接触罕见病原体（如近期去国外旅行、接触真菌）。如果不存在这些原因，则真菌引起脓毒症的可能性较小，但是如果苏珊对治疗没有反应，也应该将其纳入考虑范围。

你对苏珊进行了复查，检查有以下发现。体重 82 kg，身高 165 cm，BMI 为 30.1。呼吸机处于同步间歇指令通气（synchronised intermittent mandatory ventilation，SIMV）模式：吸入氧浓度（FiO_2）0.85，PEEP 12 cmH_2O，设置 RR 14 次 /min（实际 RR 为 35 ~ 40 次 /min），潮气量（V_T）120 ~ 700 mL [理想体重（ideal boby weight，IBW）57 kg]。

你从床尾可以看到她的 HR 为 125 ~ 130 次 /min（窦性心律），BP 为 95/50 mmHg，当前使用的去甲肾上腺素剂量为 0.45μg/（kg·min），MAP 为 65 mmHg。患者的胸部与呼吸机不同步运动（图 2-8-1），并且使用呼吸机，可以断断续续地听到峰值压力警报。

她的体温为 38.4 ℃。医师给她开了复方阿莫西林。给予异丙酚 150 mg/h 和芬太尼 100 μg/h 镇静，RASS 为 — 2。

你还注意到她的尿量在过去 6 小时下降到 0 ~ 10 mL/h。

其余检查结果无明显异常。

血常规检查结果为：Hb 104 g/L，WBC 14.2×10^9/L，CRP 256，Plat 92×10^9/L，尿素 9 mmol/L，肌酐 157 μmol/L。

ABG 分析结果：pH 值 7.10，PaO_2 7.2 kPa，$PaCO_2$ 9.3 kPa，碱剩余 — 6.4 mmol/L。乳酸目前为 3.6 mmol/L（入院时 3.1 mmol/L）。胸部 X 线平片显示广泛的肺部浸润。

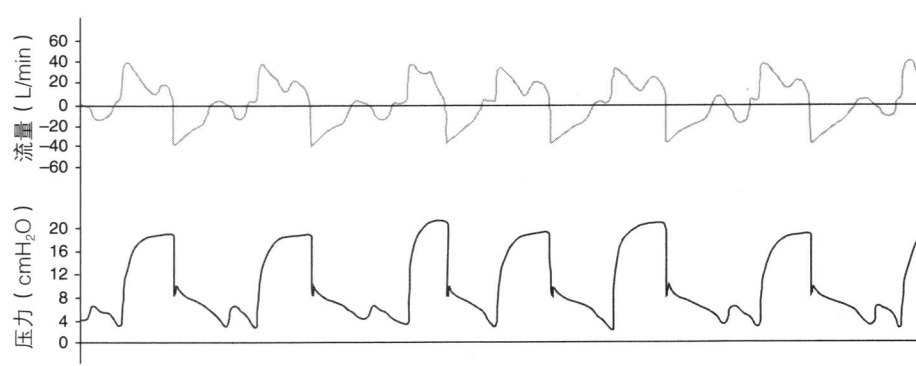

图 2-8-1   患者的压力和流量曲线

资料来源：Theophilus Samuels。

三、你如何评估患者的临床情况?

从流量和压力曲线的检查和回顾来看,苏珊的呼吸与呼吸机不同步,使她有气压伤和肺不张损伤的风险。患者的病情似乎正在恶化,需要的血管升压素越来越多,尿量也越来越少。患者氧输送减少,氧需求量增加,并伴有呼吸做功增加和发热。此时需要对患者采取干预措施,防止病情进一步恶化。

四、什么是同步间歇指令通气?

同步间歇指令通气是一种容量控制通气模式,将呼吸机设置为按设定的 RR 提供强制呼吸,同时允许自主呼吸。例如:设定的 RR 为 14 次 / min,这意味着呼吸机将在 60 秒的时间内均匀地进行 14 次呼吸(定时循环)。14 次呼吸都是强制性的(即从吸气到呼气的循环)。呼吸机尝试将强制呼吸与患者的自主呼吸同步,达到最大设置速率。如果患者在该时间段内呼吸,呼吸机与患者的呼吸同步。如果没有实现同步,则将提供预先设定的强制呼吸。患者可以额外呼吸,但除非为额外的呼吸设置了压力支持,即压力型 SIMV(pressure-SIMV,P-SIMV),否则将无法增强呼吸。

五、对可用的机械通气模式进行分类

有几种方法可以对通气模式进行分类。随着大量的呼吸机制造商创造出越来越多的新模式,许多现代模式可能涉及多个类别,命名也不尽相同。

这是回答上述问题的方法之一:

- 常规模式。
  - 压力——压力辅助控制,压力 SIMV,压力支持。
  - 容量——容量辅助控制,容量 SIMV。
- 自适应模式。
  - 简单——自适应辅助控制,自适应 SIMV,自适应容量支持。
  - 高级——自适应支持通气。
- 双相模式。
  - 双相气道正压。
  - 气道压力释放通气(airway pressure release ventilation,APRV)。

其他分类方法包括:

- 强制性与自发性。
- 控制(呼吸机触发)与支持(患者触发)。
- 触发模式——时间、压力、容量、流量、图形触发、神经调节辅助通气。

■　循环模式——时间、容量、流量。

六、人机异步的类型有哪些?

■　触发异步。
　　■　触发延迟——患者用力呼吸和辅助呼吸之间有延迟。
　　■　无效触发——患者用力呼吸无法触发辅助呼吸。
　　■　自动触发——在没有患者努力呼吸的情况下进行机械呼吸,有时可见心脏振荡或流量传感器管道中的水滴。
■　流量不同步——输送的流量不足以满足患者的需求。
■　终止异步。
　　■　双触发——患者努力触发两次机械呼吸,它们之间没有自主呼气。
　　■　过早循环——呼吸时间的设定对患者来说过短,导致患者在呼吸机呼气时用力呼吸。
　　■　延迟循环——机械呼吸的持续时间超过患者自主呼吸的时间。

七、什么是峰压,与平台压有什么不同?

峰压是呼吸机克服气流总阻力(上呼吸道和肺泡)所产生的压力。

$$PIP = QR + \frac{V_t}{C} + PEEP$$

PIP =气道峰压;Q =流量;R =阻力;V_t =潮气量;C =顺应性;PEEP =呼气末正压。

峰压是在吸气时测定,突然单独升高可能是呼吸机管道阻塞,ETT 扭曲或支气管痉挛等原因造成的。

平台压更能反映气道较小和肺顺应性,应在吸气末暂停时测定。

$$P_{plat} = \frac{V_t}{C}$$

P_{plat} =平台压;V_t =潮气量;C =顺应性。

当平台压和峰压都很高时,提示肺不张、肺水肿、ARDS、气胸等原因引起的低肺顺应性。进一步讨论详见案例 24。

八、你有什么办法解决苏珊的呼吸与呼吸机不同步?

■　**改变通气模式**——对于肌肉未松弛的患者,尤其是二氧化碳浓度较高、镇静程度较轻的患者,即使采用压力增强的自主呼吸模式,SIMV 的耐受性也较差。事实上,她的 RR 远高于设定的 RR,并且呼吸机曲线不稳定。这种现象表明苏珊正在进行多次额外的呼吸。她的潮气量变化很大(2 ~ 12 mL/kg)。理想情况是为苏珊提供持续的低潮气量通气，约 340mL，即 6 ~ 8 mL/kg IBW。

- ■ **调整呼吸机设置**——评估呼吸机流量曲线并根据苏珊的需求进行调整。这需要调整呼吸机的高级设置（如逐渐升压时间，触发灵敏度等）。只要仔细考虑，即使是很小的调整也可以显著提高患者对机械通气的耐受性。
- ■ **加强镇静**——旨在提高患者对机械通气的耐受性。
- ■ **考虑神经肌肉阻滞剂**——如果使用适当的镇静药仍无法克服她的呼吸冲动，则可能需要加用神经肌肉阻滞剂。

如果苏珊的病情有所好转，并且她正在脱离呼吸机，那么应改为自主呼吸模式，并提供压力支持以获得适当的呼吸量。然而，对于病情恶化的患者，增加呼吸机支持，并通过增加镇静来提高机械通气耐受性通常是更可取的。

苏珊患有严重的胸部脓毒症并伴有多器官功能衰竭。你决定加深镇静以增加患者与呼吸机的同步性。将异丙酚输注率提高到 200 mg/h，芬太尼输注率提高到 200 μg/h。一旦发挥镇静效果，便给她注射 50 mg 的罗库溴铵，把呼吸机调到压力控制、容量保证的模式，PEEP 为 10 cmH$_2$O。

一位 ICU 高级护士提示入院前的胸部 X 线显示 ARDS（图 2-8-2）。

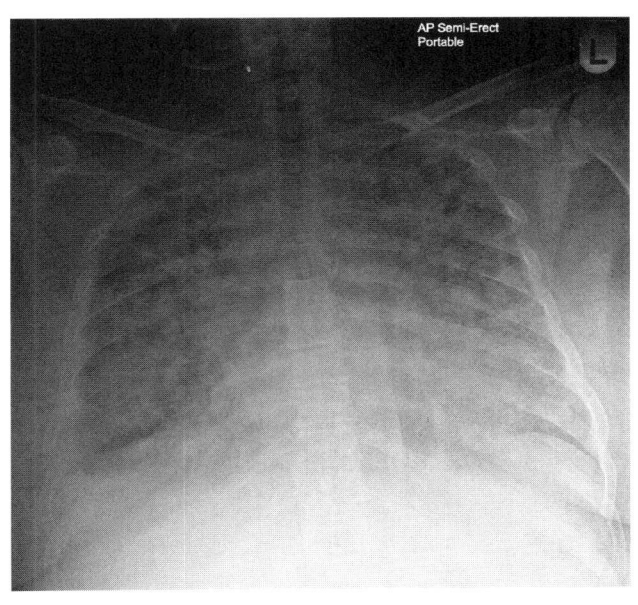

图 2-8-2　胸部 X 线显示急性呼吸窘迫综合征（ARDS）

九、什么是 ARDS？

急性呼吸窘迫综合征（ARDS）是一种急性弥漫性炎症性肺损伤，可导致血管通透性增加、肺重量增加和肺含气组织减少［拉涅里（Ranieri）等，JAMA，2012］。生理性死腔增加，肺顺应性降低。根据柏林（Berlin）的定义，诊断该病需满足低氧血症伴胸部 X 线显示双肺浸润（不能用心力衰竭或容量超负荷来解释），并且 PEEP 至少为 5 cmH$_2$O。严重程度分为三类，见表2-8-1。

表 2-8-1　**ARDS 严重程度分类**

类别	PaO$_2$：FiO$_2$（P：F）	30 天死亡率
轻度	200 ~ 300 mmHg 或 26.6 ~ 40 kPa	27%
中度	100 ~ 200 mmHg 或 13.3 ~ 26.6 kPa	32%
重度	< 100 mmHg 或 < 13.3 kPa	45%

十、什么是默里（Murray）肺损伤评分？

肺损伤严重程度评分（lung injury severity score，LISS）或者默里肺损伤评分由默里等人于 1988 年提出。该评分用于对肺损伤的严重程度进行分级，可用于帮助决定是否要为 ARDS 患者提供 ECMO。该评分该系统并非用于预测预后。

该综合评分系统根据 4 个参数的紊乱程度进行评分：

■ 胸部 X 线显示的实变程度。
■ P 与 F 比值。
■ PEEP 水平。
■ 呼吸系统顺应性。

如果患者总分大于 3 分，应考虑与 ECMO 中心进行讨论。

十一、对 ARDS 患者使用神经肌肉阻滞剂有什么证据支持？

证据存在争议。2010 年的 ACURASYS 试验显示，在 ARDS 早期连续输注顺阿曲库铵可降低 90 天死亡率。

2019 年的系统性早期神经肌肉阻滞剂的再评估试验（re-evaluation of systemic early neuromuscular blockade，ROSE）对之前的试验结果提出了质疑，并且没有证据显示治疗对死亡率有何益处。

与所有循证医学一样，这些已发表的研究也可能受到批评，而且过度推断可能引发许多潜在问题。其他几项研究报告指出，非同步性增加与较差结果之间存在关联［周（Zhou）等，Sci Rep，2021］。合理的方法似乎是尝试并优化所有呼吸机设置、镇静、镇痛等，如果患者仍处于不同步状态，并伴有潜在的有害压力和容量，则可考虑使用肌肉松弛药。

> 经过干预，苏珊的病情更稳定了，她很容易达到 340 mL 的潮气量，压力始终低于 30 cmH₂O。她的 HR 已降至 105 次 /min，但 BP 也有所下降。她的去甲肾上腺素使用量已增加至 0.65 μg/（kg·min），目标 MAP 为 65 mmHg。体温为 38.6 ℃。在医师评估和干预苏珊近期病情恶化的 60 分钟内，她没有排尿。

十二、为什么苏珊对去甲肾上腺素的需求量如此大，怎么改善她的心血管状况？

苏珊发生了感染性休克。虽然脓毒症的病理生理学尚未完全阐明，但很可能是细菌感染诱导白细胞介素（interleukin，IL）（尤其是 IL-1 和 IL-6）和肿瘤坏死因子（tumor necrosis factor-alpha，TNF-α）等促炎性细胞因子的释放，从而导致广泛的炎症反应。血管扩张外周阻力下降，而毛细血管渗漏进一步加剧了这一情况。她的胸部 X 线变化是组织间液过多的表现。苏珊的尿量减少反映了肾脏灌注减少。

苏珊很容易将液体流失到第三间隙，包括肺间质区域，导致血管内的液体可能已经耗尽。虽然应该避免液体在肺内积聚（进一步损害她的气体交换），但更需要优化循环血容量，以减少对血管升压素的需求，并保持终末器官灌注。

目的是增加氧输送公式的 CO（图 2-8-3）。

$$DO_2 = CO \times CaO_2 \times 10$$

$$HR \times SV \qquad ((Hb \times SpO_2 \times 1.39) + (0.003 \times PaO_2))$$

DO₂，氧输送（mL/min）；CO，心输出量（L/min）；HR，心率；SV，每搏输出量（mL）；CaO₂，血液携氧能力（mL/dL；乘以 10 换算为 mL/L）；Hb，血红蛋白（g/L）；SpO₂，血氧饱和度（%）；PaO₂，氧分压（kPa）；1.39，每克 Hb 结合的氧量；0.003，血液中溶解的氧量（100 mL 血液中溶解氧 0.003 mL）。

图 2-8-3　氧输送公式

资料来源：Theophilus Samuels。

每搏输出量取决于前负荷、心肌收缩力和后负荷，因此在这个阶段应根据对苏珊需求的临床评估，考虑输液、使用血管升压素和正性肌力药物。理想情况下，临床评估和液体干预应结合床旁超声心动图（见案例 1）。

你决定监测 CO。你站在床边，使用连接到 CVC 的 50 mL 注射器，在监测的同时，给患者注射 250 mL 温热的晶体溶液。苏珊的 SVV 从 24% 下降到 18%，SBP 从 92mmHg 上升到 96 mmHg。你又为患者推注了 3 次液体。目前，SVV 是 11%，你将患者的去甲肾上腺素的使用量减少至 0.47 μg/（kg·min）。下一次 ABG 显示气体交换无变化，但代谢性酸中毒仍在持续，碱剩余 — 7.5 mmol/L（乳酸 2.9 mmol/L）。尽管存在液体问题，但患者的饱和度仍保持稳定，在气体交换改善之前，需要将 PEEP 维持在一定水平（至少 10 cmH$_2$O）。

十三、是否应该采取 RRT？选择"早期"或"延迟"PPT 的依据是什么？

苏珊在 ICU 的时间相对较短。到达 ICU 时，应假定她之前的肾功能正常，但是血液检查结果显示她有 AKI。在过去几小时，她的尿量有所减少。

没有强有力的证据支持 RRT，在这种情况下，"早期"与"延迟"RRT 尚未达成普遍共识。AKIKI 试验、ELAIN 试验和 IDEAL-ICU 试验结果相互矛盾。然而，他们提出的问题略有不同，研究设计的显著差异使荟萃分析变得困难。与重症监护患者的许多临床问题一样，最佳指导仍然是对患者进行具体评估并根据临床判断决定如何进行治疗。

你决定现在插入 VasCath™套管，并在接下来的几小时内检查苏珊的进展。如果在液体优化和血管升压素支持的情况下她的尿量仍然很差，考虑到病情继续恶化的可能性，将在今晚开始 CVVH 滤过。严重的酸中毒可能损害心肌收缩能力，改变氧合 Hb 解离曲线，增加肺血管阻力并损害酶功能。虽然她的酸中毒明显与呼吸系统有关，但纠正代谢性因素，可以允许高碳酸血症的存在，并继续进行肺部保护性通气。

十四、使用类固醇的证据是什么？

与早期的几项研究相比，一项荟萃分析［吴（Wu WF）等，Am J Emerg Med，2018］表明，在严重 CAP 中使用糖皮质激素可能会降低住院死亡率和住院时间。

类固醇也被用于重症监护领域，据推测，其对血流动力学不稳定有积极影响，可减少血管升压素的剂量和使用时间。然而，在重症监护领域，类固醇的使用仍然是一个有争议的话题，治疗 ARDS、脓毒症，以及与大剂量血管升压素联用时，类固醇的使用证据相互矛盾。糖皮质激素应以静脉推注的方式，还是输注的方式给予，目前尚不清楚。

《脓毒症救治指南》（*Surviving Sepsis Guidelines*，2021）建议，对于需要 0.25 μg/（kg·min）去甲肾上腺素至少 4 小时治疗的感染性休克患者，应开始氢化可的松治疗。

> 当有患者出现难治性感染性休克时，你所在科室通常会使用类固醇治疗。你开了 50 mg 氢化可的松，每天 1 次（QDS），静脉给药。
>
> 1 小时后，你返回病房查看干预效果。ABG 分析结果如下：pH 值为 7.12，PaO_2 为 6.5 kPa，$PaCO_2$ 为 10.5 kPa，碱剩余为 — 7.2 mmol/L，乳酸为 4.7 mmol/L。

十五、重度 ARDS 患者出现严重低氧血症时，有哪些抢救方法？

除了调整相关的呼吸机设置，以优化氧合（即 PEEP、FiO_2 和吸呼气时间比），并考虑神经肌肉阻滞剂，还可以使用以下技术：

- **俯卧位通气**——比下面列出的其他技术相比有更多的支持证据。一些试验数据是相互矛盾的，但大量证据表明俯卧位通气对 ARDS 有益。值得注意的是，重度急性呼吸窘迫综合征的体位试验（positioning in severe acute respiratory distress syndrome，PROSEVA）[盖林（Geurin）等，NEJM，2013] 显示这种技术使重度 ARDS 患者的死亡率显著降低。
- **APRV**——有一些小规模的支持性试验证据，但尚未在大型多中心试验中进行评估。
- **ECMO**——有一些证据支持在 ARDS 中使用 ECMO，但这是一种极具侵入性的技术。较大的血管内插管和积极抗凝治疗可导致并发症。此外，可用的 ECMO 资源有限，因为在整个英国仅有少数中心提供该设备。
- **高频振荡通气**——2013 年，两项检测高频振荡通气的试验（OSCAR 试验和 OSCILLATE 试验）发表在《新英格兰医学杂志》。一项试验显示死亡率无差异，而另一项试验显示死亡率增加。从那时起，高频振荡通气在成人患者中就不太常用了。
- **吸入性肺血管扩张剂**——吸入式一氧化氮和雾化吸入前列环素有时被用于抢救治疗。研究数据有限且不明确。
- **肺复张策略**——已经提出了各种方法（如阶梯式肺复张策略）来实现这种"肺复张"。没有强有力的证据支持。事实上，ART 试验（2017）发现，使用肺复张策略会增加死亡率。只有经验丰富的临床医师才能在选定的患者中谨慎使用。

你决定让苏珊俯卧位通气，并让护士准备血液滤过。

十六、如何实现俯卧位通气？

- **召集团队**——由 1 名受过气道培训的医师担任组长，另外 6 名受过培训的工作人员协助（取决于当地的规定）。
- **工作人员穿戴适当的个人防护装备**，包括眼部防护。
- **确保所有的管道和管路都被妥善固定好**并朝苏珊的头或脚聚拢。
- **确保准备了足够的衬垫**，能够支持和缓冲可能受压的部位，并让腹部保持自由。
- **停止鼻胃喂养，抽吸鼻胃管。**
- **给苏珊推注大剂量的肌肉松弛药，并使用"康沃尔馅饼（cornish pasty）"法使她俯卧**——将患者下面的床单和上面的床单紧紧卷在一起，以便在可控的情况下让患者俯卧。使用多个枕头确保腹部自由，保护受压点。

十七、俯卧位通气是如何改善氧合的？

- 通过增加肺重力依赖区的血流量改善了通气 / 灌注比例。
- 增加了 FRC。
- 减少肺不张。
- 平台压分布更均匀。
- 跨肺压的再分布导致 RV 后负荷减少。
- 分泌物引流增加。

十八、如果对苏珊采取俯卧位通气是安全的，那么接下来你会如何干预（除了血液过滤）？

- 俯卧位干预应包括设置呼吸机参数和指导患者俯卧位通气时间。
  - 如果患者病情稳定，则保持俯卧位通气 16 小时。
  - 1 小时后检查 ABG，查看氧合情况是否有所改善。
  - 定期进行压力点评估，并要求患者以"游泳者的姿势"进行 4 小时的手臂和头部交替运动。
  - 定期抽吸。
  - 使用高 PEEP 进行肺保护性通气。必要时使用神经肌肉阻滞剂。考虑在俯卧位通气的同时使用气道压力释放通气（APRV）。
- 打电话给 ICU 会诊医师，讨论是否可以转诊接受 ECMO 治疗。
- 确保重症监护的可控性，例如：考虑鼻胃管的位置和喂养、血栓预防、血糖控制和应激性溃疡预防。
- 进一步的成像可以包括胸部 CT，但苏珊的病情不够稳定。

■ 要求患者保持仰卧位接受标准超声心动图检查。
■ 给苏珊的家人打电话，告知他们苏珊病情的最新进展。她已婚，有两个年幼的孩子，她和三个兄弟姐妹关系很好。

> 会诊医师刚到医院，正在做床旁心肺 US 检查（受体位限制）。会诊医师致电地区 ECMO 转诊中心，他们希望收治苏珊，但遗憾的是目前没有空余床位。他们将在明天早上给你打电话，并建议在此期间让苏珊保持俯卧位。苏珊的 APACHE Ⅱ 评分为 23 分，序贯器官衰竭评分（sequential organ failure assessment，SOFA）评分为 10 分。

十九、这一病例可能的预后？

苏珊患有严重的 CAP。入院时她的 CURB-65（意识错乱、尿毒症、RR、BP 和年龄大于 65）评分为 4 分，因此将她列为 30 天死亡预测风险为 27.8% 的最高风险组。她的 APACHE Ⅱ 评分表明她的死亡率约为 40%。SOFA 显示她的死亡率为 40% ~ 50%。无论采用哪种评分系统，苏珊在重症监护中死亡的可能性都很大。应将这一情况告知其直系亲属，并在必要时为其提供家庭支持和儿童保护。

二十、除了脓毒症和多器官功能衰竭，肺炎还有哪些并发症？

■ 胸腔积液。
■ 脓胸。
■ 肺脓肿。
■ 肺纤维化。

> 苏珊在 ICU 住了 4 天后，病情开始明显好转，入院后第 5 天拔管。2 天后她被转入普通内科病房，住院 3 周后出院回家。6 周后复查胸部 X 线，检查结果无异常，她准备重返工作岗位。之后可到呼吸门诊复查，并在 ICU 随访。

二十一、延伸阅读

■ Arnal, J. (2018). *Monitoring Mechanical Ventilation using Ventilator Waveforms*. Cham: Springer. Useful textbook exploring the details of ventilator waveforms.
■ Kallet, R. (2015). A comprehensive review of prone position in ARDS. *Respir. Care* 60 (11): 1660–1687. A useful review article looking at prone position prior to COVID-19.

■ Cilloniz, C., Torres, A., and Niederman, M. (2021). Management of pneumonia in critically ill patients. *BMJ* 375: e065871. State-of-the-art review (from the USA).

■ Slutsky, A. and Villar, J. (2019). Early paralytic agents for ARDS? Yes, no and sometimes. *N. Engl. J. Med.* 380: 2061–2063. Editorial on neuromuscular blockade in ARDS.

案例 9

胸痛患者

白天，你接到医院急诊中心打来的紧急电话。你到达时，一名34 岁女性患者格蕾丝出现呼吸急促（RR 30 次 /min），以 15 L/min接受氧疗时氧饱和度为 96%。她心跳过速达 110 次 /min，BP 为120/70 mmHg，有发热症状，体温为 38 ℃。她处于清醒状态，能够恰当地回答问题，但由于呼吸困难，她很难说一句完整的话。患者主诉左侧胸部突然疼痛（影响了她的深呼吸能力），左小腿肿胀，触诊时疼痛。稳定患者病情的措施已经启动。

一、这一案例中，最可能导致病情恶化的原因是什么？

从系统角度看，可能的原因有以下几种：

- **呼吸道**——肺炎、PE、哮喘急性发作、自发性气胸。
- **心血管**——急性心肌梗死、主动脉夹层、变态反应、镰状细胞危象。
- **肌肉骨骼**——创伤（如肋骨骨折）。
- **消化道**——内脏穿孔、急性胰腺炎。

考虑到格蕾丝有呼吸困难，突发性胸膜炎性胸痛，触诊小腿时压痛，呼吸急促，心动过速和发热的表现，临床上高度怀疑她患有急性 PE。

二、急性 PE 的干预原则是什么？

干预急性 PE 的关键是确保在进行临床评估和诊断测试的同时采取稳定措施。建议将这些患者分为两类：

- 血流动力学稳定的患者。
- 血流动力学不稳定的患者。

三、如何定义急性高危 PE 患者的血流动力学不稳定？

■ 心脏停搏。

■ **梗阻性休克**——SBP < 90 mmHg 或尽管有充分的液体复苏和终末器官灌注，仍需要使用血管升压素将 SBP 维持在 90 mmHg 及以上。

■ **持续性低血压**——SBP < 90 mmHg 或 SBP 下降 40 mmHg，持续时间超过 15 分钟，且不是新发心律失常、低血容量或脓毒症引起的。

> 目前，格蕾丝的血流动力学稳定，因此你继续对她进行评估。她告诉你，过去 12 个月内，曾因 3 次流产接受检查，最近被确诊抗磷脂抗体阳性。她的尿液妊娠试验结果呈阴性。

四、抗磷脂抗体的存在与患者的临床表现有什么关系？

静脉和 / 或动脉血栓形成的发展，以及妊娠发病率（如复发性流产）符合抗磷脂综合征（antiphospholipid syndrome，APS）的诊断。APS 是静脉血栓栓塞（venous thromboembolism，VTE）的获得性危险因素。因此，这证实了你的怀疑，即 PE 是最可能导致患者当前临床表现的原因。值得注意的是，欧洲磷脂项目（2002）描述了 1 000 名 APS 患者的基线特征，发现 38.9% 的患者有深静脉血栓，14.1% 的患者有 PE。

五、还有哪些危险因素会增加 VTE 的发病风险？

■ **遗传危险因素**——蛋白 C 和蛋白 S 缺乏症、抗凝血酶 Ⅲ 缺乏症、因子 V 莱登突变。

■ **获得性危险因素**——年龄、肥胖、VTE 病史、恶性肿瘤、血管炎、妊娠、激素替代疗法、口服避孕药。

■ **与 ICU 相关的危险因素**——长期不活动（如机械通气、肌肉松弛药、镇静药）、股静脉置管，以及剂量不当或缺乏血栓预防措施。

六、哪些血液检查可以帮助诊断 PE？

■ **ABG 分析**——在胸部 X 线检查正常的情况下，出现低氧血症时，应立即考虑 PE。然而，PaO_2 在 14% ~ 24% 的患者中表现正常。至少 60% 的患者出现肺泡 – 动脉（A-a）梯度增加，约 40% 的患者出现二氧化碳水平下降伴呼吸性碱中毒。大块 PE 导致无效腔增多，进而导致动脉二氧化碳水平升高。

■ **血清 D– 二聚体检测**——这是对交联纤维蛋白降解产物的测定。在 PE 发生概率较低的患者中，如果血清 D– 二聚体水平正常，则不需要进行其他诊断测试，因为在接下来的 3 个月，VTE 的发生频率不会升高。

■ 30% ~ 60% 的急性 PE 患者**肌钙蛋白 I 或 T 水平**升高。在非特定患者和就诊时血流动力学稳定的患者中，肌钙蛋白水平升高与死亡风险增加相关。高敏肌钙蛋白 T 检测在排除院内不良临床结果方面具有较高的阴性预测值。

■ **B 型利尿钠肽**（B-type natriuretic peptide，BNP）**和氨基末端**（N-terminal，NT）脑钠肽——在心室壁张力增加时释放，血浆 BNP 和 NT 脑钠肽水平反映了急性 PE 患者 RV 功能障碍和血流动力学损害的严重程度。这些生物标志物有助于排除不良的早期临床结果，具有较高的敏感性和阴性预测值。

七、PE 中可能发现哪些 ECG 异常？

有 PE 表现的患者往往具有非特异性表现，高达 70% 的患者会出现心动过速和非特异性 ST 段和 T 波改变。典型的 S1Q3T3 模式（Ⅰ 导联 S 波，Ⅲ 导联 Q 波和 T 波）和新的不完全性右束支传导阻滞发生在不足 10% 的患者中。

八、哪些 ECG 异常与 PE 患者的预后不良有关？

■ 心动过速（每分钟 100 次以上）。
■ 新的完全性右束支传导阻滞。
■ 房性心律失常（如 AF）。
■ 加压右上肢导联（augmentde voltage right arm lead，aVR）中 ST 段抬高。
■ S1Q3T3 模式。
■ 胸前导联 ST 段改变和 T 波倒置。

九、为什么要做胸部 X 线检查？

主要适应证是检查这种表现的其他原因。最常见的表现是非特异性的，如胸腔积液和肺不张。多达 1/5 的患者胸部 X 线显示正常。

十、诊断 PE 的金标准是哪种成像方式？

CTPA 是检测 PE 最敏感和最特异的诊断成像方式，特别是当它作为 PE 诊断方案的一部分时。

十一、对疑似 PE 患者行 CTPA 的优缺点是什么？

（一）优点
■ 对疑似 PE 的诊断准确率高。
■ 诊断可能存在的其他疾病。

■ 在发达国家广泛使用的技术。

（二）缺点

■ 在非常不适的患者中，院内转运有潜在危险。
■ 扫描期间无法接触患者。
■ 静脉注射造影剂时可能发生变态反应。
■ 使用了大量电离辐射。
■ 静脉注射造影剂有加重肾损害的可能。

十二、哪些情况会影响 CTPA 的结果？

■ 人为现象（例如，患者移动、金属异物、设备导线）。
■ CO 异常导致肺动脉及其分支强化欠佳。
■ 病态肥胖 / 体质。

十三、哪些概率评估系统可用于 PE ？

接受程度最高且被广泛使用的系统是威尔斯（Wells）评分标准和修正版 Wells 评分标准。计算方法是将临床风险变量相加以确定验前概率（表2-9-1）。该系统最适合在门诊环境中用于疑似 PE 的患者，但是对老年患者的概率评估不够准确。然而，结合 D– 二聚体检测结果，特别是在住院患者中，可提高预测 PE 的特异性和敏感性。如果 D– 二聚体检测呈阴性，则可以有效地排除患者发生 PE 的可能性。

表 2-9-1　用于临床概率评估的 Wells 评分标准和修正版 Wells 评分标准

标准	评分（分数）
深静脉血栓的临床症状（如腿部肿胀、触诊疼痛）	3.0
其他诊断的可能性低于 PE	3.0
心动过速（ > 100 次 /min ）	1.5
最近 4 周内接受下肢固定（ > 3 天）或手术治疗	1.5
既往有深静脉血栓 /PE 病史	1.5
咯血	1.0
恶性肿瘤	1.0
Wells 评分标准——临床概率评估	**总分**
高危	> 6.0
中危	2.0 ~ 6.0
低危	< 2.0
修正版 Wells 评分标准——简化的临床概率评估	**总分**
可能发生 PE	> 4.0
不可能发生 PE	< 4.0

十四、使用 Wells 评分标准，格蕾丝发展为 PE 的概率是多少？

在你的鉴别诊断中，你认为 PE 是最合理的诊断，给她评分 3.0 分。根据她的临床症状（例如，小腿触诊疼痛伴腿部肿胀），评分 3.0 分。心动过速大于 100 次 /min，评分 1.5 分，总分 7.5 分。这表明，使用标准 Wells 评分标准，格蕾丝患急性 PE 的概率很高，但是使用修正版标准，格蕾丝仅有患急性 PE 的可能性。

十五、超声心动图在诊断 PE 方面有何优势？

在血流动力学不稳定的疑似高危 PE 患者中，如果超声心动图未显示 RV 超负荷或功能障碍，那么就可以排除 PE 的病因。相反，在这些情况下，超声心动图可进一步帮助诊断其他疾病，如急性瓣膜功能障碍或重度 LV 收缩功能障碍。然而，在没有发生急性 PE 的情况下，仍然可以发现 RV 超负荷和功能障碍。

TTE 的解读可能会受到图像质量的影响，尤其是聚焦于右心时。然而，RV 功能障碍的程度与肺灌注缺损程度直接相关。

超声心动图检查结果如下（图 2-9-1）：

- RV 大小和纵向功能下降。
- 25% 的患者 RV 增大。
- 三尖瓣反流。
- 室壁运动异常——可能表明 RV 压力过载。
- 麦康奈尔征——表现为 RV 游离壁运动减弱或消失，心尖部和心底部运动相对正常。
- 位于右心腔内的可移动血栓——与高死亡率相关。
- 扩张、未发生塌陷的下腔静脉。
- "60/60" 征是指在右心室流出道中测得肺动脉射血加速时间低于 60 ms，伴 RV 收缩中期的图像中有切迹与肺动脉 SBP 低于 60 mmHg（根据三尖瓣反流速度估计）。

十六、RV 功能障碍与 PE 患者的预后有何关系？

出现 RV 功能障碍时，死亡率和栓塞相关的不良事件会增加。出现休克和严重 RV 功能障碍的患者，其死亡率接近 65%。在血流动力学稳定但有 RV 功能障碍表现的 PE 患者中，死亡率为 8% ~ 14%。无 RV 功能障碍表现的 PE 患者死亡率低于 3%。

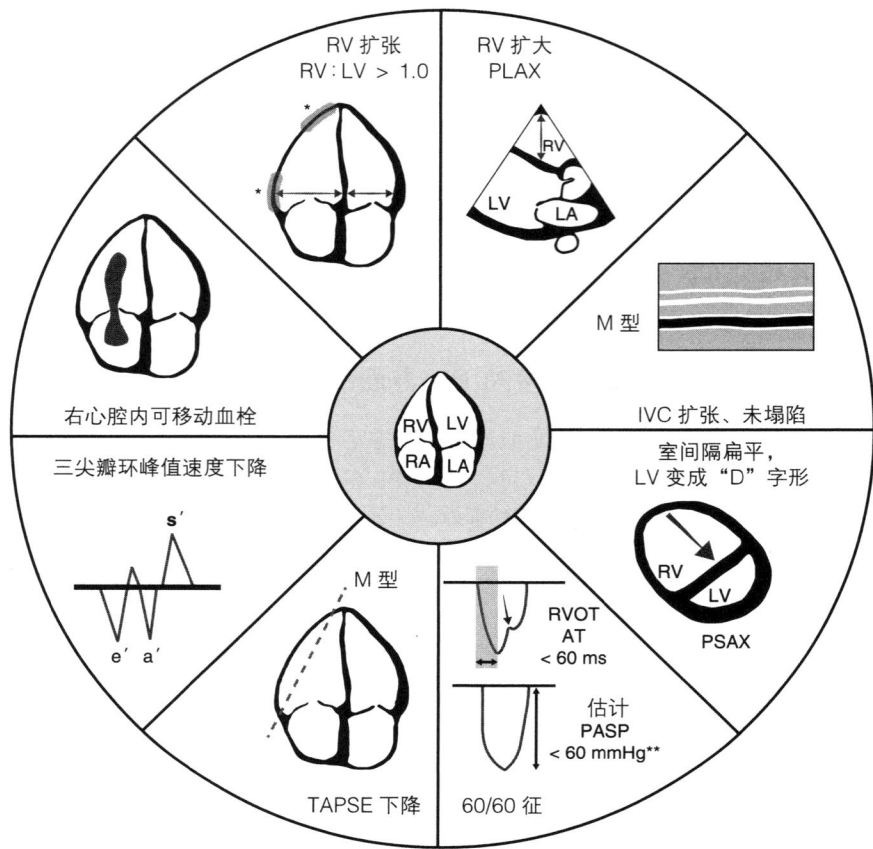

RV = 右心室；LV = 左心室；LA = 左心房；RA = 右心房；PLAX = 胸骨旁长轴切面；s' = 三尖瓣环收缩期峰值速度（女性正常 9 ~ 17 cm/s）；e' = 三尖瓣环舒张早期峰值速度；a' = 三尖瓣环舒张后期峰值速度；TAPSE = 三尖瓣环平面收缩位移（正常 17 mm）；RVOT AT = RV 流出道加速时间（橙色阴影区；正常 > 130 ms）；PASP = 肺动脉收缩压；PSAX = 胸骨旁短轴切面；IVC = 下腔静脉，收缩中期切迹（红色箭头）；"*"麦康奈尔征——RV 游离壁运动减弱或消失，心尖部和心底部运动相对正常（绿色阴影区域）；"**"根据三尖瓣峰值反流速度估计（正常 < 2.8 m/s）。

图 2-9-1　急性 PE 的潜在超声心动图表现

资料来源：Theophilus Samuels。

十七、还有哪些因素与 PE 患者预后不良相关？

国际肺栓塞注册合作研究（ICOPER）表明，以下临床特征是 3 个月死亡率的重要独立预测因素：

- 年龄超过 70 岁。
- 恶性肿瘤。
- 充血性心力衰竭。
- COPD。

- 低血压。
- 呼吸急促。
- RV 运动减退。

十八、哪些临床表现能更好地预测患者的预后？

在上述 ICOPER 研究中，研究人员发现低血压（SBP < 90 mmHg）被认为能更好地预测患者 3 个月后的结果。

> 格蕾丝的病情开始恶化，并且表现出昏昏欲睡的症状。尽管她在过去 20 分钟内接受了补液治疗，但 BP 仍然偏低（80/40 mmHg）。重点超声心动图证实患者 RV 扩张伴收缩功能受损。ABG 分析结果显示 pH 值为 7.0，PaO_2 为 6 kPa，$PaCO_2$ 为 11 kPa，HCO_3^- 为 11 mmol/L，乳酸为 7.4 mmol/L，K^+ 为 5.1 mmol/L。D- 二聚体检测呈阳性。胸部 X 线无异常。

十九、你现在担心的是什么？

格蕾丝的情况现在严重恶化，很明显她的血流动力学不稳定。需要为患者机械通气并给予血管升压素支持（重要的是要记住，由于 V/Q 失调，机械通气只能最低限度地改善氧合）。

> 鉴于她病情恶化，你与会诊医师讨论后，决定在麻醉科同事的支持下为格蕾丝气管插管和机械通气。

二十、简要概述进行气管插管应该考虑的步骤

（一）插管前

- 向患者直系亲属解释需要采取这种干预措施的原因，最好是在诱导前或尽快。告知他们，考虑到格蕾丝的身体状况，气管插管是有风险的，而且有可能导致死亡。
- 由于情况紧急，无法将她转运到"更安全"的环境（如手术室）中，因此，这是一次在"偏远场所"实施的诱导。确保按照概述 2 做好充分的准备工作。
- 考虑在诱导前进行动脉内 BP 监测。动脉内 BP 监测不会延误插管，如果无法做到这一点，则应分配一名团队成员连续触诊中心脉搏（如股动脉）。

（二）插管期间

- 预计血流动力学会更加不稳定，因此要相应地调整诱导药物和

剂量。

（三）插管后

■ 在为格蕾丝气管插管后，避免呼吸平台压过高，因为这可能会加重右侧心脏损伤，导致严重低血压。

> 顺利插管后，为格蕾丝机械通气，以避免平台压过高。放置 CVC，提高至 0.6 μg/（kg·min）的速度输注去甲肾上腺素。诱导 30 分钟后，患者的 BP 较低，保持 85/40 mmHg，SpO$_2$ 为 90% ~ 92%（FiO$_2$ 1.0），现在心动过速，每分钟 130 次。她正在接受最低剂量的镇静药，以耐受气管插管。临床检查和床旁肺部超声均无气胸表现。

二十一、你认为现在最可能发生什么情况？

尽管采取了复苏措施，但格蕾丝的血流动力学仍然不稳定，考虑到低血压、低氧血症和右心室功能障碍，她很可能发生了大面积 PE。诱导剂起初的心脏抑制作用也可能是造成插管后低血压的原因之一。但是患者在诱导前就已经出现持续性低血压，并且已经给予诱导剂很长时间了，因此诱导剂和持续的镇静不太可能是导致低血压的关键原因。

二十二、你认为格蕾丝现在接受 CTPA 安全吗？

目前，她正在接受气管插管、通气，此外，还需要血管升压素支持以改善组织灌注。她很可能发生了危及生命的严重 PE。尽管你采取了干预措施，但她的情况可能还会进一步恶化，所以在这种情况下，院内转移并非没有风险。最终，进行 CTPA 是一个关涉风险与效益的决定，需要高级医师的参与和讨论。虽然 CTPA 并非确诊 PE 的必要条件，但是它有助于制定目前的干预决策（例如，排除急性主动脉夹层等其他病因）。

> 与会诊医师讨论后，你和麻醉科同事在将格蕾丝送往 ICU 的途中对她进行了 CT 扫描。扫描显示患者发生了大面积 PE 伴 RV 功能障碍。

二十三、此时你会优先治疗什么问题？

应鼓励实施可能挽救生命的疗法。

■ **溶栓**——对于血流动力学不稳定的 PE 患者，使用溶栓药是一种广为接受的治疗方法。在症状出现 48 小时内进行溶栓治疗获益最大。如果可以对患者采取溶栓治疗，溶栓治疗对于症状持续 6 ~ 14 天的患者仍有益处。对于出血风险较高的患者，或 1 次溶栓治疗无效的患者，或可能在溶栓治疗有效溶解血栓前死亡的患者，如果现场可以提供溶栓治疗，可以考虑在溶栓治疗的同时或不使用溶栓治疗的情况下使用导管接触性溶栓。如果临床状况持续不稳定，且 36 小时后超声心动图显示 RV 功能障碍仍未改善，则认为溶栓治疗无效。

- **栓子清除术**——对于有明确溶栓禁忌证的患者，可以通过手术或使用导管清除栓子。然而，并非所有治疗中心都能提供这种治疗，因此可能需要院间转诊［尤其是需要手术治疗时，因为这需要有经验的外科医师和心肺转流术（cardiopulmonary bypass，CPB）］。手术可以同时进行诊断和治疗性干预，对于溶栓治疗无效的患者仍然是一种选择。手术清除栓子有较高的死亡率，尤其是在老年患者中，有证据表明手术清除栓子和溶栓治疗在 30 天死亡率方面无差异。

二十四、描述溶栓治疗的绝对禁忌证和相对禁忌证

（一）绝对禁忌证

- 3 个月内发生缺血性脑卒中。
- 已知颅内恶性肿瘤。
- 已知的结构性颅内脑血管疾病。
- 既往颅内出血。
- 疑似主动脉夹层。
- 活动性出血。
- 近期脊柱或神经外科手术。
- 近期严重头部或面部闭合性创伤。

（二）相对禁忌证

- 年龄 75 岁以上。
- 抗凝治疗。
- 妊娠。
- 近期颅内出血。
- 心肺复苏（cardiopulmonary resuscitation，CPR）超过 10 分钟。
- 痴呆。
- 3 周内接受大型手术。
- 3 个月内有缺血性脑卒中病史。

你决定给予患者溶栓药。

二十五、哪些溶栓药可用于 PE？

用于治疗 PE 的药物包括以下几种：

■ **重组组织型纤溶酶原激活物或 rt-PA（阿替普酶）**——在 1 ~ 2 分钟内推注 10 mg，之后在 2 小时内静脉输注 90 mg。建议体重在 65 kg 以下的患者最大剂量不超过 1.5 mg/kg。

■ **链激酶**——在 30 分钟内给予 25 万单位的剂量，继以每小时 10 万单位维持 24 小时。也可以在 1 ~ 2 小时给予 150 万单位的剂量。

■ **尿激酶**——在 10 ~ 20 分钟给予 4 400 单位 /kg 的负荷剂量，继以 4 400 单位 /（kg·h）持续 12 小时。

确保根据当地医院的处方一览表核对药物、剂量和给药方案。

二十六、描述急性 PE 溶栓治疗的主要优点和缺点

（一）优点

■ **血流动力学**——肺动脉 BP、RV 功能（如 RV 后负荷减少）和肺灌注均有短期改善。由于目前的证据不足，因此这些短期改善是否会持续到初始阶段之后，目前尚不清楚。

■ **可及性**——这一疗法广泛可用并且易于使用。

（二）缺点

■ **出血**——与抗凝治疗（如肝素）相比，系统性溶栓治疗增加了大出血和颅内出血的风险。然而，在高危患者（即心源性休克）中，溶栓在降低死亡率和复发性 PE 方面的益处似乎超过了出血的风险（严重出血率为 9.9%，颅内出血率为 1.7%）。

格蕾丝接受了溶栓治疗。患者完全通气并在血管升压素的支持 [去甲肾上腺素 0.1 μg/（kg·min）] 下，可将 MAP 维持在 60 ~ 65 mmHg。

二十七、肺血管扩张药对治疗 PE 有什么作用？

扩张肺血管以减少 RV 后负荷的理论优势是十分吸引人的。然而，目前还没有肺血管扩张剂（如一氧化氮、依前列醇）用于 PE 治疗的大型随机对照试验，因此目前不推荐使用。

在接下来的 72 小时内，格蕾丝的病情持续好转，标准的超声心动图显示 RV 功能显著改善。

二十八、PE 的早期和晚期并发症有哪些?

(一)3 个月内可能出现的早期并发症

■ **血流动力学衰竭 / 心源性休克**——发病后的 2 小时,患者因低 BP 而死亡的风险最大,因此必须尽早考虑溶栓治疗,而不是仅进行单纯的抗凝治疗。出现低血压或随后出现低血压的患者在 72 小时内仍面临较高的死亡风险,因此最好在高依赖性或重症监护环境中进行护理(特别是患者出现 RV 功能障碍时)。

■ **复发**——患者在初次发作后至少 2 周内仍有复发风险。3 个月时,复发风险逐渐降至 6% 左右。如果患者同时被诊断为恶性肿瘤,并且无法将抗凝药剂量维持在治疗水平,则复发的可能性较大。

■ **脑卒中**——急性 PE 患者存在卵圆孔未闭(patent foramen ovale,PFO)被认为会增加发生脑卒中的风险。如果出现类似脑卒中的神经系统症状,则应在可行的情况下对 PFO 进行适当的检查。

(二)晚期并发症

■ **复发**——有效使用抗凝药可降低再次发生 PE 事件的风险,但在存在恶性肿瘤等危险因素时,PE 的风险仍会升高。

■ **死亡**——目前的证据表明,PE 患者与对照组相比,30 年后死亡率增加了 3 倍。值得注意的是,大多数死亡可能是其他原因造成的,如恶性肿瘤、脓毒症、心肌梗死、心力衰竭和脑卒中。

■ **慢性血栓栓塞性肺动脉高压**——是一种罕见的并发症,表现为最初发作后 2 年内的呼吸短促和运动耐量降低。此外,患者可能出现 RV 功能障碍的症状,如外周水肿或劳力性胸痛。

■ **心血管**——随后发生 AF 和心血管事件的可能性也相应增加。

> 格蕾丝在第 5 天成功拔管,随后在呼吸科团队的护理下转回普通病房。

二十九、延伸阅读

■ Konstantinides, S., Meyer, G., Becattini, C. et al. (2020). 2019 ESC guidelines for the diagnosis and management of acute pulmonary embolism developed in collaboration with the European Respiratory Society (ERS). The task force for the diagnosis and Management of Acute Pulmonary Embolism of the European Society of Cardiology (ESC). *Eur. Heart J.* 41: 543–603. Comprehensive guideline on several key aspects associated with managing patients with acute pulmonary embolism and includes excellent descriptions of right ventricle pathology.

案例 10

院外心脏停搏的患者

你在值夜班时被叫到 ED，发现 ED 团队正为一位名叫盖瑞的 68 岁男性患者的到来做准备。他发生了院外心脏停搏（out-of- hospital cardiac arrest，OHCA）。大约凌晨 1 时，盖瑞的妻子发现他晕倒在洗手间。在等待医护人员到达之前，她提供了 10 分钟的基础生命支持。医护人员已经为他气管插管，并在恢复自主循环（return of spontaneous circulation，ROSC）之前进行了持续 30 分钟的心肺复苏（CPR）。患者最初的心脏节律呈震荡性（心室颤动），接受了 6 次直流电击除颤。他现在正被运送至 ED 的路上。

一、如何定义心脏停搏？

心脏停搏的定义是心脏功能突然丧失，从而导致有效循环停止（通过可触及的脉搏消失确诊），这种情况可通过快速的医疗干预逆转。干预延迟或干预不当会显著降低患者的生存机会，并增加永久性神经／心理损伤的风险。缺乏医疗干预将导致死亡。

二、什么是生命链？

英国复苏委员会将生命链描述为一系列事件或"环节"，如果干预得好，将使心脏停搏患者的生存机会最大化：

- 立即识别心脏停搏并呼叫帮助（第一个环节）。
- 及时启动有效的 CPR（第二个环节）
- 尽早实施除颤（第三个环节）。
- 优化复苏后护理（第四个环节）。

三、在英国，OHCA 的预期存活率是多少？

据估计，在英国只有不到十分之一的 OHCA 患者能够幸存。幸存者的神经和功能恢复情况差异较大（例如，从能够正常生活到永久昏迷或植物状态）。

四、如何对 OHCA 的病因进行分类?

将 OHCA 分为心脏事件和非心脏事件（non-cardiac event，NCE），一项以人群为基础的观察性系列病例报告表明，62.5% 的死亡事件是 NCE 导致。可用缩略词的首字母 OOHCAS 将病因分类，如下所示：

- 阻塞性（Obstructive）——PE、心脏压塞。
- 氧气（Oxygen）（"缺氧"）——哮喘、COPD 急性恶化、气道阻塞和溺水。
- 低血容量（Hypovolaemia）——大出血（外伤、消化道出血、急性主动脉夹层）。
- 脑血管疾病（Cerebrovascular disease）——脑卒中、急性颅内出血。
- 变态反应（Anaphylaxis）（"分布性"）。
- 脓毒症（Sepsis）。

为了识别和治疗心脏停搏场景中的可逆性原因，英国复苏委员会建议使用"4H"和"4T"帮助记忆：

- 低血容量（Hypovolaemia）。
- 缺氧（Hypoxia）。
- 低温 / 高热（Hypo/hyperthermia）。
- 低钾血症 / 高钾血症（Hypo/hyperkalaemia）。
- 张力性气胸（Tension pneumothorax）。
- 压塞（Tamponade）——心脏。
- 血栓形成（Thrombosis）——心脏或肺。
- 毒素（Toxins）。

在等待救护车到来期间，急诊科主治医师建议你为患者做好溶栓治疗的准备。

五、支持心脏停搏时溶栓治疗的证据有哪些?

（一）支持溶栓治疗

- 2006 年的一项荟萃分析分析了一项前瞻性和 7 项回顾性队列研究，发现 CPR 期间给予溶栓治疗可以明显改善 ROSC 率，因为它可以改善 / 重建闭塞的冠状动脉血流。其中 7 项研究使用组织型纤溶酶原激活剂（tissue plasminogen activator，tPA），一项研究使用重组型 tPA，并联用肝素、阿司匹林或使用肝素 / 阿司匹林抗凝。正如预期的那样，溶栓治疗组发生严重出血（其定义是出血程度危及生命或需要输血）风险较高。然而，并无明确证据表明继发性出血会导致死亡。从理论上讲，出血风险也较低，这是由于这一组患者固有的幸存者偏差（例如，接受溶栓治疗的患者生存率虽然提高但出血风险也随之增加）。

（二）反对溶栓治疗

■　2008 年的一项多中心双盲心脏停搏后溶栓治疗试验（thrombolysis in cardiac arrest，TROICA）表明，与安慰剂相比，使用替奈普酶并未改善预后。该项试验在招募了 1 050 例患者后因无效而提前终止，并且治疗组颅内出血的发生率较高。由于该项试验的选择标准有局限性，因此未能明确回答这一问题。此外，该试验因刻意避免使用阿司匹林和 / 或肝素抗凝而受到了批评。

六、我们是否应该对所有心脏停搏患者立即进行冠状动脉造影？

冠状动脉造影推荐用于 ST 段抬高的 OHCA 幸存者，并根据具体情况实施经皮冠状动脉介入治疗。然而，CA 对非 ST 段抬高患者的益处尚不清楚。重要的是，如果不能立即提供其他复苏后治疗设施或设施无法立即到位，则不要推迟其他复苏后治疗措施。

医护人员对患者盖瑞进行了交接，并描述患者是一个积极的、健康状况良好的人。既往病史包括已接受治疗的高血压和高胆固醇血症。患者接受了气管插管，潮气量为 500 mL，RR 为 12 次 /min。患者无自主呼吸。监测显示 HR 100 次 /min，脉搏血氧饱和度为 99% ~ 100%，BP 100/50 mmHg。当你给盖瑞做检查时，ECG 和 IBP 监测趋于平缓，二氧化碳描记图显示降至 0。你立即检查中心脉搏，宣布患者心脏停搏。医疗团队根据英国复苏委员会的指南开始标准成人高级生命支持（advanced life support，ALS）。

七、描述超声心动图是如何帮助鉴别心脏停搏的

对经验丰富的医师而言，10 秒脉搏测定为进行重点超声心动图检查提供了机会。重点超声心动图可以帮助确定以下情况：

■　**心室颤动**——细小的心室颤动有时会被误认为是心脏停搏，可通过重点超声心动图检测出来。这有可能避免心脏除颤延迟。

■　**低血容量**——通常情况下，LV 体积小、充盈不足，下腔静脉完全

塌陷，提示需要积极的液体复苏并且需要寻找病因。

- **心脏压塞**——如果发现心包积液，应考虑立即引流，因为心脏停搏期间可能不存在心脏压塞的特征性表现。现有证据（ I 类）提示，心包穿刺术应在 US 引导下进行，因为在经验丰富的医师的操作下，可以显著降低并发症的风险。
- **PE**——右心室功能障碍（在无 LV 疾病或已知肺部疾病的情况下）提示可能存在 PE。在极少数情况下，右心房 /RV、肺动脉或两处均有血栓可证实诊断。

八、你能使用重点超声心动图预测心脏停搏吗？

如重点肋缘下超声心动图所示，心脏活动完全消失，即"心脏静止"，提示预后极差。在这一案例中，可利用 M 型超声心动图显示心肌运动消失，图像类似于"条形码"。

> 经过 3 个周期 CPR 和 3 次电击除颤后，盖瑞恢复了 ROSC。患者需要正性肌力药支持来维持 BP。盖瑞病情逐渐稳定后，你将他安全地转移到 ICU 进行复苏后干预。你成功为患者插入了 CVC 和动脉导管。ABG 分析（FiO_2 为 1.0）结果显示 pH 值为 6.9，PaO_2 为 55 kPa，$PaCO_2$ 为 7.1 kPa，HCO_3^- 为 8 mmol/L，碱剩余 — 20 mmol/L，乳酸为 15 mmol/L。

九、你如何解读 ABG 结果？

ABG 清楚地显示了严重的混合代谢性和呼吸性酸中毒，这是 OHCA 患者的常见表现。通过有效的机械通气，可以缓解与呼吸骤停初期相关的严重的高碳酸血症（降低 $PaCO_2$）（假设 CO 足够）。碳酸氢盐减少和碱的大量缺乏反映了患者血液中存在的生理缓冲液，其目的是中和产生的大量氢离子（酸）。乳酸的增加主要是由于外周组织的无氧代谢增加。高 PaO_2 反映高氧血症，特别是在吸入氧浓度为 1.0 的情况下。

十、高氧血症和心脏停搏的潜在关联是什么？

2018 年的一项系统综述和荟萃分析分析了 2008—2017 年发表的 16 项观察性研究，这些研究共包括 40 573 例成年患者。其中 6 项研究仅招募 OHCA 患者，8 项研究招募 OHCA 和院内心脏停搏（in-hospital cardiac arrest，IHCA）患者，其余 2 项研究仅招募 IHCA 患者。作者设法对其中 10 项研究进行了定量分析，得出了下列结论：

- 停搏期间的高氧血症与较低的死亡率相关。
- 停搏后高氧血症与较高的死亡率相关。

在另一篇关于高氧血症对心脏停搏患者影响的系统综述中，一些研究表明，在 CPR 期间或心脏停搏后 24 小时内预后不良与高氧血症之间没有关联。然而，他们也发现严重高氧血症（定义为 $PaO_2 > 39.9$ kPa）似乎与院内死亡率增加独立相关。

目前，没有高水平证据证明高氧血症影响 OHCA 患者的预后。复苏后护理期间发生的高氧血症可能与较低的生存率和较差的神经预后相关。

十一、讨论将体温控制在 33 ℃对 OHCA 昏迷患者的作用

目标体温管理 2（targeted temperature management 2，TTM 2）试验调查了 1 850 名昏迷的 OHCA 幸存者。简而言之，他们发现 6 个月时，与目标性体温管理治疗（防止体温超过 37.7 ℃）相比，33 ℃的目标性低温治疗并未降低死亡率。目前唯一推荐的干预措施是，对于仍处于昏迷状态的 OHCA 患者，应在 72 小时内积极治疗发热（> 37.7 ℃）。

十二、将 OHCA 昏迷患者的 MAP 维持在目标值有什么作用？

心脏停搏和复苏后的二氧化碳、氧气和平均动脉压（carbon dioxide，oxygen and mean arterial pressure after cardiac arrest and resuscitation，COMACARE）试验对正常低值组（65 ~ 75 mmHg）和正常高值组（80 ~ 100 mmHg）进行了研究。研究人员将 48 小时后出现的神经元特异性烯醇化酶（neuron-specific enolase，NSE）（稍后讨论）作为主要结果，将 6 个月后的神经系统预后作为次要结果之一。一旦进入 ICU，就可以将 BP 控制在一定水平。他们发现，两组在血清 NSE 浓度或所有次要结果方面没有差异。

> 你决定将盖瑞的 MAP 目标值定为 75 mmHg。入院第 3 天，尽管已经停用镇静药超过 24 小时，但盖瑞并没有表现出任何神经系统恢复的体征。你与他的妻子和女儿会面，谈论他的预后情况。

十三、我们可以使用哪些检查预测 OHCA 患者的神经系统不良预后？

理想情况下，我们应在心脏停搏后 72 小时进行预测，此时患者已停用镇静药、体温正常，且导致昏迷或肌肉松弛的其他原因已得到纠正。

■ **瞳孔对光反射**（pupillary light reflex，PLR）——72 小时内 PLR 消失是心脏停搏后神经系统预后不良的有力预测指标。其特异性高，但敏感性低。该检查依赖操作者，是一项定性测试，人们对其在神经系统预后预测方面的可重复性有所保留。一种使用 PLR

的新方法是自动红外线瞳孔测量法，它能对瞳孔大小、PLR 和收缩速度进行定量测量。最近的研究表明，与临床医师进行的标准 PLR 测量相比，该技术具有更高的特异性和敏感性。

■　**角膜反射**——双侧角膜反射缺失提示神经预后不良。然而，由于这种反射比 PLR 更容易受到镇静药和肌肉松弛药残留作用的影响，因此特异性较低，敏感性也较低。

■　**肌阵挛**——不良的神经预后往往与心脏停搏后 48 小时内发生的肌阵挛持续状态（定义为全身性肌阵挛持续 30 分钟以上）有关。肌阵挛只能与其他指标联合使用，其预测能力不如 PLR。当出现肌阵挛时，建议使用 EEG 排除其他良性形式的缺氧后肌阵挛（如兰斯 - 亚当斯综合征）。

■　**EEG**——在昏迷患者中，ROSC 后 77 小时（中位时间）内识别爆发抑制和背景抑制（有无周期性放电）预测神经预后不良，特异性为 100%，敏感性为 50%。最近的证据表明，心脏停搏后 24 小时内的连续 EEG，出现等电、低压或相同爆发的爆发抑制可以预测 6 个月时的不良神经预后。然而，这些发现的敏感性较低。EEG 也有助于排除昏迷患者缺氧后的癫痫活动。

■　**脑电双频指数**（bispectral index，BIS）——这种形式的自动 EEG 分析用于监测麻醉深度。在清醒的患者中，其最大值是 100，最小值是 0，类似于无脑电信号，波形平坦的 EEG。最近的研究表明，如果 BIS 为 0 的总持续时间超过 30 分钟，则预示着神经预后不良，具有 100% 的特异性和高于 60% 的敏感性。

■　**短潜伏期躯体感觉诱发电位**（short-latency somatosensory evoked potential，SSEP）——在 ROSC 后 72 小时进行预测时，双侧缺乏 N20 波（20 毫秒的负峰）是最稳健的预测因子之一。它预测不良的神经预后有较高的准确性和精确性。与其他方式一样，SSEP 的敏感性较低（很少超过 50%）。与 EEG 相比，镇静对 SSEP 的影响较小，但容易受到电干扰。

■　**NSE**——这是糖酵解酶烯醇化酶的细胞特异性同工酶，对神经元和周围神经内分泌细胞具有高度特异性。烯醇化酶有三种同工酶，其中 γ 烯醇化酶具有神经元特异性。NSE 已被证明可以提供脑损伤的定量测量和 / 或改善 OHCA 昏迷幸存者的诊断和预后。NSE 不受低温或镇静的影响，但受溶血的影响。高水平的 NSE（＞ 97 ng/mL）对不良预后的阳性预测值为 100%。该检查方法不能常规应用，应与其他可预测神经不良预后的检查方法结合使用。目前建议在多个时间点（例如，在 24 小时、48 小时和 72 小时的时间节点）进行采样，以降低假阳性结果的风险，假阳性结果可能发生在有神经内分泌肿瘤和小细胞癌的情况下。

■ **神经丝轻链蛋白**（neurofilament light chain，NFL）——在 24 小时内，这种新型生物标志物是预测 6 个月后神经系统预后不良的高度特异性指标。与 NSE、脑部 CT、SSEP、EEG 和临床检查相比，它具有更高的预测价值。

■ **脑部 CT**——脑灰质 / 白质界限不清提示脑水肿，是缺氧缺血性脑损伤的主要表现之一。灰质与白质密度的比值（gray-to-white matter ratio，GWR）可用于预测这些患者的神经系统预后。事件发生后 24 小时的检查显示，GWR < 1.22 可预测院内死亡率，特异性高达 98%，但无法区分幸存者预后好坏。目前，关于何时为心脏停搏患者进行脑部 CT 预测神经系统预后尚未达成共识。在未进行标准 GWR 检查的情况下出现全身性水肿可预测神经系统预后不良［格拉斯哥 - 匹兹堡脑功能（cerebral performance categories，CPC）评分 3 ~ 5 分）］，其特异性非常高，而敏感性则较低。如果在 ROSC 后 24 小时至 7 天内也出现这些症状，则特异性和敏感性会进一步提高。

■ **磁共振成像**（MRI）——现行指南建议在 ROSC 后 2 ~ 5 天应用 MRI 预测预后。现代证据表明，在 ROSC 后 3 小时内应用 MRI 可以预测神经系统预后。然而，在预后研究中，使用 MRI 的证据在预后研究中容易出现选择偏倚，因为 MRI 仅限于在心脏停搏后病情不稳定的患者中使用。此外，只有在专科中心与其他预测措施结合使用时，才建议使用 MRI。

重要的是要记住，在具有挑战性的情况下，联合使用以上检查和临床结果（如器官衰竭）将有助于准确预测患者神经系统预后。

十四、哪些检查结果（如果有的话）可能提示神经系统预后良好?

尽管大多数工作都是为了确定不良神经系统预后的标志物，但提示神经系统预后良好的预测因子最近获得了认可（它们尚未被纳入任何国际指南）。

■ 存在早期 EEG 反应。

■ ROSC 后 1 ~ 2 天听觉辨别能力提高（分析 EEG 对听觉刺激的反应）。

■ ROSC 后 1 周内 MRI 无扩散加权成像异常。

十五、描述脑功能分类量表

脑功能分类（cerebral performance category，CPC）量表用于评估心脏停搏患者的神经系统预后（表 2-10-1）。

表 2-10-1   **CPC 量表**

类别	脑功能表现
1	脑功能良好、清醒，能够正常工作和生活，但可能有轻度的心理或神经缺陷
2	中度脑功能残疾，但脑功能足以独立完成日常活动（例如，乘坐公共交通工具）。可能能在特定环境中工作
3	严重的脑功能残疾，但需要依赖他人日常帮助，严重程度可能从行动不便到瘫痪不等，通常住在医疗机构中
4	永久昏迷或植物状态
5	经确认脑死亡或死亡

十六、CPC 与心脏停搏后的长期预后有何关系？

对哥伦比亚大学医疗中心 2008 — 2015 年收治的 300 多名患者进行研究会发现，出院时的 CPC 无法预测临床预后。约 50% 的患者有轻微或者无神经 / 心理缺陷，但 1 年后的预后仍然不佳。

十七、描述改良兰金量表

改良兰金量表（modified Rankin Scale，mRS）旨在综合考虑生活质量和生存率，是广泛应用于 OHCA 研究的另一种工具。该量表采用 7 分制，分数越低，患者恢复得越好，并且已被证明在评分者之间具有一致的可靠性。没有任何症状的患者被评 0 分，死亡患者被评 6 分。一般认为 0 ~ 3 分表明患者预后良好。

十八、使用 CPC 和 mRS 等量表对 OHCA 患者的预后进行分类有什么缺点？

重要的是要理解，这些量表严格使用客观指标来描述预后情况，但从本质上讲，却是主观的。这些简化的评估方式显然没有考虑到患者或其直系亲属感知或经历到的神经残疾状态。

第 5 天，盖瑞开始出现神经功能恢复的表现，并在心脏停搏 8 天后成功拔管，随后出院。6 个月后，他可以相对独立地活动，但在记忆力和回忆方面还存在轻微问题。

十九、延伸阅读

■ *Advanced Life Support*, 8e. London: Resuscitation Council UK. Definitive guide to resuscitation practices in the UK.

■ Sandroni, C., Nolan, J., Andersen, L. et al. (2022). ERC-ESICM guidelines on temperature control after cardiac arrest in adults. *Intensive Care Med*. 48: 261–269. Informative rapid practice guideline regarding temperature control.

案例 11

低钠血症患者

早上交接班时，你得知格拉迪斯的情况。她是一名 80 岁的患者，刚到你们医院的 HDU 治疗重度低钠血症。患者在入院前 7 天因心力衰竭症状（包括足部水肿）使用呋塞米。她和丈夫住在一起，在齐默式（Zimmer）助行架的帮助下能够围绕房屋走动，但因为害怕摔倒，所以她很少离开家。她有轻度意识错乱，实验室确认她的血清钠浓度为 105 mmol/L。

一、低钠血症的定义

低钠血症是指血清钠浓度低于 135 mmol/L。低钠血症是住院患者最常见的电解质紊乱。

二、根据血清钠浓度、发生时间、症状、血浆渗透压和容量状态对低钠血症进行分类

见表 2-11-1。

三、根据症状的严重程度对低钠血症进行分类讨论和描述

见表 2-11-2。

一些重度低钠血症患者可能临床症状较轻，而其他中度低钠血症患者可能有明显的神经症状。老年患者易出现非特异性症状（如恶心、乏力、厌食等），如有以上症状，则需考虑低钠血症的可能。建议以临床症状和体征为指导干预低钠血症，而不是以低钠血症的严重程度为指导。临床医师应考虑与脑水肿相关的所有症状，这些症状可出现在中度或重度症状性低钠血症患者中。

表 2-11-1 **低钠血症的分类**

分类依据	类别	参数 / 临界值
血清钠浓度	轻度	130 ~ 135 mmol/L
	中度	125 ~ 129 mmol/L
	重度	< 125 mmol/L
发生时间	急性	< 48 h
	慢性	> 48 h
症状	"中度症状"	任何程度的血清钠降低伴中度低钠血症症状
	"重度症状"	任何程度的血清钠降低伴重度低钠血症症状
血浆渗透压	低渗性	< 275 mOsm/kg
	非低渗性	≥ 275 mOsm/kg
容量状态	高血容量	临床评估
	正常血容量	
	低血容量	

根据容量状态对低钠血症进行分类是不明确的。在这种情况下，通常不清楚容量状态是指细胞外液（extracellular fluid，ECF）容量、有效循环容量（effective circulating volume，ECV）还是指体内总水量。一个能够减少歧义的潜在解决方法是使用术语 ECV 和 ECF。

表 2-11-2 **根据症状的严重程度对低钠血症分类**

严重程度	症状
轻度	无特异性或可能不存在
中度	恶心但不呕吐
	头疼
	意识错乱
重度 （血清钠浓度 > 130 mmol/L，发生概率极小）	心肺骤停
	呕吐
	意识水平降低（GCS ≤ 8）
	癫痫发作
	异常的深度嗜睡

四、钠稳态失衡的病理生理学表现是什么，该病例出现这种情况的可能原因是什么？

大多数钠失调的基本原理都是水分摄入和水分排泄之间出现不平衡。血浆渗透压通过严格调节的水分摄入和水分排泄机制（例如，通过增加或减少 ADH 的释放），维持一个接近恒定的水平。

在此案例中，重度低钠血症很可能是患者使用呋塞米治疗高血压所致（尽管噻嗪类利尿剂是更常见的致病药物）。呋塞米通过阻断亨利襻（升支粗段）管腔膜侧的钠－钾－氯共转运体起作用。通过阻断这一受体，呋塞米通过两种机制增加尿中水、钠、钾、氯和其他电解质的排出量：

■ 更多的溶质输送到远端肾单位。这些溶剂如同渗透剂，阻止水分的重吸收。

■ 髓袢液体渗透压的增加减少了亨利袢对髓质间隙内离子的吸收。这反过来又会破坏逆流倍增系统。

这两种效应也会降低肾脏稀释或浓缩尿液的能力。

> 在对格拉迪斯进行复查之前，你要查看她的医疗记录和已安排的血液检查结果。

五、正常的血浆渗透压是多少？

血浆渗透压的标准参考范围为 280 ～ 296 mOsm/kg。正常血浆渗透压受严格控制，在健康人群中，血浆渗透压的全天变化小于 0.5%。血浆渗透压（血浆渗克分子浓度）的计算公式如下：

估计血浆渗克分子浓度＝（2× 血清钠＋血清葡萄糖）＋血清尿素

从这一关系可以明显看出，在健康状况下，血浆渗透压主要取决于血清钠浓度（约占细胞外渗透压的 94%）。然而，在存在肾脏疾病的情况下，应考虑血清尿素和血清葡萄糖浓度。

六、容量渗透浓度和重量渗透浓度的定义是什么，二者有什么区别？

容量渗透浓度是指每升溶剂中溶解的粒子数，用 mOsm 表示。重量渗透浓度是每千克溶剂中溶解的粒子数，用 mOsm 表示。

对于稀释溶液而言，两者之间的差异并不明显，例如，在考虑体液的生理特性时。然而，由于溶剂的容量随温度变化，容量渗透浓度被认为具有温度依赖性。由于重量渗透浓度是基于溶剂的质量，与温度无关，因此重量渗透浓度是生物系统中的首选术语。

七、为什么确定低钠血症是否为低渗性十分重要？

低渗性低钠血症的治疗方法与非低渗性低钠血症不同。非低渗性低钠血症患者不会发生脑水肿。

排除高血糖性低钠血症对这些患者也很重要。在血清葡萄糖浓度升高的情况下，有几种公式可用于校正血清钠浓度。

在估算血浆渗透压时，低钠血症可分为低渗性、等渗性或高渗性。这是因为估计值取决于存在哪些渗透压活性因素，以及是否将其纳入计算。

相反，测定的血浆渗透压＜ 275 mOsm/kg 往往能够证实低钠血症为低渗性。

八、生理学上是如何维持正常血浆渗透压的?

在考虑机体如何处理细胞内和细胞外液体容量的变化时，应牢记维持血浆渗透压的两个基本原则。

- 由于细胞膜对许多溶质（如钠和氯）几乎完全不渗透，因此细胞内外中的渗透克分子（完全解离并溶解于水中的物质的量）保持相对恒定。
- 由于水能够快速穿过细胞膜，因此在人体细胞内外之间不存在渗透梯度，细胞内外之间的渗透压几乎完全相等。例外是肾髓质，因为它需要浓缩尿液，因此渗透压比身体的其他部位大得多。

牢记这些原则，为维持正常的血浆渗透压而发生的生理变化可以总结如下：

- 血浆渗透压的变化由位于下丘脑前部视上核附近的一种名为渗透压感受器的特殊细胞感知（渗透压升高会导致它们收缩）。这些下丘脑渗透压感受器再按比例刺激位于视上核和室旁核的细胞。
- 视上核和室旁核都有轴突且投射至垂体后叶。神经元受到刺激后，膜对钙离子的通透性增加。这导致储存的 ADH 释放增多。
- ADH 的循环水平会影响进入肾脏收集管的水通道蛋白（水通道）的比例，从而改变其对自由水的渗透性，结果导致肾脏排出浓缩 / 低容量或稀释 / 高容量尿液能力受到影响。

渗透压感受器可以快速检测到渗透压的变化，导致 ADH 在几分钟内显著增加。此外，由于细胞外液渗透压增加，渗透压感受器会产生口渴反应。

九、描述 ADH 是如何工作的

ADH（又称精氨酸升压素）与 ADH Ⅱ 型受体（type 2 vasopressin receptor，V2R）结合，通过刺激 G 蛋白偶联机制激活环腺苷酸（cyclic adenosine monophosphate，cAMP），进而使蛋白激酶 A 活性增加，结果导致水通道蛋白 2 通道开放，肾脏集合管的水通透性增加（图 2-11-1）。

在健康状态下，肾脏可以极大地改变尿浓度，从最大活动时的 1 200 mOsm/kg 到低至 50 mOsm/kg。然而，在患病状态下，如在危重患者中，这一范围明显缩小。这一点很重要，因为当每日溶质负荷发生变化时，肾脏对这些变化做出反应的能力会减弱，从而导致维持血清钠浓度在正常范围内的能力也减弱。

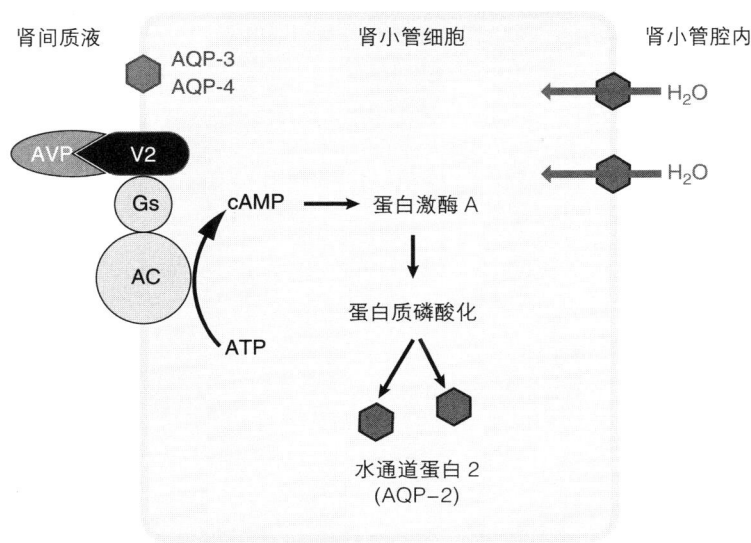

水通道蛋白 3 和 4 通道允许水分排出细胞。这些水通道蛋白的调节似乎独立于精氨酸升压素（arginine vasopressin，AVP）。AC，腺苷酸环化酶；AQP-3/AQP-4，水通道蛋白 3 和 4 通道；AVP，精氨酸升压素或 ADH；cAMP，环腺苷酸；G，G 刺激蛋白；V2，血管升压素 V2 受体。

图 2-11-1　ADH 对肾小管细胞的作用

资料来源：Theophilus Samuels。

十、还有哪些因素影响 ADH 的合成和释放？

如前所述，血浆渗透压起着重要作用，但在动脉 BP 低和有效动脉容量低的情况下，可以同样甚至更有力地刺激 ADH 释放。因此，低血压患者血浆渗透压低但 ADH 循环水平高是合理的。其他可以增加 ADH 水平的因素包括疼痛、压力、缺氧、高碳酸血症、恶心和药物（如肾上腺素）。

> 在查看了医疗记录和检测结果之后，你去复查格拉迪斯。她的血浆渗透压为 233 mOsm/kg。她现在昏昏欲睡，GCS（E3、V3、M5）降低至 11，因此你认为她因低渗性低钠血症而出现严重症状。

十一、描述重度症状性低钠血症的干预措施

无论病因是什么，也无论是急性还是慢性，有严重症状的低钠血症患者都需要立即接受治疗和适当的临床监测（图 2-11-2）。

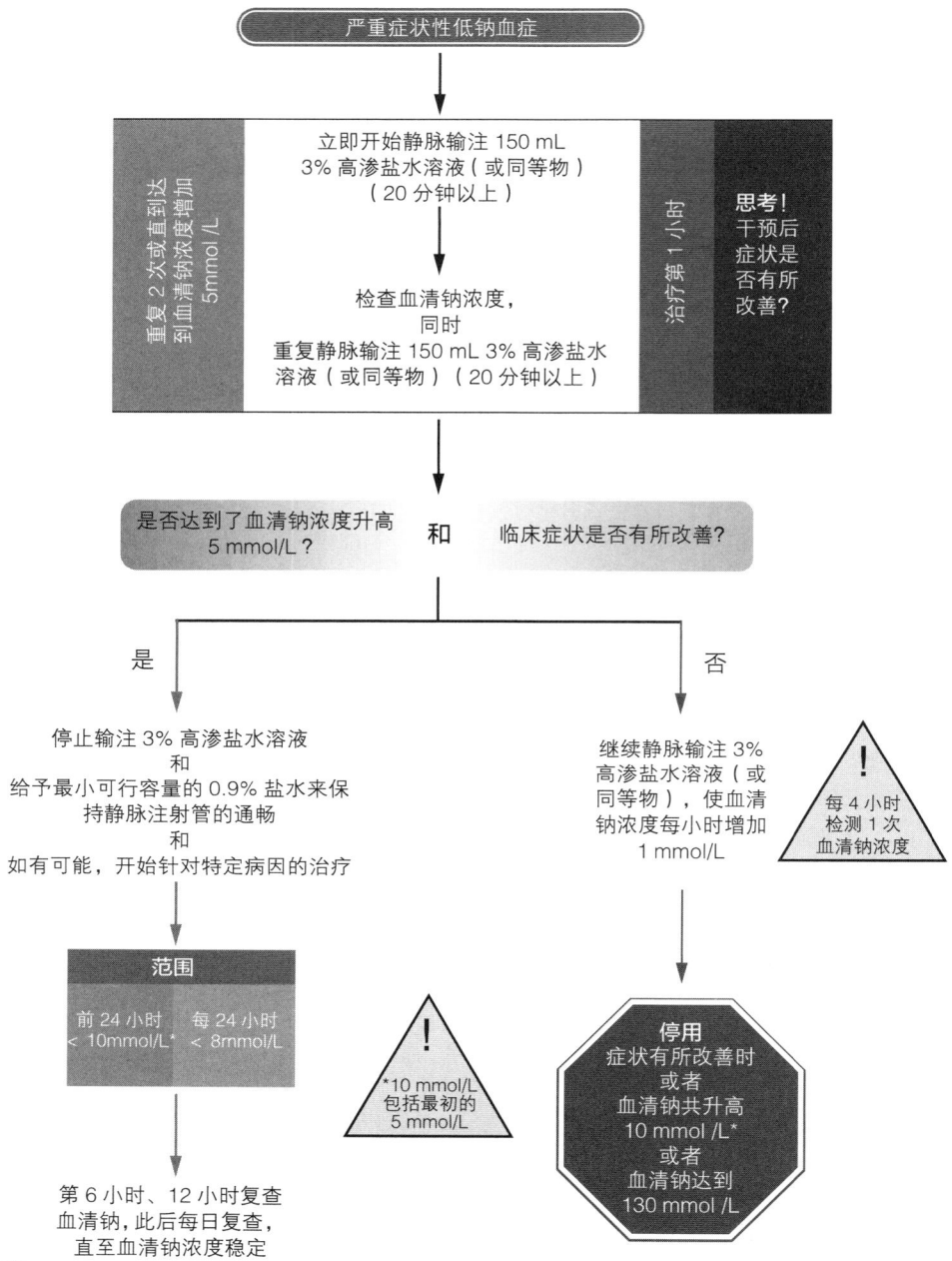

图 2-11-2　**重度症状性低钠血症的干预流程**

理想情况下，应预先准备 150 mL 3% 高渗盐水袋，确保随时可用。

配制 3% 高渗盐水溶液耗时，且在计算所需氯化钠（NaCl）的正确用量时容易出错。重度低钠血症的症状见正文。

资料来源：Theophilus Samuels。

目前推荐的指导目标是在治疗的第 1 小时内将血清钠浓度提升 5 mmol/L。理想情况下，这一阈值可将脑水肿的直接风险降至最低，并且可以降低渗透性脱髓鞘和纠正过快的风险。

这可以通过静脉注射 150 mL 3% 高渗盐水溶液（或同等物）（20 分钟以上）来实现。完成第一次输注后，建议在测定血清钠水平的同时，开始第二次输注 150 mL 3% 高渗盐水溶液。整个过程可重复 2 次，直至血清钠浓度升高 5 mmol/L 或症状有所改善（以先达到的指标为准）。如果实现了这一目标，则停止输注 3% 高渗盐水溶液，并给予最小可行容量的 0.9% 盐水来保持静脉注射管的通畅，直至开始针对特定病因的治疗。

在治疗开始后的 24 小时内，血清钠浓度的升高值应限制在 10 mmol/L 以下（包括最初的 5 mmol/L）。随后应将每 24 小时血清钠浓度的升高值限制在 8 mmol/L，直至达到 130 mmol/L。

> 格拉迪斯接受了上述治疗，在治疗的第 1 小时内，血清钠增加了 5 mmol/L。然而，患者的临床症状并无改善。通过临床评估，你没有发现导致 GCS 低的其他明显原因。

十二、对于她的重度症状性低钠血症，你接下来要做什么？

请记住，症状严重的患者可能不会立即好转，因为大脑需要一段时间来恢复。

然而，尽管格拉迪斯的血清钠浓度增加了 5 mmol/L，但临床症状未见改善，仍需要继续输注 150 mL 3% 高渗生理盐水溶液（或同等物）。目标是血清钠浓度每小时增加 1 mmol/L，直至症状改善，血清钠浓度共增加 10 mmol/L，或达到 130 mmol/L，以先达到的指标为准。如需继续输注 3% 高渗盐水，最好是每 4 小时检测 1 次血清钠浓度（图 2-11-2）。

如果患者的症状在血清钠浓度升高 10 mmol/L（包括最初的 5 mmol/L）后仍未改善，则症状可能不是由低钠血症所致，应寻找其他原因。

十三、延迟或过快纠正低钠血症会带来哪些问题？

钠水平快速下降导致的严重低钠血症，若延迟纠正，可能超过大脑的渗透性适应能力。这可能导致不可逆的脑损伤，并因持续性脑水肿而死亡。在不考虑保护患者免受脑水肿神经后遗症影响的情况下，过快纠正可导致治疗后 3 ~ 10 天出现渗透性脱髓鞘综合征（osmotic demyelination syndrome，OMS）。因此，这种情况可能发生在脱离重症监护后。OMS 的特点是在 MRI 上脑干表现出特殊异常，其临床表现为：

- 意识水平波动。
- 假性延髓麻痹。

- 构音障碍。
- 共济失调。
- 吞咽困难。

OMS 对患者及其家人来说是极其痛苦的，而且往往是不可逆转的。

十四、列出 OMS 的危险因素

缩写词 CCHASM 的含义如下：

- 慢性低钠血症（Chronic hyponatraemia）。
- 肝硬化（Cirrhosis）。
- 低钾血症（Hypokalaemia）。
- 酗酒（Alcoholism）。
- 血清钠 < 105 mmol/L（Serum sodium）。
- 营养不良（Malnutrition）。

十五、如果血清钠浓度增加过快（即纠正过快）怎么办?

尚缺乏有关过快纠正血清钠浓度的证据。若出现过度过快纠正，可使用无电解质水（如 5% 葡萄糖溶液）和 / 或去氨加压素（desmopressin，DDVAP）降低血清钠浓度。

然而，强烈建议在出现过度过快纠正后尝试重新降低血清钠浓度之前征询专家意见。此外，过度纠正可能表明存在复杂病例。因此，进一步治疗的效果可能更难预测，应与经验丰富的医疗专业人员讨论。

在持续治疗的 3 小时内，格拉迪斯的意识水平得到了改善，变得更加清醒，反应更加迅速。在接下来的 24 小时内，患者的血清钠浓度持续升高。会诊医师让你检查患者低钠血症的原因。

十六、解释血清和尿液中的电解质浓度是如何帮助确定钠失调病因的

首先，重要的是要理解最终决定水分净排泄的是尿液中电解质的浓度，而不是渗透压。因此，例如，在尿液渗透压高的情况下仍可能发生自由水的净损失，而高渗透压本身是溶质（如尿素）过多而电解质较少的结果。因此，如果尿液中电解质的浓度低于血清中电解质的浓度，则表明自由水正在排出。相反，当自由水没有从尿液中排出时，尿液中电解质（如钠和钾）的浓度往往会大于血清中的浓度。

十七、哪些尿液检查可帮助判断低钠血症的原因？

尿液渗透压和尿钠浓度可帮助诊断低钠血症的原因（图 2-11-3）。对于有症状的低钠血症患者，治疗优先于检查，可在患者病情稳定后进行检查。

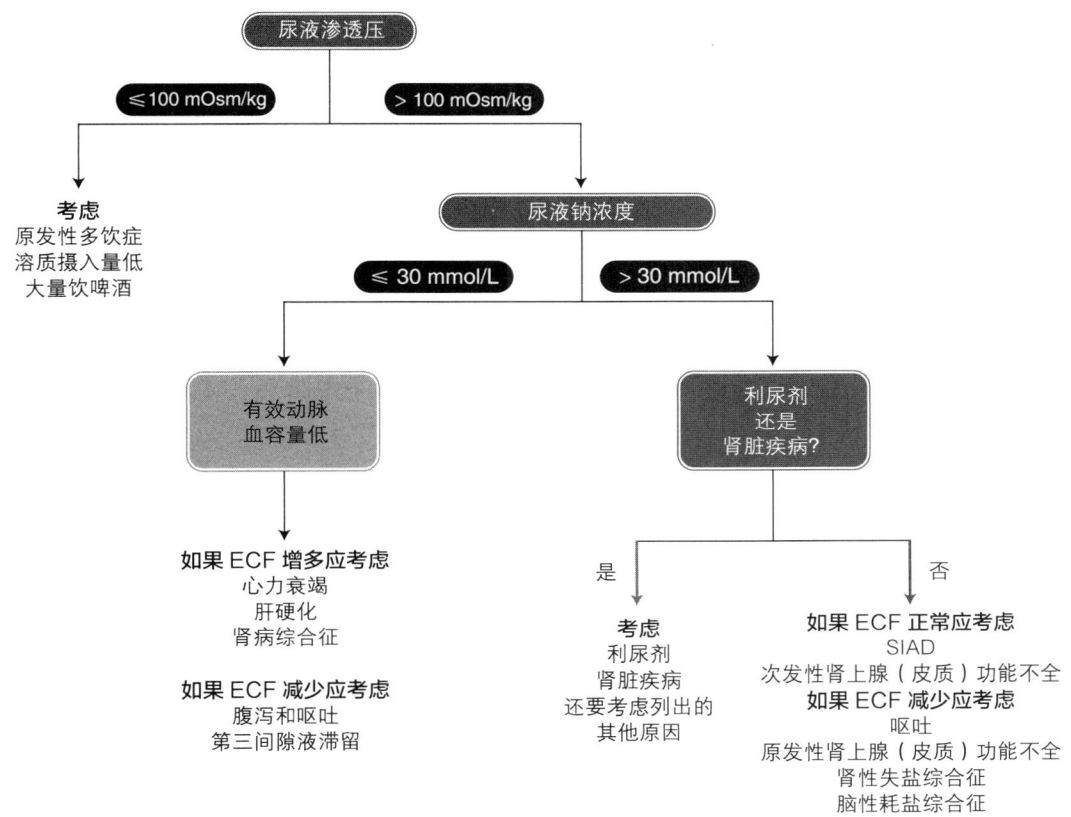

图 2-11-3　**低钠血症的诊断流程**

ECF，细胞外液；SIAD，抗利尿激素不适当分泌综合征。

资料来源：改编自 Spasovski, G., et al. (2014). Clinical practice guideline on diagnosis and treatment of hyponatraemia. Eur. J. Endo. 170: G1–G47.

（一）尿液渗透压

- ■　作为一种简单的方法，它可以方便快捷地确定液体摄入量相对于溶质摄入量是否过多。
- ■　建议将其作为低钠血症诊断检查的第一步。
- ■　单次尿液样本的尿液渗透压为 100 mOsm/kg，通常表明尿液稀释程度最大（如过量饮水或大量饮啤酒）。
- ■　如果尿液渗透压高于 100 mOsm/kg，要想确定根本原因，则下一步是测定单次尿液样本上的钠浓度。

（二）尿液钠浓度

■ 尿液和血清样本应在同一时间采集，以便对数值做出正确的解释。

■ 尿液钠浓度阈值为 30 mmol/L，在确定容量状态时具有良好的敏感性和可接受的特异性。

■ 小于或等于 30 mmol/L 表明，即使是使用利尿剂的患者，有效动脉血容量也较低。

■ 同时使用利尿剂可能使尿液钠浓度的解读变得困难，但仍应将利尿剂视为低钠血症的一个促成因素。

> 入院第 4 天，格拉迪斯晨起血清样本中钠浓度为 136 mmol/L。当她出现严重的意识错乱和激越，并出现幻觉时，你被告知需要对他进行复查。你和护理人员认为格拉迪斯现在发生了谵妄。她的 RASS 为 + 3。

十八、对 RASS 进行描述

RASS 是一种可用于评估重症患者清醒程度和激动行为的量表。RASS 的范围为 − 5 ~ + 4（表 2-11-3）。尽管 RASS 可用于所有住院患者，但更常用于机械通气的患者，以避免镇静过度或不足。机械通气患者的 RASS 一般为 − 2 ~ 0：

■ 最大限度地减少镇静。

■ 降低死亡率。

■ 缩短机械通气时间。

■ 缩短 ICU 住院时间。

RASS 已被验证可与 ICU 意识错乱评估法（Confusion Assessment Method for ICU，CAM-ICU）一起使用（稍后讨论）。

表 2-11-3　**RASS**

+ 4	好斗	公然好斗或制造暴力，对医务人员构成直接威胁。
+ 3	非常激越	拔管或对工作人员表现出攻击性行为。
+ 2	激越	频繁无目的运动或患者与呼吸机不同步。
+ 1	躁动	焦虑或忧虑，但动作不具攻击性或不剧烈。
0	清醒和平静	
− 1	昏昏欲睡	不完全清醒，但持续（ > 10 秒）听到声音，有眼神交流。
− 2	轻度镇静	无法维持清醒（ < 10 s），有眼神与声音的交流。
− 3	中度镇静	有动作和声音的交流（但没有眼神交流）。
− 4	重度镇静	对声音没有反应，但对物理刺激有动作反应。
− 5	昏迷	对声音或物理刺激无反应。

十九、什么是谵妄?

谵妄是指短时间内出现的意识、注意力和认知障碍,症状常具有波动性,并与知觉变化(如幻觉)相关。

二十、谵妄有哪些不同的亚型?

临床上已经确定了三种亚型:

- **活动抑制型谵妄**可能是最常见的类型,因为它经常被误诊,据报道有 66% ~ 84% 的患者未被发现。通常情况下,患者表现出合作和被动,但会有注意力不集中、反应能力下降和思维混乱的表现。
- **活动亢进型谵妄**是谵妄的一种更常见、更容易发现的类型,但相较于其他类型的谵妄来说十分少见,纯粹的谵妄更为罕见。顺便说一句,这一亚型的总体预后较好。患者可能出现幻觉、激越、好斗和不合作,这可能会给患者自身和医务人员带来人身伤害的潜在风险。
- **混合型谵妄**,顾名思义,通常表现为攻击性行为和意识错乱交替出现。

二十一、谵妄在重症监护患者中有多常见?

在重症监护中,谵妄的发生率因特定患者人群而异,但在医学中,多达 80% 的患者受谵妄的影响。神经外科患者和创伤患者发生谵妄的风险较高。与医院的其他临床科室相比,重症监护患者谵妄发生率最高。机械通气患者的谵妄发生率可接近 70%,以混合型谵妄为主,其次为活动抑制型谵妄。

二十二、谵妄的危险因素一般有哪些?

(一)可改变的危险因素

- 缺氧。
- 高碳酸血症。
- 酸中毒。
- 感染。
- 脱水或便秘。
- 多重用药(包括使用阿片类药物、苯二氮䓬类药物和抗胆碱能药物)。
- 导尿管刺激。
- 尿潴留。
- 代谢紊乱(如低钠血症)。

（二）不可改变的危险因素

■　年龄。

■　认知衰退。

■　痴呆。

■　抑郁。

■　肝功能损害。

二十三、苯二氮䓬类药物在谵妄的发病过程中起到什么作用？

苯二氮䓬类药物被认为是在危重疾病期间导致谵妄的独立危险因素，而不同类别之间的风险差异不大。有证据表明，使用劳拉西泮时，即使使用小剂量，患者发展为谵妄的概率也很大。

二十四、我们如何在重症监护中筛查谵妄？

重症监护中有两种筛查谵妄的方法。这两种方法也在气管插管的患者中得到了验证。

■　CAM-ICU 能够对谵妄做出快速评估，医疗专业人员可在床旁轻松完成（据报告其特异性和敏感性分别为 81% 和 96%）。在重症监护中，必须先对镇静状况进行评估，如果 RASS ≥ − 3，则可以对谵妄进行评估。按照以下 4 个步骤依次评估谵妄的特征：

　　■　是否是急性起病，且症状呈波动性？向患者家属或护士询问患者的基线精神状态是否有任何变化，以及这种变化在一天中是否有所波动。如果发生了变化，则进行下一阶段的评估；如果没有变化，则患者 CAM-ICU 呈阴性。

　　■　患者是否难以集中注意力？要求患者在听到"ＳＡＶＥＡＨＡＡＲＴ"或"ＣＡＳＡＢＬＡＮＣＡ"中的字母"A"时握紧你的手。如果出现 3 个或 3 个以上的错误（即在听到字母"A"时没有握紧你的手或听到其他字母时握紧你的手），则继续下一阶段评估。如果出现 2 个或更少的错误，则患者 CAM-ICU 呈阴性。

　　■　患者的意识水平是否发生了改变？这实质上是第一阶段的 RASS 评分。只要不为 0（如清醒和平静），则认为患者 CAM-ICU 呈阳性，否则应进行最后一个阶段的评估。

　　■　患者是否思维混乱？这一阶段用于确定患者是否有思维混乱的情况（例如，谈话漫无边际或无关紧要）、思维混乱无组织性或想法转变不可预测。如果在这个阶段患者有 1 个以上的问题，则被视为 CAM-ICU 阳性。

■　**重症监护谵妄筛查量表**（Intensive Care Delirium Screening Checklist，ICDSC）评估患者的 8 项特征：

- 意识水平改变。
- 注意力不集中。
- 定向障碍。
- 幻觉。
- 精神运动性激越 / 精神运动性迟滞。
- 情绪 / 言语不当。
- 睡眠 / 觉醒周期紊乱。
- 症状波动。

据报道，ICDSC 的特异性和敏感性分别为 99% 和 66%。它需要花费一段时间收集信息，因此比 CAM-ICU 花费的时间更长。

格拉迪斯越来越激越，大声呼喊她的丈夫。她的 CAM-ICU 呈阳性。复查的紧急血清钠浓度检测结果为 136 mmol/L。血清钠浓度在 24 小时内保持稳定。

二十五、该如何控制谵妄？

一级预防仍然是减少谵妄及其相关并发症的最有效策略。然而，一些谵妄在许多重症监护患者中几乎不可避免。我们可以将对谵妄的干预分为非药物性干预和药物性干预。

（一）非药物性干预

尽早和广泛应用基本的患者干预原则是十分重要的。

- 早期活动。
- 减少不必要的噪声和刺激（尤其是在夜间）。
- 频繁调整方向。

通过每天有针对性地中断镇静（"镇静暂停"），减少重症监护患者对镇静和镇痛药物（如异丙酚和芬太尼）的使用，从而使 RASS 从 0 分（清醒和平静）降至 − 1 分（昏昏欲睡），此外，以目标为导向使用镇静被证明可以改善患者预后。然而，这需要与减轻疼痛（尤其是术后患者的疼痛）相平衡，因此，局部麻醉技术在这种情况下具有潜在的实用性，尽管这种应用尚未得到充分验证。在住院期间，让家属参与患者的护理可能有一定的益处，不仅对患者有益，而且对家属也有益，因为可以教会他们如何识别谵妄发作。

（二）药物性干预

药物可用于治疗谵妄的不适症状（通常是活动亢进型）。但是药物不能治疗谵妄本身。理想情况下，只有在非药物性干预措施已经用尽或被认为不适当时（例如，给自己和他人构成威胁的严重激越患者）才使用药物性干预。在这种情况下，一种常见的选择是丁酰苯类药物氟哌啶醇，它不抑制呼吸动力，而是通过部分阻断多巴胺 D2 受体发挥作用。与用于治疗谵妄的所有药物一样，几乎没有证据证明该药物的安全性和有效性，而且它可能具有精神活性作用，会延长认知障碍的持续时间，还可能降低患者的意识水平。

二十六、什么是 ICU 集束化干预?

事实证明，ICU 集束化干预有助于减少谵妄发作，完善疼痛干预措施，并减少对成年重症监护患者的长期影响。可使用首字母缩略词 "ABCDEF" 来描述有循证医学基础的集束化干预的内容:

- 对疼痛进行评估、预防和干预（Assess、Prevent and Manage Pain）。
- 自发觉醒试验（spontaneous awakening trial，SAT）和自主呼吸试验（spontaneous breathing trial，SBT）（Both Spontaneous Awakening Trials and Spontaneous Breathing Trials）。
- 镇痛和镇静的选择（Choice of Analgesia and Sedation）。
- 谵妄:评估、预防和干预（Delirium:Assess，Prevent and Manage）。
- 早期活动和锻炼（Early Mobility and Exercise）。
- 家庭参与和赋权（Family Engagement and Empowerment）。

经过对年龄、疾病严重程度评估和机械通气调整后，使用 "ABCDEF" 干预措施（www.iculiberation.org）已被证明可以提高生存率并增加无谵妄天数。然而，谵妄预防方案能否预防重症监护患者的谵妄，目前仍缺乏有力的证据。

二十七、在 ICU 发生谵妄的患者是否预后较差?

答案是肯定的。在重症监护患者中，谵妄已被证明是死亡率提高、住院时间延长、机械通气时间延长和长期认知损害的独立预测因素。重症监护患者谵妄持续时间较长，并且发生长期认知损害的风险最高。

> 护理人员怀疑格拉迪斯因定向障碍和缺乏家人陪伴（她一直在叫她结婚 55 年的丈夫）而出现谵妄。当天晚些时候，她的丈夫来看望她。他坐在她身边，握着她的手，温柔地和她说话，格拉迪斯变得更加放松和合作。她的谵妄不需要药物治疗，第二天便转入了普通病房。

二十八、延伸阅读

■ Spasovski, G., Vanholder, R., Allolio, B. et al. (2014). Clinical practice guideline on diagnosis and treatment of hyponatraemia. *Eur. J. Endo.* 170: G1–G47. Excellent evidence-based guideline for the management of hyponatraemia developed in conjunction with the European Society of Intensive Care Medicine.

■ Sessler, C., Gosnell, M., Grap, M. et al. (2002). The Richmond Agitation-Sedation Scale. *Am. J. Respir. Crit. Care Med.* 166: 1338–1344. Seminal paper evaluating the RASS in adult intensive care patients.

案例 12

癫痫持续状态患者

你被叫到抢救室复查一名年轻的男性患者。今晚早些时候，他在一家酒吧外被发现癫痫发作。一名旁观者将他置于复苏体位，并呼叫了救护车。他没有携带任何身份证件，看上去蓬头垢面，身边也没有朋友。护理人员为他放置了鼻咽和口咽导气管，并为他使用了两剂劳拉西泮。患者到达医院后，GCS 为 3，没有表现出严重的癫痫活动。但是现在患者癫痫再次发作了。

一、什么原因导致他癫痫发作？

■ **已知的癫痫**——全世界约有 6 000 万人患有癫痫，英国约有 50 万人患有癫痫。目前尚不清楚这名男子是否患有癫痫。他可能经常突发癫痫，也可能不遵医嘱服药。患者可能因感染或毒素等未知原因导致癫痫发作阈值降低。

■ **单发性癫痫或新发性癫痫**——大约每 20 名成年人中就有 1 人在一生中的某个时刻出现癫痫发作。这可能会（也可能不会）发展为癫痫，而癫痫可能会（也可能不会）持续人的一生。新发性癫痫多见于 20 岁以下或 65 岁以上的人。

■ **假性发作、人为制造癫痫发作或非癫痫性发作**——区分人为制造癫痫发作和癫痫发作非常困难。通常，出现人为制造癫痫发作的患者也会同时出现癫痫发作。对这些病例进行干预具有挑战性，因为过度治疗会使患者面临医源性损伤的风险（例如，使用苯二氮草类药物进行不必要的治疗会导致气道损伤和需要气管插管）。然而，不采取治疗可能会使患者面临气道阻塞的风险（即怀疑患者非癫痫性发作，但实际上患者的确因为真正的癫痫发作活动而导致 GCS 下降）。

■ **脑膜炎 / 脑炎**——脑膜炎是指脑膜出现了炎症。脑炎是指大脑出现了炎症。感染性原因包括细菌、病毒、真菌和寄生虫。非感染性原因包括系统性红斑狼疮，以及极少数情况下的药物反应（如使用非甾体抗炎药）。脑膜炎球菌脓毒症不可漏诊。最常见的临床表现是精神状态改变、头痛、颈部僵硬、畏光和癫痫发作。紫癜性或点状皮疹可能是与继发于脑膜炎奈瑟菌的脓毒症有关的皮内出血体征。

- **颅内出血**——动脉瘤可继发 SAH 或脑内出血等突发自发性事件（见案例 15）。

- **占位性病变**——癫痫发作可能是进行性病理的表现，如实体瘤（原发性或继发性）、淋巴瘤或脓肿。小病灶的症状很少或无症状，可耐受。随着病灶的增大，病灶本身、周围水肿或由此产生的占位效应可导致症状的出现。检查患者的局灶性神经体征，并进行脑部成像以寻找肿瘤和环形强化病变。

- 2016 年，WHO 将分子数据与组织病理学相结合，对 CNS 肿瘤进行了重新分类。但 2007 年以生长速度和转移可能性等特征为基础的分级系统仍被广泛使用。在英国，每年有 4 000 人以上被诊断为低级别肿瘤（Ⅰ 和 Ⅱ 级），大约 5 000 人被诊断为更加致命的 Ⅲ 和 Ⅳ 级肿瘤。多形性胶质母细胞瘤是一种 Ⅳ 级肿瘤，是最常见的原发性脑肿瘤，约占所有颅内肿瘤的 15%，每 10 万人中约有 2 人发病。它的中位生存期为 15 个月，5 年生存率为 4%。

- **创伤性脑损伤**——患者可能与人发生了争吵或受到了攻击。检查是否有创伤体征，并尽可能仔细地检查头皮。血肿可能隐藏在头发下面。如果有理由怀疑存在创伤，请向主治团队清晰地说明这一点，并将此事件作为外伤呼叫，按照 ATLS® 指南进行干预。

- **药物 / 毒素 / 过量用药 / 戒断**——患者在酒吧外被发现。他不一定一直在喝酒，但应该考虑到这种可能性。重度酒精戒断可能伴有癫痫、震颤性谵妄和幻觉。如不谨慎干预，可能会造成致命后果。近 10% 的癫痫持续状态病例是药物和毒素引起，包括抗抑郁药、阿片类药物、娱乐性药物、兴奋剂和杀虫剂。这一过程涉及的神经递质可能包括 γ- 氨基丁酸（γ-aminobutyric acid，GABA）和谷氨酸。安非他明衍生物和可卡因等药物会引起高热，而高热本身也可导致癫痫发作。

- **代谢原因**——癫痫发作的其他隐匿性原因应考虑在内，包括高血糖和低血糖、电解质失衡和继发于肾衰竭的尿毒症。许多先天性代谢缺陷需要谨慎干预，以避免神经毒素累积。例如，苯丙酮尿症患者由于缺乏苯丙氨酸羟化酶，因此需要严格控制饮食。如果不控制饮食，苯丙氨酸的积累会导致智力障碍，甚至癫痫发作。幸运的是，这种疾病罕见（约 1/10 000），通常在婴儿期被发现，精心治疗可防止症状出现。

经检查，该名患者的上下肢有强直阵挛运动。口腔周围有呕吐物，头后部有一块面积较大的沼泽状血肿，肘部周围有擦伤。癫痫发作前 BP 为 135/89 mmHg，HR 为 110 次 /min，即窦性心律，RR 为 24 次 /min，体温为 35.8 ℃，血糖为 6.4 mmol/L，乳酸为 6.5 mmol/L，pH 值为 7.14，经非重复呼吸面罩以 15 L/min 的流速吸氧，PaO_2 为 9.3 kPa，$PaCO_2$ 为 7.6 kPa，碱剩余 — 7 mmol/L。

二、你最担心的问题是什么？

（一）危及生命的问题
- 癫痫持续发作，气道无保护。
- 缺氧和提示抽吸的体征。
- 头部创伤的表现，这是癫痫发作或癫痫发作期间持续跌倒导致。
- 可能存在隐匿性损伤，如四肢骨折或脊柱损伤。

（二）确定癫痫发作的根本原因
- 无相关病史。
- 乳酸血症伴代谢性和呼吸性酸中毒。

在强直 – 阵挛性癫痫发作时，肌肉持续和过度活动后，乳酸水平会升高。如果乳酸因癫痫发作而升高，那么乳酸也会在癫痫得到控制后迅速降低。如果没有，应考虑其他原因。

三、你干预的重点是什么？

采取 ABCDE 方法，给予吸氧并寻求援助。该患者可能需要气管插管，他的气道可能有困难。请尽早寻求援助。干预的重点是：

- 颈椎固定与气道干预。
- 终止癫痫发作。
- 寻找和治疗癫痫发作的原因（包括颅脑外伤）。
- 寻找和治疗癫痫发作引起的所有问题。

四、癫痫持续状态的定义和病理生理学表现是什么？

癫痫持续状态可为惊厥性或非惊厥性。2017 年，国际抗癫痫联盟（International League Against Epilepsy，ILAE）重新定义了癫痫持续状态。癫痫持续状态是指持续发作或反复发作，期间无意识恢复，持续 5 分钟或更长时间。

神经递质紊乱，包括兴奋性神经递质（如天冬氨酸、谷氨酸和乙酰胆碱）和抑制性神经递质（如 GABA）。癫痫持续状态（惊厥性和非惊厥性）与认知问题，甚至神经元坏死相关，可能是 ATP 耗竭和乳酸累积所致。

五、难治性惊厥性癫痫持续状态有哪些药物治疗方法？

NICE 指南 CG137（于 2021 年更新）规定了氧、葡萄糖和硫胺素的使用，并建议在使用抗癫痫药物时参考英国国家处方集（British National Formulary，BNF）。可使用的抗癫痫药物包括静脉注射劳拉西泮、地西泮、苯巴比妥和直肠给予地西泮。撰写本书时，有循证医学证据的第二种疗法还未出现，但可选择的药物治疗方法包括静脉注射左乙拉西坦、丙戊酸和苯妥英。

六、癫痫的分类

ILAE 于 2017 年修订了癫痫的分类（不再使用"复杂部分性"和"继发全面性"等术语）。

（一）癫痫发作的类型
- 局灶性发作——意识保留对比意识障碍，运动性发作对比非运动性发作。
- 全面性发作——运动性（强直 – 阵挛性）对比非运动性发病（意识丧失）。
- 不明——运动性对比非运动性，未分类。

（二）癫痫的类型
- 局灶性。
- 全面性。
- 全面性合并局灶性。
- 不明。

（三）病因学
- 结构性，例如：颅脑损伤、开颅手术后、脑卒中。
- 遗传性，例如：点突变、嵌合体、多态性或综合征（如神经纤维瘤病）。
- 传染性，例如：HIV、疟疾、TB。
- 代谢性，例如：线粒体病、肌酸紊乱、吡哆醇紊乱。
- 免疫性，例如：拉斯马森综合征。
- 不明。

你提醒团队应将此情况作为外伤处理。沿直线给患者气管插管。你选择使用硫喷妥钠作为诱导剂，因为它具有抗癫痫的特性。在初步检查中，没有发现其他危及生命的损伤。你开始给患者注射苯妥英钠，把他转到 CT 扫描仪前做头部和颈部 CT。颈部的放射学检查无异常。头部 CT 显示的唯一异常是枕骨颅外软组织肿胀。胸部 X 线平片可见右侧基底实变。你把患者转入 ICU 进一步治疗。

患者初步血液检查结果显示 Hb 为 124 g/L，WBC 为 24×10^9/L，CRP 为 106，血小板为 134×10^9/L，INR 为 1.4。

七、你会给这名患者使用抗生素吗？

脑膜炎是一种可能的诊断，因此在排除脑膜炎之前应使用抗生素治疗。放射学表现也能证明患者下呼吸道感染。先前存在的感染会降低患者癫痫发作阈值。在这种情况下，根据当地规定使用抗菌药治疗细菌性和病毒性脑膜炎是合理的，例如，静脉注射头孢曲松 2 g，每日 1 次，静脉注射阿昔洛韦 10 mg/kg，每日 3 次。

八、哪些微生物更易引发脑膜炎？

虽然任何人都有可能发生脑膜炎，但某些病原体在特定人群中更为常见。

- **新生儿**——最常见的细菌性原因是 B 族链球菌、大肠埃希菌、沙门菌。肺炎、李斯特菌和沙门菌。
- **儿童和年轻人（如脑膜炎患者）**——最常见的细菌性原因是脑膜炎奈瑟菌（B 群脑膜炎奈瑟菌是英国最常见的毒株）、肺炎链球菌和流感嗜血杆菌 B。常见的病毒性原因包括疱疹病毒、肠道病毒、虫媒病毒和麻疹。
- **免疫功能低下**——应始终考虑 TB 和真菌感染等其他病因，特别是我们对其病史信息了解有限，且可能存在免疫抑制的患者。
- **老年人（60 岁以上）**——与年轻成年人感染李斯特菌的病因相似。易感性增加的原因是免疫功能低下。

九、脑膜炎的病因有哪些？

- **感染**——细菌、病毒、真菌、寄生虫、朊病毒。
- **低氧 / 缺氧**——缺氧缺血性脑病。
- **代谢**——例如，钙、葡萄糖、钠等紊乱。
- **酒精、药物、毒素**——如氰化物、一氧化碳，以及汞和铅等重金属。化疗药物可诱发脑病，其表现类似于缺氧缺血性脑病。

- 肝——氨。
- 肾——尿素。
- 肿瘤。
- **自身免疫性疾病**，如桥本病（Hashimoto'disease）。
- **营养缺乏**，如缺乏维生素 B_1/ 韦尼克（Wernicke）脑病。
- **高血压**。
- **创伤性**——慢性创伤性脑病。

十、你会用类固醇治疗脑膜炎吗？

2015 年的《科克伦系统评价》（Cochrane systematic review）[布劳威尔（Brouwer）等] 回顾了皮质类固醇治疗急性细菌性脑膜炎的证据。在分析了 25 项研究后，有中等质量的证据支持皮质类固醇可减少细菌性脑膜炎患者的听力损失和神经系统后遗症，但对死亡率无影响。

虽然患者并不具有细菌性脑膜炎的典型表现。但是，有足够的证据表明，每日 1 次经静脉使用地塞米松 10 mg 是有效的。如果确诊为肺炎链球菌性脑膜炎，则应持续使用类固醇 4 日。然而，如果发现其他原因或者不太可能发生肺炎球菌性脑膜炎，则可以停用地塞米松。

十一、你有什么重症监护计划？

提供适当的器官支持，寻找病因，随后尝试唤醒患者，并在安全的情况下尽快评估神经系统。

（一）提供器官支持
- 必要时进行侵入性监测——至少要进行动脉内监测。
- 肺保护性通气。

（二）干预病理过程
- 通过定期、频繁的瞳孔评估控制癫痫发作和观察神经系统疾病。
- 在排除脑膜炎之前进行治疗。
- 考虑治疗下呼吸道感染。不应使用抗生素治疗疑似吸入性肺炎。
- 在安全的情况下，尽快停用镇静药，并对患者的神经系统进行评估。
- 虽然在放射学影像检查中能够清晰地看到患者的颈椎，但患者需要保持清醒并且配合医师工作，以便医师全面评估神经系统，排除神经系统疾病。患者处于镇静状态时，可采用沿直线固定颈椎的方式进行治疗。
- 清洁伤口并申请手术复查。

（三）探查根本病因

■　脓毒症的全面筛查，包括尿抗原检测（肺炎链球菌和军团菌）、流感病毒检测、伤口拭子检测、唾液检测、LP（病毒 PCR）。

■　代谢筛查，LFT、血氨检测。

■　药物水平——对乙酰氨基酚、水杨酸、酒精、毒理学检测。

■　相关病史，特别关注用药史、癫痫发作史和癫痫发作的其他危险因素（如接触脑膜炎病原体等）。

■　完成继发性创伤检查。

（四）重症监护基础干预

■　预防 LP 后静脉血栓栓塞。

■　预防应激性溃疡。

■　考虑到该患者看起来蓬头垢面且营养不良，应补充维生素 B 和维生素 C，以预防再喂养综合征。

■　插入鼻胃管，开始喂养。

■　干预体温。

■　如果可能，尝试寻找患者的直系亲属。

> 在镇静保持 24 小时后，患者仍处于气管插管状态，没有表现出癫痫发作活动，但也没有苏醒。患者的 GCS 为 3，瞳孔等大，各为 3 mm。初步 LP 结果如下：WBC 为 4 /μL，红细胞（RBC）为 1 /μL，未见微生物，无黄染。他依靠呼吸机自主呼吸，压力支持为 10 cmH$_2$O，PEEP 为 6 cmH$_2$O，吸入氧浓度（FiO$_2$）为 0.30，PaO$_2$ 为 8.4 kPa，PaCO$_2$ 为 6.3 kPa。患者不需要任何心血管或肾脏支持。WBC 为 18×10^9/L，CRP 为 64。体温为 37.1 ℃。
>
> 警察告诉你他叫布鲁斯，19 岁，是名流浪汉，没有直系亲属。据了解，他服用苯妥英钠，有滥用药物和癫痫问题。

十二、针对患者神经系统进展缓慢的情况你有何担忧？

■　患者可能处于非惊厥性癫痫持续状态。

■　患者可能遭受了严重脑损伤，而初步头部 CT 扫描检测不到。

■　可能有未知的循环毒素或尚未确定的代谢原因。

■　布鲁斯无家可归，有滥用药物史，容易感染 HIV 和结核性脑膜炎。

■　患者可能不遵医嘱服药或用药过量。

十三、你会如何使用抗生素?

病毒 PCR 检查还未出结果。布鲁斯的白细胞计数升高了。他的神经系统没有明显恢复。

考虑到病毒性脑膜炎仍有可能,所以继续使用阿昔洛韦。虽然 CSF 经革兰氏染色未见微生物,但是应在样本处理期间继续使用抗生素,并在 24 小时后再次与微生物检验科进行讨论。

十四、接下来的干预步骤是什么?

(一)神经系统干预
- 神经病学会诊医师复查。
- 不使用镇静,并频繁观察神经系统疾病。
- 加用一种抗惊厥药。

(二)检查
- 将血样送检,测定苯妥英水平。
- 申请 EEG 检查。
- 将血样送检,检测 HIV。
- 考虑抗酸杆菌样本送检。

(三)提供保障
因为布鲁斯没有直系亲属,所以需要一位独立心智能力倡导者(independent mental capacity advocate,IMCA)。

十五、EEG 在重症监护中有什么作用,如何发挥作用?

EEG 数据对于识别非惊厥性癫痫持续状态至关重要。除此之外,EEG 可以帮助区分癫痫活动的类型,也有助于脑病的诊断和检查。EEG 的某些模式可以提示代谢性脑病的不同病因。

不是每个医疗中心都有连续 EEG,但通常用于神经专科医院。EEG 产生的大量数据需要专家解读。许多医疗中心使用改进的 EEG 系统,如 BIS 和 E 指数,来监测麻醉深度。这些监测器使用算法来整合和解读 EEG 数据,以生成更少、更简化的变量。

EEG 波可大致描述如下:

- α 波(8 ~ 15 Hz)——正常静息状态下的主要波形,但在昏迷患者中也能检测到。
- β 波(16 ~ 31 Hz)——患者清醒状态下的主要波形。使用苯二氮䓬类药物后也可测得。

- θ 波（4 ~ 7 Hz）——经常在无所事事或昏昏欲睡的患者身上检测到。θ 波变化提示特定形式的脑病或大脑特定区域的病变。
- δ 波（< 4 Hz）——慢波睡眠下的主要波形。特殊变化提示脑病或大脑特定区域的病变。
- γ 波（> 32 Hz）——源自躯体感觉皮层，γ 波的变化与认知能力下降有关。
- μ 波（8 ~ 12 Hz）——源自感觉运动皮层，通常在困倦状态下最明显。

在美国等一些国家，EEG 是用于诊断脑死亡的一种检查方法。在英国，EEG 被用作评估缺氧缺血性脑病患者预后的一部分。有关脑死亡的更多讨论见案例 16。

十六、IMCA 的定义是什么，这一案例为什么需要 IMCA？

2005 年《认知能力法》（Mental Capacity Act）引入了 IMCA，旨在为那些无法自己做出具体重要决定的人提供法律保障。布鲁斯无法自己做决定，因为他失去了意识。他没有任何能代表他的亲属，所以需要 IMCA 来履行这一职责。

苯妥英水平正常。EEG 表现与非惊厥性癫痫持续状态一致。你加用了一种抗惊厥药，左乙拉西坦。迄今为止，微生物学检查结果为阴性，HIV 检测结果也为阴性。

24 小时后，药物浓度仍在治疗范围内，并且停用了所有镇静药，布鲁斯仍然没有醒来。你和神经科会诊医师讨论后决定尝试爆发抑制。

十七、什么是爆发抑制，你是如何应对的？

这种技术已经被用于各种情况，包括试图在神经外科手术中发挥神经保护作用。最常用于治疗难治性癫痫持续状态。目前强有力的支持证据有限，也没有广泛认可的实施方案。但从理论上讲，爆发抑制可以重置脑内紊乱的神经传递。

一般情况下，为患者使用静脉注射或吸入性镇静药，例如，硫喷酮、异丙酚或挥发性麻醉剂。必须进行连续 EEG，并滴定麻醉深度，使 EEG 活动达到 1∶10 的爆发抑制比。通过动脉内血压监测谨慎控制 BP，因为深度麻醉可能会诱发低血压。

爆发抑制通常维持 24 小时（视当地做法而定）。在此之后，镇静减轻，可以重新评估神经系统。

你们团队成功维持患者爆发抑制 24 小时。在镇静的作用下，他苏醒了，神经系统检查基本正常，可在病床上自由活动颈椎。患者入院后第 6 天拔除气管插管，并在无进一步惊厥发作的情况下转入普通病房。

十八、在出院后的随访中，你认为需要注意哪些主要问题？

- 患者是一名处于弱势的年轻人，应从社会保障或社会服务中受益。
- 依从性可能仍然是一个问题，特别是如果他仍然无家可归，并且没有弹性支持网络。
- 神经病学随访和用药审查是必要的。
- 若 LP（病毒 PCR）仍未检查出病毒感染，应继续让患者使用阿昔洛韦，直至获得结果并由医疗团队复查。

十九、延伸阅读

- NICE Epilepsy: Diagnosis and Management. CG137 (2012) London: NICE.
- Robinson, C. and Busl, K. (2019). Meningitis and encephalitis management in the ICU. *Curr. Opin. Crit. Care* 25 (5): 423–429. Informative review article on ICU management of meningitis.
- Lapointe, S., Perry, A., and Butowski, N. (2018). Primary brain tumours in adults. *Lancet* 392 (10145): 432–446. Excellent summary of primary brain tumour pathology and management.

案例 13

低血压患者

你收到了病房中围心脏停搏期的呼叫。琼今年 86 岁，从昨天早上就住院了。她在家中晕倒后入院，目前正在接受尿路感染治疗。今天下午，患者失去反应，BP 为 62/35 mmHg，HR 为 145 次 /min，RR 为 35 次 /min。

一、琼病情突然恶化的根本原因是什么？

- **脓毒症**——由于她正在接受尿路感染治疗，因此原因可能是尿脓毒血症。
- **心血管事件**——急性心肌梗死、心律失常（如 AF）。
- **PE**——大面积 PE 可表现为血流动力学衰竭。
- **颅内事件**——急性脑卒中或脑内出血、癫痫发作。
- **代谢性或低血糖事件**——严重的低钠血症可导致心律失常。低血糖可促发癫痫发作。
- **药物反应**——对她服用的药物产生严重变态反应。
- **隐匿性出血**——确保患者充分暴露，以便初步评估有无黑便 / 血便（经直肠检查见鲜血便）。

二、如何定义休克？

休克是一种危及生命的急性循环衰竭，与细胞氧利用不足相关，会引起全身性反应。当循环系统不能提供足够的氧气来满足组织的代谢需求时，就会发生细胞功能障碍。

三、如何对休克进行分类？

- **低血容量性休克**——循环容量损失，导致静脉返回心脏的有效容量减少（例如，出血、持续性腹泻和液体摄入不足导致的呕吐）。
- **分布性休克**——是指绝对血管内容量分布不均引起的相对低血容量（例如，脓毒症、变态反应或脊髓损伤）。
- **梗阻性休克**——当血流阻力升高导致组织灌注不足（例如，PE、心脏压塞或张力性气胸）时发生。
- **心源性休克**——心肌收缩不足（如缺血、梗死或严重心律失常）。

虽然休克的分类对临床医师来说非常重要，但患者在就诊期间可能在同一时间或不同时间发生一种或多种类型的休克（例如，感染性休克患者因脓毒性心肌病而出现心源性休克）。

> 医疗小组给琼注射了 500 mL 液体，因此，她的反应稍有好转，但言语混乱。将病床调整到双腿抬高的位置后，琼现在的 BP 为 83/40 mmHg。HR 135 次 /min，体温 38.3 ℃，血糖 6.7 mmol/L。RR 维持在 30 次 /min，在 10 L/min 的吸氧流速下，SpO_2 为 96%。

四、你认为最可能的原因是什么？

患者病情恶化最可能的原因是脓毒症和潜在的感染性休克。

五、脓毒症的定义

《第三版脓毒症与感染性休克定义国际共识》（Third International Consensus Definitions for Sepsis and Septic Shock）（《脓毒症 -3》）将脓毒症定义为因宿主对感染的反应失调而导致的威胁生命的器官功能障碍。

六、感染性休克的定义

《脓毒症 -3》将感染性休克定义为脓毒症的一个亚型，与单纯脓毒症相比，其严重的循环、细胞和代谢异常与较大的死亡风险相关（住院死亡率大于 40%）。临床上对感染性休克的定义是：需要血管升压素来维持 MAP 大于 65 mmHg，同时，在无低血容量症的情况下，血清乳酸水平大于 7 mmol/L。

七、描述快速序贯器官衰竭评分

快速序贯器官衰竭评分（quick Sequential Organ Failure Assessment，qSOFA）由以下 3 个易于测量并且可重复的参数组成（评分 2 或 3 可预测脓毒症患者的不良预后，患者被视为 qSOFA 阳性）：

- 低 SBP < 100 mmHg。
- RR > 22 次 /min。
- 精神状态改变（GCS < 15）。

　　非 ICU 患者 qSOFA 呈阳性提醒临床医师脓毒症的可能性。虽然该评分具有使用价值，而且方便快捷（例如，不依赖于实验室检测，而是使用床旁检测），但应将其视为一种预测工具，而非诊断工具。一旦患者入住 ICU，医师不应再使用该评分系统，因为该评分系统在预测预后方面已被证明劣于其他评分系统。《脓毒症 -3》（2016）的脓毒症筛查中发挥了关键部分。然而，更新版指南（2021）不再建议将 qSOFA 作为脓毒症或感染性休克的单一筛查工具。

八、描述国家早期预警评分

　　NEWS2 是一个基于以下 6 个简单生理参数的综合评分系统（表 2-13-1）。

- RR。
- 氧饱和度。
- SBP。
- 脉率。
- 意识水平或新发意识错乱。
- 体温。

表 2-13-1　**NEWS2（英国皇家内科医学院）**

生理参数	分数						
	3	2	1	0	1	2	3
RR（每分钟）	≤ 8		9 ~ 11	12 ~ 20		21 ~ 24	≥ 25
SpO₂ 量表 1（%）	≤ 91	92 ~ 93	94 ~ 95	≥ 96			
SpO₂ 量表 2（%）	≤ 83	84 ~ 85	86 ~ 87	88 ~ 92 吸空气时 ≥ 93	吸氧时 93 ~ 94	吸氧时 95 ~ 96	吸氧时 ≥ 97
空气还是氧气		氧气		空气			
SBP（mmHg）	≤ 90	91 ~ 100	101 ~ 110	111 ~ 219			≥ 220
脉率（每分钟）	≤ 40		41 ~ 50	51 ~ 90	91 ~ 110	111 ~ 130	≥ 131
意识水平				清醒			CVPU
体温（℃）	≤ 35		35.1 ~ 36.0	36.1 ~ 38.0	38.1 ~ 39.0	≥ 39.1	

CVPU，意识错乱（Confusion）、声音嘶哑（Voice）、疼痛（Pain）、无反应（Unresponsive）。
当 SpO₂ 目标为 88% ~ 92% 时（如在高碳酸血症型呼吸衰竭时），可使用 SpO₂ 量表 2。

参数值与正常值差距越大，所得的分数就越高。此外，如果患者吸氧，则总分再加 2 分。自 2017 年以来，英国 NHS 推荐使用 NEWS2 作为早期预警评分，以识别疑似脓毒症患者的临床恶化。有证据表明，NEWS2 在预测急诊和普通病房患者的不良结局方面均优于 qSOFA。有感染体征和症状的患者，或临床病情恶化的感染高危患者，如果 NEWS2 评分达到 5 分或以上，则应立即进行紧急复查。目前，琼总分为 15 分。

九、如何识别脓毒症患者的器官功能障碍？

SOFA 评分增加 2 分或以上，可诊断脓毒症患者发生了器官功能障碍。

十、描述 SOFA 评分

SOFA 评分在重症监护领域受到了广泛认可，评分越高，死亡风险越高。该评分不能用于诊断脓毒症，但能帮助临床医师识别因感染而面临较高死亡风险的患者。计算总分需要时间，因此可能延迟识别急性器官功能障碍（表 2-13-2）。

表 2-13-2　**SOFA 评分**

	分数				
	0	1	2	3	4
PaO_2/FiO_2（mmHg）	≥ 400	300 ～ 399	200 ～ 299	100 ～ 199，机械通气	< 100，机械通气
血小板（×10^3/μL）	≥ 150	100 ～ 150	50 ～ 99	20 ～ 49	< 20
GCS	15	13 ～ 14	10 ～ 12	6 ～ 9	< 6
胆红素（μmol/L）	< 20	20 ～ 32	33 ～ 101	102 ～ 204	> 204
MAP 或血管活性药物的使用 [μg/（kg·min）]	无低血压	MAP < 70 mmHg	多巴胺 ≤ 5 或多巴酚丁胺(任何剂量)	多巴胺 > 5，肾上腺素 < 0.1 或去甲肾上腺素 ≤ 0.1	多巴胺 > 15，肾上腺素 > 0.1 或去甲肾上腺素 > 0.1
肌酐（μmol/L）或尿量	< 110	110 ～ 170	171 ～ 299	300 ～ 440 或 UOP < 500 mL/d	> 440 或 UOP < 200 mL/d

十一、脓毒症是如何导致低血压的？

有几个因素可导致脓毒症患者出现低血压，低血压问题仍然是临床医师最具挑战性的任务之一。

■ **低血容量和心脏充盈减少**——内皮细胞表面完整性因促炎介质的释放而受损。这导致严重的毛细血管渗漏和液体外渗到组织中，以及静脉扩张导致静脉回流减少。这种血容量的重新分配导致无法维持血管壁张力、体循环平均充盈压、静脉回流、心脏充盈、CO 和 BP。尽管进行了充分的液体复苏，但是由于毛细血管持续泄漏，低血容量仍然难以干预。

- **血管舒张**——尽管 CO 正常或较高，但外周血液分布不均会持续存在，被称为"分布性休克"。微循环和大循环都会受到影响。例如，血液从内脏循环分流，以保持血液流向心肌、脑和骨骼肌。
- **心肌功能障碍**——双心室功能因射血分数降低而受到抑制。潜在原因包括心肌生物能学破坏、循环炎性细胞因子和心脏肾上腺素能信号的改变。尽管进行了充分的容量复苏，由此产生的心动过速、小动脉扩张和双心室扩张（通过弗兰克·斯塔林定律增加每搏输出量）仍可产生高 CO。

琼入院时的尿液检测显示白细胞和亚硝酸盐呈阳性（样本被送往实验室，结果非常显著），她已接受了 4 剂复方阿莫西林（静脉给药）。实验室里没有之前的尿液样本。在 24 小时内，WBC 由 $16×10^9$/L 升至 $32×10^9$/L，CRP 由 35 升至 186。她的 NEWS2 仍然较高，保持在 15。

十二、什么是"1 小时集束化治疗"？

2018 年"拯救脓毒症运动"（Surviving Sepsis Campaign，SSC）发布了针对脓毒症和感染性休克的初始复苏集束化方案（"1 小时集束化治疗"），该方案要求在 1 小时内完成。除了正在进行的复苏，还应采取以下治疗措施：

- 测量乳酸水平。
- 在使用抗生素前进行血液培养。
- 使用广谱抗生素（根据当地指南）。
- 对于低血压或乳酸 ≥ 4 mmol/L 的患者快速给予 30 mL/kg 液体复苏。
- 如果在液体复苏期间或之后出现低血压，则使用血管升压素将 MAP 维持在 65 mmHg 的水平。

尽管这些目标非常理想，但在现实实践中，这一时限并非总能达到，尤其是在初次就诊时未考虑脓毒症诊断的情况下。

十三、制定"1 小时集束化治疗"的意义是什么？

脓毒症和感染性休克，就像急性心肌梗死或急性脑卒中一样，应该被视为医疗紧急情况。大量研究表明，快速评估和治疗可改善患者预后。尽管完成复苏工作可能需要 1 小时以上，但立即采取"1 小时集束化治疗"中所述的复苏和治疗措施至关重要。

十四、你应开始使用哪些抗生素?

尽管琼已经接受了四剂复方阿莫西林(阿莫西林和克拉维酸),但她还是出现了感染性休克。因此,根据当地的指南和微生物学家的建议,在完成血液培养后,可以将其改为另一种 β-内酰胺与 β-内酰胺酶抑制剂复方制剂(例如,哌拉西林-他唑巴坦[特治星®])与氨基糖苷类药物(如庆大霉素)以获得协同活性。

> 你安排琼转到你所在的 ICU。然而,你被告知缺乏床位,至少需要等待 1 小时,因此你决定在进行复苏和做转运准备的同时进行即时超声心动图检查。

十五、重点超声心动图如何帮助鉴别休克?

- **低血容量性或分布性休克**——当采用肋缘下入路对 IVC 成像时,较小(< 1 cm)和塌陷的 IVC 提示补液可能有益(详见案例 1)。此外,胸骨旁短轴视图中观察到的 LV 高动力状态,以及乳头肌几乎或完全消失,也可能提示对液体的反应性。
- **心源性休克**——通过胸骨旁视图和心尖视图可以快速评估 LV 收缩功能。应注意心室壁收缩和向心室中心移动的情况。如果发现 LV 严重受损,则强烈提示心源性休克,尤其是如果这种损伤是一个新发现。通过心尖视图可以很好地评估 RV 功能,可以直观比较 RV 的大小与 LV 的大小(如果 RV 大于 LV 宽度的 2/3,则认为 RV 扩张)。
- **梗阻性休克**——舒张期心包积液压迫 RA 和 RV 提示心脏压塞。相反,RV 扩张伴或不伴游离壁收缩不良和无肥厚可能提示大面积 PE。

对于不同类型的休克,重点超声心动图可以提供有价值的信息,应将这些信息与其他临床发现相结合,以帮助诊断和持续治疗。但请记住,该项检查不能替代全面的病史和体格检查。综合所有可用证据比根据单一发现进行推断更有用。例如,一名恶性肿瘤患者出现严重低血压,但超声心动图显示 RV 功能正常,则该名患者发生大面积 PE 的概率极低。

> 你在病房中为琼静脉注射了 1L 液体,每次 250 mL。最后一次补液时,她的 BP 没有改善。现在她的 BP 为 89/45 mmHg,MAP 为 60 mmHg,HR 为 134 次/min,RR 为 28 次/min。ABG 分析结果显示乳酸水平为 4.6 mmol/L。

十六、出现上述情况时，你应该怎样做?

- 将氧气流量从 10 L/min 增加到 15 L/min。
- 置入动脉导管进行 IBP 监测，并重复测定乳酸水平。
- 理想情况下，置入 CVC 并开始输注去甲肾上腺素。如果已知患者患有高血压，则应将 MAP 目标设定在 65 mmHg 或以上。然而，如果置入 CVC 不切实际，那么从外周静脉开始输注血管升压素以恢复 MAP，这种做法已逐渐被采纳。但只能维持较短时间（请参考当地指南）。
- 插入导尿管，每小时监测尿量。
- 进行全面的脓毒症筛查。
- 与微生物学家联系，讨论抗生素的使用，考虑最可能的病原体和当地的耐药模式。
- 继续静脉输液，达到建议的 30 mL/kg。
- 与会诊医师就入住 ICU 事宜进行沟通。

十七、建议使用哪些血管升压素治疗脓毒症?

去甲肾上腺素是脓毒症首选的一线血管升压素。需要注意的是，高剂量去甲肾上腺素虽然可以维持 BP，但是会引起强烈的血管收缩，可能导致组织灌注减少。对于维持 MAP > 65 mmHg 的二线药物，应加用血管升压素，不应增加去甲肾上腺素的剂量［当去甲肾上腺素剂量为 0.25 ~ 0.5 μg/（kg·min）时］。如果去甲肾上腺素和血管升压素都无法实现 MAP 目标值，则可以加用肾上腺素。

十八、请描述血管升压素的工作原理

- **去甲肾上腺素**是一种内源性儿茶酚胺，通过 α1 和 β1 肾上腺素受体发挥作用（对 β2 受体几乎没有影响），是治疗脓毒症的首选药物。α1 受体的激活不依赖于 cAMP，而 β1 受体的激活依赖于 cAMP。与其他天然合成的儿茶酚胺一样，去甲肾上腺素增加细胞内钙离子回流，从而增强心肌收缩力。去甲肾上腺素的半衰期很短，维持在 1 ~ 2 分钟，在持续输注后 5 ~ 10 分钟内达到稳态血药浓度。去甲肾上腺素可使 SV（β-肾上腺素能效应）、MAP 和 LV 后负荷增加。更重要的是，去甲肾上腺素通过收缩大部分静脉血管来增加心脏前负荷和充盈压，但对 HR 的影响很小。去甲肾上腺素使得心脏代谢改善和舒张压升高，从而导致冠状动脉血管舒张，冠状动脉血流量增加。
- **血管升压素**是一种内源性激素，由神经垂体分泌，可以调节动脉低血压和低血容量。血管升压素作用于交感神经系统中特定的血管升压素受体（V1、V2）。有趣的是，感染性休克患者的血管升

压素水平较低，外源性血管升压素或其类似物可以迅速恢复 MAP
和血管张力，并降低去甲肾上腺素的需求。然而，血管升压素
与感染性休克（vasopressin and septic shock，VASST）研究表
明，低剂量血管升压素与去甲肾上腺素在改善死亡率方面无显著
差异。

■ **肾上腺素**是一种具有中等 β2 和 α1 肾上腺素受体活性的强效
β1 肾上腺素受体激动剂。肾上腺素通过血管收缩增加心脏指数
和 MAP。肾上腺素在提高动脉压方面非常有效，但可能以严重损
害内脏循环为代价。

十九、皮质类固醇在脓毒症治疗中发挥了什么作用？

当需要以 0.25 μg/（kg·min）的速度持续至少 4 小时输注去甲肾
上腺素或肾上腺素来维持目标 MAP 时，应静脉注射氢化可的松，每天
200 mg，分次给药。

需要提高警惕，以防止出现相关的高钠血症和高血糖。尽管证据一致
表明类固醇治疗可更快缓解休克，但似乎对死亡率的影响很小或没有影响。

> 你和琼到达 ICU 后，你再次为她注射了 2 次 250 mL 静脉液体，并
> 将 CVC 置入右颈内静脉。在完成手术约 20 分钟后，琼主诉呼吸越来越
> 困难。在她的胸部听诊中，发现双侧有广泛的捻发音。她否认胸痛，BP
> 没有变化，HR 为 135 次 /min，为窦性心律，当下的 RR 为 35 次 /min，
> 通过哈德逊面罩以 8 L/min 的氧气流速吸氧时，氧饱和度为 88%。

二十、根据她的临床症状，你认为患者发生了什么？

■ **心源性肺水肿**——这是她目前呼吸问题最可能的原因。在这些情
况下，心脏容量、输注速率或两者都可能导致心源性肺水肿，特
别是当患者有潜在的心脏疾病时。

■ **医源性气胸**——气胸是颈内静脉置入 CVC 的已知并发症之一，应
予以排除。然而，考虑到患者的临床表现，发生这种情况的可能
性相对较低。

二十一、肺部 US 检查如何帮助你鉴别这两种潜在病因？

如前所述，病史和临床检查对于充分解读 US 检查结果至关重要。然而，
肺部 US 检查可以帮助区分这两种临床病因，如下所示：

■ **A 线或 B 线**——当主要表现从 A 线变为 B 线时，提示患者在液体
复苏的同时新发间质性肺水肿。仅在积极的液体复苏后的 US 检

查中发现双侧 B 线，可能提示预先存在的心源性肺水肿。但是也应考虑其他原因，如慢性肺部疾病和感染。

■　**肺结节 / 肺滑动征——**参见案例 5。

你要求患者接受胸部 X 线检查和肺部 US 检查。两项检查均证实这是心源性肺水肿。成功治疗心源性肺水肿后，琼开始感觉好转。使用去甲肾上腺素后，她的 BP 上升至 124/53 mmHg（MAP 77）。ECG 无变化，床旁重点超声心动图显示 LV 高动力状态。患者目前 HR 为 112 次 /min，RR 为 19 次 /min。第二天早晨，微生物学检验结果显示，患者入院时的血液培养结果显示感染革兰氏阴性杆菌。患者目前需要以 0.25 μg/（kg·min）的速度使用去甲肾上腺素。

二十二、血液培养中发现革兰氏阴性杆菌有何意义？

革兰氏阴性菌的存在是一个重要发现，需要采取相应的干预措施。与微生物学家讨论可能的病原体、可能来源和既往 / 当前的抗菌治疗至关重要。微生物实验室有望在收到样本 24 小时内鉴定出病原体，能帮助你有针对性地进行抗菌治疗。

二十三、在这一病例中，哪种微生物最有可能引起革兰氏阴性菌脓毒症？

有许多革兰氏阴性菌可引起菌血症。然而，在这一病例中最常见的微生物包括大肠埃希菌、变形杆菌属、肠球菌属和克雷伯菌属。

二十四、简要描述革兰氏阳性菌和革兰氏阴性菌的差异

革兰氏阳性菌的细胞膜被一层以肽聚糖为主要成分的较厚（20 ~ 80 nm）的保护性细胞壁覆盖。这一细胞壁构成了细胞的外表面，破坏其完整性是抗菌治疗（如 β - 内酰胺类抗生素）的目标之一。然而，在革兰氏阴性菌中，肽聚糖层很薄（5 ~ 10 nm），并且有一个额外的富含脂多糖（lipopolysaccharide，LPS）和脂蛋白的外膜。外膜保护病原菌免受抗生素和宿主免疫系统的攻击。外膜中的 LPS 具有抗原性（如碳水化合物 O 抗原）和毒性（以脂质 A 为主要成分的内毒素）。

微生物学实验室技师告知你，从尿液培养样本中分离出了大肠埃希菌，它只对美罗培南敏感。

二十五、美罗培南属于哪一类抗生素？它的抗菌谱是什么？

美罗培南（以及厄他培南和亚胺培南）被归为碳青霉烯类抗生素。这

些碳青霉烯类药物属于 β－内酰胺抗菌化合物类（即它们都含有 β－内酰胺环）。碳青霉烯类药物对革兰氏阳性菌和革兰氏阴性菌均有活性。

二十六、简要描述其他 β－内酰胺类抗生素及其工作原理

根据与 β－内酰胺环所连接的化学环的结构来区分 β－内酰胺类抗生素。一旦细菌肽聚糖细胞壁亚基穿过细胞膜，它们就会与负责交联最后阶段的酶结合并抑制其合成。除碳青霉烯类药物外，其他 β－内酰胺类药物如下：

- **青霉素类**——包括青霉素 V 或青霉素 G 等天然存在的化合物，以及阿莫西林、氨苄西林和哌拉西林等半合成化合物。一些半合成青霉素主要对革兰氏阳性菌有效，已开发出对革兰氏阴性菌有活性的青霉素（如哌拉西林）。
- **头孢菌素类**——目前可使用的头孢菌素有五代。前三代（含有头孢氨苄、头孢呋辛和头孢曲松）对革兰氏阳性菌有效。然而，第四代和第五代头孢菌素（如头孢吡肟和头孢曲唑）对革兰氏阴性菌的活性有所提高，第五代头孢菌素对耐甲氧西林金黄色葡萄球菌（MRSA）也有效。
- **单环 β－内酰胺类**——氨曲南通常对革兰氏阴性菌有效，包括流感嗜血杆菌和铜绿假单胞菌。
- **头霉素类**——这些药物通常被归类为第二代头孢菌素。然而，头孢替坦和头孢西丁对革兰氏阳性菌和脆弱芽孢杆菌均有效。

二十七、什么是超广谱 β－内酰胺酶？

β－内酰胺酶基因的持续突变使革兰氏阴性菌对 β－内酰胺酶耐药。肠杆菌科（如大肠埃希菌和克雷伯菌属）是最常被发现的产生超广谱 β－内酰胺酶（extended-spectrum beta-lactamase，ESBL）的细菌。大肠埃希菌最常产生的 ESBL 被称为 CTX-M 酶，它不可避免地会增加感染的治疗难度。随着革兰氏阴性菌对 β－内酰胺与 β－内酰胺酶抑制剂复方制剂的耐药性不断增加，我们几乎没有多少选择来应对这些挑战。产 ESBL 的耐碳青霉烯类肠杆菌科细菌是世界范围内一个持续存在的重大健康问题。

> 在 ICU 的第 6 天，琼已经超过 48 小时不使用去甲肾上腺素了，她只需要鼻导管给氧治疗。由于她不再需要任何器官支持，被转回了病房，她第 2 天顺利出院回家时，你会收到通知。

二十八、延伸阅读

■ Singer, M., Deutschman, C., Seymour, C. et al. (2016). The third international consensus definitions for sepsis and septic shock (sepsis-3). JAMA 315: 801–810. World leading experts define sepsis.

■ Evans, L., Rhodes, A., Alhazzani, W. et al. (2021). Surviving sepsis campaign: international guidelines for management of sepsis and septic shock 2021. Intensive Care Med 47: 1181–1247. Important updates to sepsis and its management by the ESICM and SCCM.

■ Goering, R., Dockrell, H., Zuckerman, M. et al. (2019). MIMS' Medical Microbiology and Immunology. St Louis: Elsevier. Invaluable textbook when dealing with infectious diseases.

案例 14

插管后病情恶化的患者

你需要检查一名 75 岁的男性患者，名叫迈克尔，他刚刚被送进 ICU，表现为呼吸急促、湿性咳嗽、少尿和发热。目前 ECG 显示 LV 肥大，胸部 X 线显示双侧实变。检查时发现收缩末期喷射性杂音峰值延迟，但无法对心音进行准确评估。经初始液体复苏后，乳酸为 2.4 mmol/L，尿量增加至 0.5 mL/（kg·h）。患者需要去甲肾上腺素，剂量为 0.05 μg/（kg·min）。然而，由于患者的呼吸功能恶化，因此他接受了气管插管和机械通气，医师为他使用了异丙酚/芬太尼镇静。20 分钟内，去甲肾上腺素需求增加到 0.6μg/（kg·min），以维持 MAP 大于 65 mmHg。尽管去甲肾上腺素需求增加，但是他的血流动力学仍然不稳定，BP 78/58 mmHg，HR 130 次/min，为窦性心律。

一、尽管增加了去甲肾上腺素并进行了充分的液体复苏，但导致他持续低血压的原因有哪些?

- 急性冠脉综合征。
- 急性心力衰竭（acute heart failure，AHF）。
- PE。
- 张力性气胸。
- 重度主动脉瓣狭窄（aortic stenosis，AS）。
- 感染性休克。
- 人为因素（如设备故障或操作失误）。
- 用于气管插管的麻醉药的作用。

> 重点超声心动图显示 LV 受损。随后的标准超声心动图显示 LV 中度肥大，心腔较小，主动脉瓣（aortic valve，AV）的峰值流速为 3.5 m/s，平均压力梯度为 33 mmHg，但主动脉瓣面积（aortic valve area，AVA）估计值为 0.8 cm²。报告还指出，瓣膜严重钙化，瓣叶活动严重减弱。射血分数为 40%，表明 LV 收缩功能受损。

二、AVA 和跨瓣峰值流量的正常范围是多少？

正常范围为 3 ~ 4 cm²，在正常情况下，主动脉瓣的流速（跨瓣流量）应该小于 2 m/s。

三、诊断重度 AS 的超声心动图标准是什么？

英国超声心动图学会对重度 AS（表 2-14-1）的定义如下：

- AVA < 1.0 cm²。
- 主动脉瓣面积指数（aortic valve area indexed，AVAi）< 0.6 cm²/m²。
- 峰值速度（Vmax）4.0 ~ 4.9 m/s。
- 平均压力梯度（平均跨瓣压差）40 ~ 59 mmHg。
- 无量纲指数（dimensionless index，DI）是 LVOT 与 AV 速度的比值，比值小于 0.25 为重度 AS。

表 2-14-1　**AS 严重程度分级**

	主动脉硬化	轻度	中度	重度	极重度
AV 峰值流速（m/s）	< 2.5	2.5 ~ 2.9	3.0 ~ 3.9	4.0 ~ 4.9	≥ 5.0
平均压力梯度（mmHg）	—	< 20	20 ~ 39	40 ~ 59	≥ 60
AVA（cm²）	—	> 1.5	1 ~ 1.5	< 1	≤ 0.6

四、你如何解读超声心动图？

AVA 估计值提示重度 AS。然而，平均跨瓣压差和峰值流速不符合重度 AS 的诊断。考虑到超声心动图报告指出：

- 严重钙化。
- 瓣叶活动严重减弱。
- LV 肥大。

你得出结论，即使报告中的大多数参数指标符合中度 AS 的表现，但也不能排除重度 AS。

五、你如何解读超声心动图报告中 AVA 估计值和跨瓣压差测量值的不一致？

LV 收缩功能受损使跨瓣压差降低。这被归类为低压差 AS 伴低 LV 射血分数（LV ejection fraction，LVEF）。这可能导致非重度 AS 的临床表现，并可能导致低估其严重程度。此外，必须排除测量误差，这要求操作者重新检查所有测量值（如 LVOT 直径）和指标，以确保信息的准确性。

六、什么是低压差 AS ？

在 CO 较低和跨瓣压差较低的危重患者中，诊断重度 AS 可能具有挑战性。低压差 AS 有以下两种可能：

（一）低压差 AS 伴低 LVEF

其定义如下：

- AVA $< 1.0 \text{ cm}^2$。
- AVA $< 0.6 \text{ cm}^2/\text{m}^2$。
- 平均跨瓣压差 $< 35 \text{ mmHg}$。
- LVEF $\leqslant 40\%$。

在这类情况下，必须首先排除测量误差。由于这类患者的 CO 减少，因此可以通过检测 LV 对小剂量多巴酚丁胺的反应将其与另一种类型的低压差 AS 区分开来。如果使用正性肌力药物可以改善 LV 收缩功能障碍，那么出现重度 AS 时，平均压力梯度将超过 40 mmHg。标准多巴酚丁胺负荷超声心动图在重症监护中并不是常规检查项目。

（二）低压差 AS 伴 LVEF > 50%

其定义如下：

- AVA $< 1.0 \text{ cm}^2$。
- AVAi $< 0.6 \text{ cm}^2/\text{m}^2$。
- 平均跨瓣压差 $< 40 \text{ mmHg}$。
- AV 最大流速 $< 4 \text{ m/s}$。
- LVEF $\geqslant 50\%$。

确保测量结果准确无误也是防止误诊的第一步。此外，超声心动图检查也是必不可少的。如果没有显示 AV 严重钙化和收缩功能受限，则不可能是重度 AS。下一步是计算每搏输出量指数（indexed stroke volume，SVi）。"正常" SVi（35 mL/m²）患者的预后与常规"中度 AS"患者的相似，通常只需要观察。对于 SVi "低"（< 35 mL/m^2）的患者，很难区分真正的重度 AS 和非重度 AS，这不在本书的讨论范围之内。

> 重新检查标准超声心动图的测量值和指标，并确认其准确性。你与 ICU 主任讨论超声心动图表现。考虑到瓣膜严重钙化，瓣叶活动度严重减退，AVA 估计值为 0.8 cm^2，因此判断这很可能是低压差 AS 伴低 LVEF。

七、AS 在普通人群中的患病率是多少？

随着人口持续老龄化，心脏瓣膜疾病的患病率也在增加，其中 AS 在发达国家最为常见。在 75 岁以上患者中，约 3% 的人群患有 AS。超声心动图在重症监护中的应用日益广泛，AS 的检出率将会继续提高。

八、AS 的主要病因是什么？

（一）获得性原因

- **钙化性 AS**——这是 AS 最常见的原因，应被视为一种以炎症、纤维化、脂质浸润和钙化为特征的活动性和进行性疾病过程。易感因素包括男性、年龄和高胆固醇血症。
- **风湿性心脏病**——这仍然是世界范围内心脏瓣膜疾病的最常见病因，但在欧洲和北美很少见。风湿性 AS 最常与二尖瓣疾病同时发生。

（二）先天性原因

主动脉瓣二瓣化——是一种先天性畸形，这些结构所承受的压力更大，因此二尖瓣 AV 狭窄患者的平均年龄明显低于 AV 形态正常的老年人。

九、什么是主动脉硬化？

在主动脉硬化中，主动脉瓣叶钙化和增厚，但没有明显的流出道梗阻（AV 的峰值流速 < 2.5 m/s）。在 65 岁以上的患者中，主动脉硬化的发生率约为 30%，在 85 岁的患者中，这一比例增加至 50%。主动脉硬化提示存在血管疾病，主要是冠状动脉疾病。因此，危重症临床医师应警惕报告显示主动脉硬化的患者是否患有血管疾病。

十、描述重度 AS 时 LV 可能发生的形态学变化

在固定流出道梗阻导致压力超负荷时，LV 便会发生重构。在大多数情况下，这会导致代偿性肥大。但是，如果肥大反应不充分，LV 处于极大的壁应力下，就会导致心腔扩张和功能障碍。

十一、LV 肥大会产生什么生理作用?

根据关于室壁张力的拉普拉斯原理,室内压力(P)乘以心腔半径(r)除以室壁厚度(T)的结果与 LV 室壁应力(σ)成正比。

$$\sigma \propto \frac{P \times r}{T}$$

因此,当室内压力增加时,心脏会通过增加室壁厚度来保持室壁应力恒定。

十二、LV 肥大会带来哪些问题?

虽然压力超负荷导致的生理反应是肥大,但会造成以下有害影响:

- **心肌需氧量增加**——肌肉量和室壁应力增加会导致向心肌细胞输送的氧气和营养物质相对减少。
- **LV 充盈压升高**——LV 顺应性降低、舒张功能障碍和舒张充盈压升高可损害心内膜下血流量并引起缺血。

十三、"前负荷"一词有什么含义?

前负荷是指心肌原纤维拉伸的力或负荷。常用 LV 舒张期末压、直径或容积 [例如,与体表面积(body surface area,BSA)相关的正常 LV 舒张容积为 35 ~ 75 mL/m^2] 来估算前负荷。心肌的固有硬度试图抵消前负荷引起的拉伸,因此肌原纤维被拉伸的实际程度取决于这种相互作用。需要注意的是,由于 LV 收缩功能与收缩前的初始长度有关(如弗兰克·斯塔林定律所示),因此 LV 的收缩功能也会受到前负荷的影响。

十四、AS 是如何影响前负荷的?

如图 2-14-1 所示,AS 的压力 – 容积环(灰色曲线)显示心室内的 SBP 峰值升高,这是由于高流出阻力和 AV 压差。当心脏肌原纤维在收缩期间承受更大压力时,后负荷增加会导致 SVi 减小,收缩末期容积增加。随着静脉回流,收缩末期容积的增加导致舒张末期容积增加,从而导致前负荷增加。如上所述,随着前负荷的增加,肌原纤维的拉伸程度也会增加,心脏通过弗兰克·斯塔林定律增加收缩力,以克服 AS 的流出阻力。

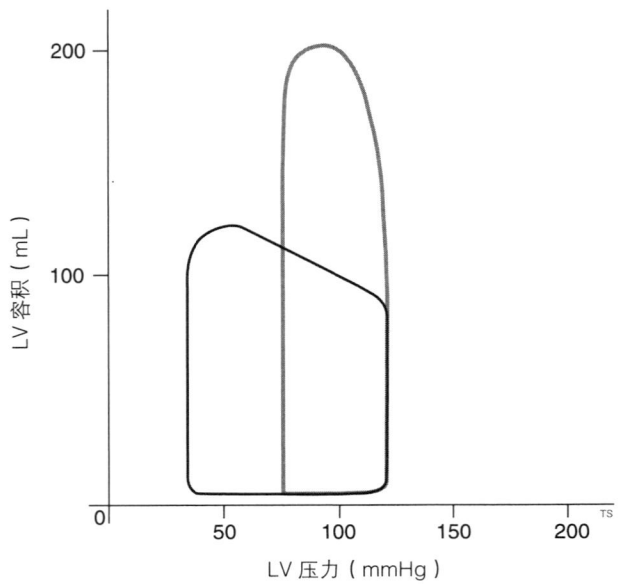

图 2-14-1　LV 压力 – 容积环（黑线表示正常 LV）

资料来源：Theophilus Samuels。

十五、"后负荷"一词有什么含义？

后负荷是心肌收缩开始时所面临的压力或负荷，随时间而变化。可以在收缩期的任何时间点测定后负荷。需要注意的是，虽然全身血管阻力和 LV 收缩压会影响后负荷，但不应将其等同于后负荷，这通常是一种误解。

十六、患者存在重度 AS 时，后负荷会受到怎样的影响？

在临床重度 AS 患者中，LV 肥大降低了室壁应力，从而减少施加在每个心肌细胞上的力，结果导致后负荷接近正常。由于后负荷是决定射血性能的关键因素，因此使其正常化对维持正常的射血分数和 SVi 非常重要。

十七、重度 AS 有哪些治疗方案？

（一）经皮介入治疗

■ **球囊瓣膜成形术**（balloon valvuloplasty，BV）——对于血流动力学不稳定患者，可以考虑采用 BV 作为一种临时措施。需要注意的是，该技术主要通过在钙化的瓣叶上形成多条微小的断裂线，从而暂时改善瓣叶顺应性。因此，任何血流动力学的益处只能持续几小时，几周到几个月后，AV 就会恢复到瓣膜成形术前的钙化状态。单独使用 BV 并不能改善患者的长期预后。然而，在少数血流动力学严重损害的病例中，已通过血流动力学支持装置［如主动脉内球囊反搏（intra-aortic balloon pump，IABP）］成功进行了 BV。

■ **经导管主动脉瓣置换术**（transcatheter aortic valve replacement，TAVR）——无需大型手术就能置入组织瓣膜，这极大地改变了对高危 AS 患者的治疗方法。经导管主动脉瓣置换术研究（placement of aortic transcatheter valves study，PARTNER）表明，在这类患者中使用 TAVR，2 年随访结果显示与外科主动脉瓣置换术（surgical aortic valve replacement，SAVR）的主要临床终点相似。接受 TAVR 的患者发生血管并发症和脑卒中的风险较高，而接受 SAVR 的患者发生出血并发症和 AF 的风险较高。此外，在少数预先存在传导障碍（特别是右束支阻滞）的病例中，TAVR 的使用会导致永久性起搏器植入。由于有证据表明 TAVR 术后会形成血栓，因此患者通常需要接受 3 个月的抗凝治疗。

（二）手术治疗

■ SAVR——该项技术仍然是以下患者的治疗选择：
  ■ 有症状的重度 AS（AVA < 1 cm²），手术风险低。
  ■ 此外，无论症状如何，都应考虑对以下患者进行 SAVR（Ⅰ类推荐）：
    ■ 接受冠状动脉旁路移植术（coronary artery bypass graft，CABG）的重度 AS 患者。
    ■ 重度 AS 伴 LV 功能障碍的患者。
    ■ 接受其他心脏瓣膜或主动脉手术的重度 AS 患者。

十八、哪些危险因素会增加手术死亡率？

■ 肾衰竭。
■ 年龄超过 75 岁。
■ LV 功能低下。
■ 充血性心力衰竭。
■ 肺动脉高压。

与 TAVR 一样，这些患者术后也需要抗凝治疗。

十九、有症状的重度 AS 患者的预后如何？

一旦 AS 患者开始出现症状（典型的心绞痛、呼吸困难和晕厥发作），如果不进行瓣膜置换术，则预后较差，在未来的 12 ~ 18 个月内，死亡率为 50%。

迈克尔的临床状况有所改善，通过增加肌力支持和进一步的静脉输液，他对去甲肾上腺素需求有所减少。他的 BP 升至 100/40 mmHg，心动过速降至 110 次 /min。经过持续治疗，迈克尔在接下来的 72 小时内开始好转。入住 ICU 10 天后，他成功地拔管了，并且不需要进一步的心脏或呼吸支持。再次进行超声心动图检查证实他确实患有重度 AS，但是他的 LV 收缩功能现在已经恢复正常。

第 11 天，在你值夜班期间，照顾迈克尔的护士发现他的呼吸变得更加困难，他的胸部有广泛的湿啰音，BP 约为 170/110 mmHg。你怀疑迈克尔患了急性心力衰竭。重点超声检查显示 LV 收缩功能受损，并且肺部出现多条 B 线。

二十、急性心力衰竭的定义

急性心力衰竭"突然发作"是因心室充盈或射血的任何功能或结构受损所致的一种复杂的临床综合征。心力衰竭可分为：

- **射血分数降低的心力衰竭**——以心脏收缩力降低为特征。
- **射血分数保留的心力衰竭**——通常是舒张功能障碍导致的结果，表现为 LV 舒张功能受损和 / 或 LV 充盈压增加。

二十一、急性心力衰竭的治疗原则是什么？

紧急治疗旨在缓解症状，逆转急性血流动力学不稳定，并尽可能保留心肌功能。主要干预措施包括：

- **静脉利尿药**——袢利尿剂呋塞米最常用于紧急情况，可增加肾脏对盐和水的排泄（其他袢利尿剂包括布美他尼和托拉塞米）。起效时间约 30 分钟，1 ~ 2 小时达到峰值，半衰期为 6 小时。袢利尿剂还可以促进前列腺素的合成，从而导致肾脏和静脉扩张，结果是降低了前负荷并缓解了肺充血。
- **血管扩张药**——硝酸甘油等药物通常与利尿剂联合使用。这种有效的系统性和冠状动脉血管扩张药对冠状动脉缺血作用很大。低剂量的血管扩张药具有静脉扩张作用，还能缓解肺水肿症状。持续使用 24 小时后，硝酸甘油会很快产生耐受性，即用药后效果迅速减弱。硝普钠也被用于动脉和静脉循环，是一种强效血管扩张药。对于因二尖瓣反流导致的严重心力衰竭并伴有相关高血压和肺水肿患者，硝普钠是首选药物。有肾或肝损害的患者应谨慎用药，因为其毒性代谢物硫氰酸盐和氰化物可能累积。
- **正性肌力药**——多巴酚丁胺可用于这些患者，以增加收缩力和

CO，但也可能导致快速性心律失常，因此限制了它的使用。值得注意的是，在发挥这些正性肌力药物作用的同时，心肌需氧量也会增加，因此对因缺血而出现心力衰竭的患者（如心肌梗死后）来说可能是有害的。还应注意的是，慢性心力衰竭患者的 β 受体下调，因此其作用可能减弱。另一种可使用的药物是米力农，它是一种磷酸二酯酶 Ⅲ 抑制剂，可提高细胞内钙水平，对服用 β 受体阻滞剂的患者可能更有效。米力农可以增加 CO 和 SVi，但由于其血管舒张的特性，也会导致全身血管阻力下降。虽然它能起到扩张冠状动脉血管的作用，但不会增加心肌需氧量。

- **血管升压素**——去甲肾上腺素是常用的一种药物，其主要目的是通过外周血管收缩恢复全身动脉压，但对 CO 的影响很小。去甲肾上腺素通常只用于有严重低血压和 / 或并发症（如脓毒症）的患者。

- **无创通气**——在出现急性心源性肺水肿的患者中，早期使用无创正压通气可降低死亡率和对气管插管的需求。

二十二、考虑到迈克尔患有重度 AS，你会如何调整对急性心力衰竭的治疗？

治疗仍将遵循急性心力衰竭的治疗原则，但对于重度 AS 患者，你需要保持谨慎。

- **利尿剂和血管扩张药**——由于这些药物具有降低前负荷的作用，因此可能会导致难治性休克（尤其是当 LV 室腔较小且肥厚时，因为这种情况下的 CO 在很大程度上取决于前负荷）。然而，对于有重度 LV 功能障碍和重度 AS，但不依赖正性肌力药的患者，硝普钠可显著增加 CO。

- **正性肌力药**——可能需要这些药物，但如果患者的收缩储备有限，则情况可能几乎不会有所改善。

通过对急性心力衰竭的治疗，迈克尔的病情逐渐稳定下来。第 2 天，心胸外科对他进行了主动脉瓣置换术评估。

二十三、延伸阅读

- Ring, L., Shah, B., Bhattacharyya, S. et al. (2021). Echocardiographic assessment of aortic stenosis: a practical guideline from the British Society of Echocardiography. *Echo. Res. Pract*. 8: G19. Detailed guideline regarding the echocardiographic assessment of aortic stenosis, and includes haemodynamic considerations and other useful information.

- Anderson B. (2017). The Normal Examination and Echocardiographic Measurements. Echotext Pty Ltd. Essential reading for anyone learning advanced echocardiography.

案例 15

意识减退的患者

45 岁的患者黛比被救护车送到急诊科的抢救区。她在家中晕倒后，她丈夫拨打了急救电话。她平时很健康，但今天早上由于头痛不想起床。她呕吐了一次后变得神志不清。她的 CO 始终没有下降。她可以耐受医护人员置入的口咽导气管。BP 为 162/94 mmHg，HR 为 86 次 /min，RR 为 10 次 /min。通过非重复呼吸面罩以 15 L/min 的流速吸氧，她的脉搏血氧饱和度为 98%。GCS 为 8（E1V2M5）。瞳孔等大，对光有反应。体温 36.7 ℃。

一、黛比 GCS 低的原因是什么？

- **脑血管事件**——出血性或血栓性。这种快速恶化并伴有脑刺激症状（即头痛和呕吐）的情况与突发血管事件有关。英国每年有 10 万多例脑卒中，脑卒中是导致死亡的主要原因（NICE CKS 2022：脑卒中和短暂性脑缺血发作）。约 85% 的脑卒中是缺血性的，15% 是出血性的。
- **占位性病变**——肿瘤、淋巴瘤、脓肿。黛比的占位性病变可能已经有一段时间了，但由于位置和大小的原因，现在才出现症状。
  - 肿瘤可以是原发性的，也可以是继发性的。常见的导致脑转移的肿瘤包括肺肿瘤、乳腺肿瘤、泌尿生殖系统肿瘤、皮肤肿瘤、结肠肿瘤和骨肉瘤。
  - 肿瘤可以是良性的，也可以是恶性的，这取决于肿瘤的生长速度和侵入周围组织的可能性。恶性脑瘤很少扩散到 CNS 以外。
  - 常见的脑肿瘤类型包括以下几种：
    - 胶质瘤（> 50%），包括星形细胞瘤（一种起源于大脑内星形胶质细胞的胶质瘤，可分为任何级别）、少突胶质细胞瘤

　　　　和室管膜瘤。

- ■ 脑膜瘤（约 25%）——起源于脑膜，通常为良性且生长缓慢。通常发生于 70 岁以上的人群。可分为 1 ~ 3 级。

- ■ 颅内脓肿在发达国家和非免疫抑制人群中并不常见（约 0.5/10 万）。病因包括细菌、真菌、原虫和蠕虫。应寻找脓毒症的全身体征、局部感染源（如牙科感染、乳突炎、中耳炎），并确定是否有先天性心脏病、静脉注射药物或免疫抑制史（如 HIV）。

- ■ **脑膜炎或脑炎**——先前健康的人出现低 GCS 和假性脑膜炎体征时应考虑脑感染。

- ■ **药物**——有呕吐史、GCS 下降的患者符合对乙酰氨基酚过量、酒精中毒、使用或滥用阿片类药物等情况的症状。因此，即使黛比看起来正常，也要查找药物不良反应和过量服用处方药、非处方药或娱乐性药物的可能性。向全科医师、亲属和护理人员了解相关病史。

- ■ **脓毒症**——此处描述的临床症状具有非特异性。脓毒症有多种表现形式，但通常情况下，像黛比这样健康的年轻患者会出现更多的生理反应，如体温升高或降低、低血压、心动过速和呼吸急促等。可以考虑脓毒症的可能性，但与其他鉴别诊断相比，患有这种疾病的可能性较小。

- ■ **代谢性**——考虑隐匿性肝 / 肾疾病引起的肝性或尿毒症脑病。急性肝衰竭和氨升高可导致脑水肿和 ICP 迅速、危险升高。

  - ■ GFR 降至 10 ~ 15 mL/min 以下时，可能发生尿毒症脑病。这是肾衰竭的一种罕见的原发性表现。然而，在早期阶段，要考虑所有可能性。

  - ■ 检查电解质水平，不要忘记检测 GCS 低患者的血糖（和钠）水平。

- ■ **自身免疫性**——自身免疫性脑炎的发病率为（0.5 ~ 2）/10 万。病因包括急性播散性脑脊髓炎、N- 甲基 -D- 天冬氨酸受体脑脊髓炎、边缘系统脑炎和桥本脑炎（在儿童和年轻成人中，拉斯马森脑炎很少发生）。一些病例是在感染后发生的，但许多病例没有明确的前驱症状。

- ■ **血液学**——血栓性血小板减少性紫癜（thrombotic thrombocytopenic purpura，TTP）的典型表现为发热、微血管病性溶血性贫血（microangiopathy hemolytic anemia，MAHA）、血小板减少症、肾功能损害和神经系统症状（包括头痛、意识错乱、癫痫发作或局灶性神经功能缺损）。抗血管性血友病因子裂解蛋白酶（ADAMTS13）自身抗体可导致血小板聚集和凝集、超大型血管性血友病因子（von Willebrand factor，vWF）蓄积、MAHA 形成。这种危及生命的疾病可由感染、妊娠、系统性红斑狼疮或药物诱发，及时进行血浆置换可以得到有效的治疗。溶血性尿毒症综合征（hemolytic uremic syndrome，HUS）的临床表现类似，但血小板微血栓往往局限于肾脏，而且很少会引起神经系统症状。如果血小板计数偏低，应将其作为患者表现的潜在原因进行检查（见案例 23）。

■ **血栓 / 脑静脉引流受阻**——脑静脉窦血栓在所有脑卒中占比不到 1%。血栓可在脑部深 / 浅静脉系统中形成，根据位置不同，可导致不同类型的局灶性或全身性神经功能缺损。ICP 的提高是多种机制引起的，包括静脉引流受到机械性阻塞导致的水肿，血脑屏障的破坏引起的血管源性水肿，以及脑灌注受损引起缺血，进而产生的细胞毒性水肿。

■ **NCSE 或癫痫发作后状态**——SAH 后，因 NCSE 或癫痫发作后状态而导致 GCS "人为"恶化的情况较为常见。这通常会使世界神经外科联合会（World Federation of Neurosurgical Societies，WFNS）评分恶化，当这些患者的 WFNS 评分为 5，但却表现良好时可能会让人大吃一惊。

二、此时你担心的主要问题是什么?

■ **气道保护**——黛比的 GCS 为 8，可以耐受口咽导气管。她发生误吸和气道阻塞的风险很高。

■ **可能会误吸**——有呕吐史，鉴于黛比的 GCS 较低，她可能已经发生了误吸。目前，她正通过非重复呼吸面罩以 15 L/min 的流速吸氧，饱和度为 98%，但此时的 PaO_2 水平尚不清楚。在接下来的数小时或数天内可能会出现吸入性肺炎或其他感染。

■ **神经保护**——黛比的症状符合脑膜炎的特征（检查是否有颈部强直、畏光和头痛三联征，通常伴有恶心和呕吐）。该病例可能发生了颅内病变。如果 ICP 持续上升，则必须控制病情，将进一步损害降至最低。

■ **诊断**——主要的鉴别诊断包括几个可能需要紧急神经外科干预的问题。迅速确定或排除这些问题，以最大限度地提高黛比康复的可能性。

　　你决定给黛比气管插管，并将她转送至 CT 扫描处。头部 CT 血管成像（CT angiography，CTA）如图 2-15-1 所示。

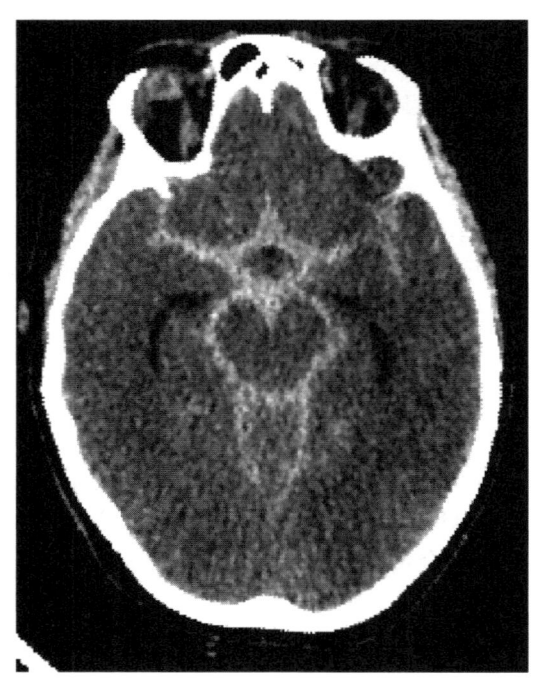

图 2-15-1　头部 CT 显示 SAH

三、查看 CT 影像（图 2–15–1），可以做出什么诊断？

头部 CT 显示急性 SAH。

四、什么是蒙罗 – 凯利（Monro-Kellie）学说？

该学说假定颅骨内不可压缩内容物（脑、CSF 和颅内血液）的总容量是恒定的。因此，其中一种组织的容量增加会导致另外一种或两种组织容量减少。这种压力 – 容量关系尤为重要，因为颅骨可以被看作是一个坚固的盒子，只有一个主要开口（枕骨大孔），容量的补偿能力有限。血容量的少量增加可以通过减少 CSF 容量来补偿，不会导致压力变化。然而，如果血容量突然大量增加，超出了这种代偿能力，将导致 ICP 升高。压力的增加会导致不可压缩的内容物向枕骨大孔移动，甚至可能穿过枕骨大孔。最初，颅神经在颅底被拉伸（即第六颅神经麻痹）会导致错误的定位体征，最终导致小脑扁桃体突出呈锥形。由于脑灌注受损，这一过程可因脑水肿发展而加剧。

其影响可在顺应性曲线（图 2-15-2）中说明。

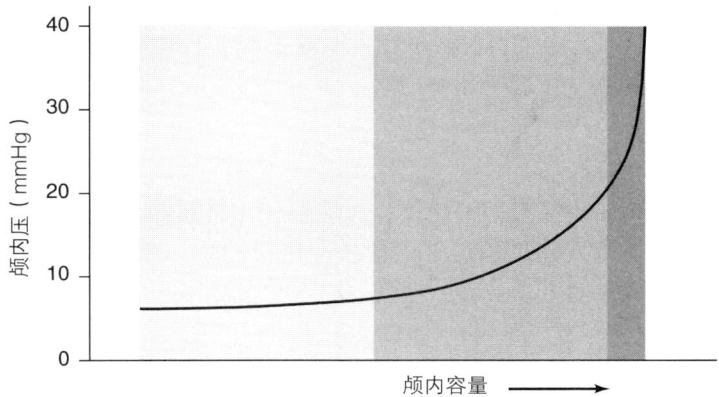

代偿机制将 ICP 维持在正常范围内（左侧阴影区域）。随着容量继续增加，依从性稳步下降，导致 ICP 上升（中部阴影区域）。容量的微小增加会导致 ICP 显著上升，导致灌注压下降，造成脑缺血（右侧阴影区域）。

图 2-15-2　颅内顺应性（压力 - 容积）曲线

资料来源：Theophilus Samuels。

五、什么是脑灌注压（cerebral perfusion pressure, CPP）?

该等式反映了驱动脑血流的压力梯度。

$$CPP = MAP - ICP$$

MAP 表示平均动脉压；ICP 表示颅内压。

通常，这受自动调节控制，但当 MAP 下降或 ICP 显著升高时，这种调节就会失效。

请注意，正常值随年龄而变化。成人的"正常"水平应维持在 7 ~ 15 mmHg。20 ~ 30 mmHg 为轻度颅内高压。压力持续高于 40 mmHg 意味着严重的、危及生命的颅内高压。

六、什么是继发性脑损伤，如何将损伤程度降至最低?

这一概念在创伤中用于描述脑初次原发损伤（如弥漫性轴索损伤或局部创伤）后发生的细胞过程，包括 ICP 升高引起的脑水肿和脑缺氧等问题。这个定义也同样适用于黛比这一病例，因为颅内突然出血也会产生类似的影响。临床医师的干预重点是减轻初次损伤后发生的损害。干预策略包括以下内容：

（一）保守治疗

■　避免影响脑静脉引流——头部保持中立位，避免 RTT 紧扎颈部，头部向上倾斜 30° ~ 45°。

■ 将钠水平维持在 142 mmol/L 以上,将血糖水平维持在 4.6 ~ 10 mmol/L。

■ 以恢复正常体温为目标。

(二)药物治疗

■ 在血脑屏障完整的情况下,可谨慎使用甘露醇和高渗盐水等药物。

■ 在有惊厥发作的情况下,应快速进行药物控制,以降低脑代谢率和氧需求。

(三)麻醉治疗

■ 通过精心的呼吸机干预优化脑血流——$PaCO_2$ 为 4.5 ~ 6 kPa,SBP 大于 90 mmHg,小于 160 mmHg,以避免因未干预动脉瘤而加剧出血。一些医疗中心建议 $PaO_2 > 10$ kPa 以避免缺氧,而另一些医疗中心建议 $PaO_2 > 8$ kPa。极端高氧(> 40 kPa)与较差的预后相关(图 2-15-3)。

■ 深度镇静可减轻气管插管患者的紧张或焦虑,并降低脑代谢率和需氧量。

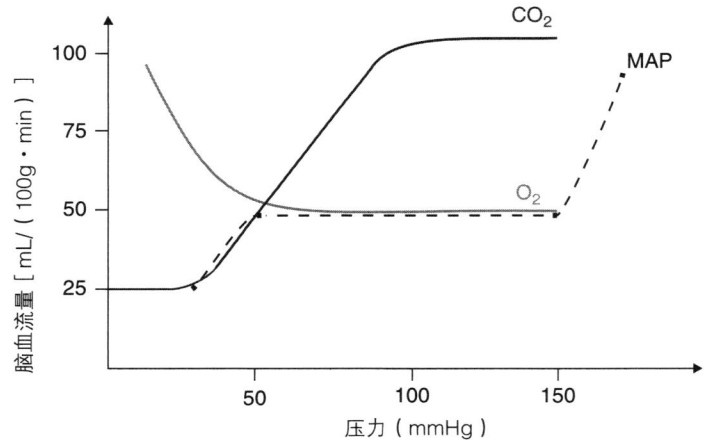

图 2-15-3 脑血流量[mL/(100g·min)]与 PaO_2 和 $PaCO_2$,以及 MAP 的关系

资料来源:Theophilus Samuels。

(四)外科手术

■ 减压——颅骨切除术。

■ CSF 引流。

你立即将黛比转至地区神经外科中心，同时提供神经保护。神经外科中心可以收治黛比，神经外科医师告知你一到医院就把她直接送往手术室。

七、SAH 的发病率是多少，其病因有哪些?

（一）发病率

在英国，每年每 10 万人中有 6 ～ 9 例发生 SAH。约 10% 的患者在到达医院前死亡，大约只有 1/3 的患者治疗后预后情况良好。

（二）病因

- **自发性** SAH——通常（85%）是动脉瘤破裂引起。约 5% 是其他血管异常（如动静脉畸形）引起。其余 10% 来自非动脉瘤性中脑周围 SAH 出血。平均发病年龄 50 岁，女性略多于男性（1.6∶1）。危险因素包括：
  - 高血压。
  - 吸烟。
  - 可卡因。
  - 酒精过量。
  - 结缔组织疾病。
  - 先天性综合征，包括多囊肾病和神经纤维瘤病Ⅰ型。

囊状或"浆果状"动脉瘤发生在约 4% 的人群中，但只有大于 7 mm 的动脉瘤会破裂。大约 80% 发生在威利斯环的前半部。发病率估计值各不相同，但最常见的部位是前交通动脉和后交通动脉的分叉处（分别为 30% ～ 35% 和 30% ～ 40%）。约 20% 累及大脑中动脉（middle cerebral artery，MCA），小部分发生于椎基底动脉。

一种不太常见的动脉瘤是梭形动脉瘤，它缺乏浆果状动脉瘤的瘤颈结构。

- **外伤性** SAH——发生在 25% ～ 50% 的外伤性脑损伤患者中。

八、画一个图来表示威利斯环

参见图 2-15-4。

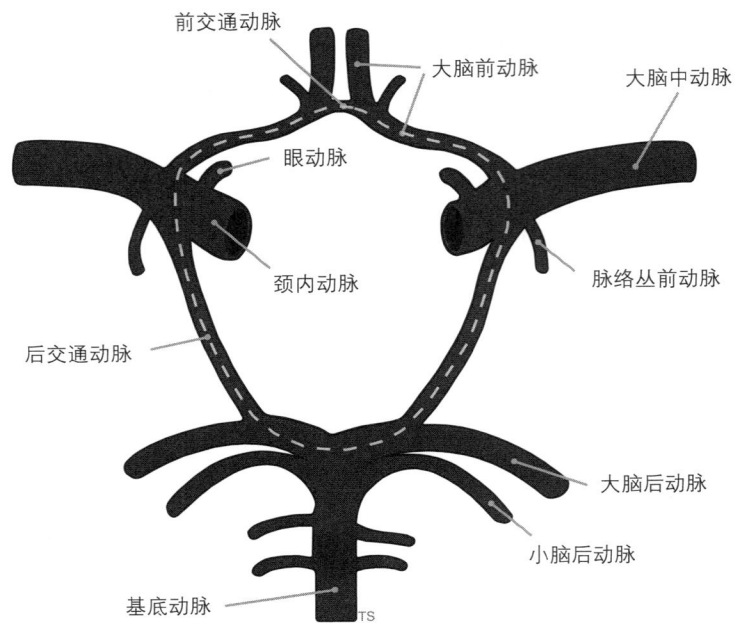

图 2-15-4　威利斯环（绿色虚线）

资料来源：Theophilus Samuels。

九、可以用哪些评分系统对 SAH 的严重程度进行分级？

（一）临床

- ■ GCS——这并不是专门针对 SAH 开发的。但是研究表明，发病时 GCS 达到 14 或 15 与良好的预后相关。GCS 越低，预后越差，其中运动能力受损是不良预后的最重要因素。

- ■ WFNS——结合发病时的 GCS 与局灶性神经功能受损情况来预测预后。1 级和 2 级患者无运动功能障碍，预后良好。3 ~ 5 级患者有运动缺陷或 GCS 显著降低，预后较差。

- ■ 亨特与赫斯（Hunt and Hess）量表——这是一种最古老的评分系统。根据体征和症状预测生存率。从 1 级（70% 生存）无症状或轻微头痛或颈部僵硬，到 5 级（10% 生存）深度昏迷、去大脑强直。

（二）放射学

- ■ 费希尔（Fischer）量表——基于头部 CT 出血的表现。其分级如下所示：

  - ■ 1 级——未发现出血。

  - ■ 2 级——出血，厚度小于 1 mm。

  - ■ 3 级——出血，厚度大于 1 mm。

■ 4 级——弥漫性或脑室出血，或脑实质血肿。

- **克拉森（Claassen）分级系统**——Claassen 分级系统对 Fisher 量表进行了改良，将脑室出血的影响纳入其中。该量表可为患者提供 0 ~ 4 分的评分。
  - 奥格威与卡特（Ogilvy and Carter）评分系统——这是一个以下列因素为指标的综合评分：
  - 年龄超过 50 岁。
  - Hunt and Hess 分级 4 级或 5 级。
  - Fisher 量表 3 或 4 级。
  - 动脉瘤直径大于 10 mm。
  - 后循环动脉瘤大于 25 mm。

十、动脉瘤性 SAH 有哪些治疗方案？

治疗方案的选择取决于出血原因、患者就诊时的情况（反映患者病情的严重程度），以及患者之前的状态。

- **保守治疗**——如果病因是不适合干预的动脉瘤（通常是由于其解剖学位置），或者试图进行干预被认为风险过高，则通过优化药物治疗来进行保守治疗。
- **药物治疗**。
  - 尼莫地平——一种阻止钙通过 L 型钙通道内流的二氢吡啶类药物。它用于治疗脑血管痉挛，在 SAH 后 14 ~ 21 天内以每小时 60mg 的剂量服用（每小时 30mg 分剂量给予可以减少 BP 的大幅波动）。
  - 镇痛——SAH 导致的头痛可能很严重。通常使用对乙酰氨基酚和可待因或吗啡。
  - 镇吐药。
  - 抗癫痫药。
- **外科干预**。
  - 直接夹闭术——开颅手术可以直接观察并在动脉瘤颈部放置金属夹。
  - 颅骨切除术——在 SAH 中使用较少，但在 ICP 高且无法控制的情况下可以使用。患者可以不保留骨瓣，使得脑部得以扩张，而不会因颅壁受压而进一步损伤脑实质。
- **介入放射学方法**。
  - 血管内弹簧圈栓塞术——常通过桡动脉或股动脉入路。在麻醉状态下，将铂丝盘绕在动脉瘤内。

2002 年国际蛛网膜下腔出血动脉瘤试验（International Subarachnoid

Aneurysm Trial，ISAT）比较了 SAH 后血管内弹簧圈栓塞术和直接夹闭术的疗效。他们发现，血管内弹簧圈栓塞术能使患者获得更好的 1 年无残疾存活。2018 年发表的《科克伦系统评价》［林格伦（Lindgren）等，科克伦系统评价数据库］表明，对于状况良好，并且可以接受两种治疗方案的动脉瘤患者，接受血管内弹簧圈栓塞术的患者比接受直接夹闭术的患者存活率更高，更有可能恢复独立生活。

> 到达神经外科中心后，黛比被紧急送往介入放射治疗室，在那里她接受了前交通动脉瘤的弹簧圈栓塞术。术后，她被转移到神经重症监护室，在那里停止使用镇静，以便对她的神经系统进行评估。

十一、除了已经探讨过的问题，你还如何在 ICU 中治疗黛比？

（一）生理优化

■ 输液——静脉输液通常选用 0.9% 生理盐水。液体干预策略存在争议。虽然应避免脱水，但研究表明过度的液体正平衡与较差的功能预后相关。

■ 干预电解质和血糖水平。

■ 体温控制——SAH 后发热十分常见，并且与较差的预后相关。

■ 谨慎通气和氧合——黛比可能已经吸过氧气，所以应该尽可能保护她的肺。

（二）后续检查

■ 12 导联心电图——脑损伤导致大量儿茶酚胺释放。超过 50% 的患者会出现心脏并发症，出现心肌缺血和心力衰竭。常见的 ECG 改变包括 U 波增大、T 波改变、QTc 延长、R 波增高和 ST 段压低。

■ 超声心动图——评估包括应激性心肌病在内的心脏并发症。

■ LP——黛比患有 SAH 已通过 CT 得到证实，她出现脑部感染的可能性不大，因此无需通过 LP 确诊。如有必要，可再与神经外科医师讨论是否进行 LP。

（三）预防药物

■ 溃疡预防——神经危重症患者发生应激性溃疡和上消化道出血的风险高。组胺 H2 受体拮抗剂或质子泵抑制剂（胃壁细胞中 H+/K+ATP 酶的选择性抑制剂）是常用药物。

■ 血栓预防——应每日复查血栓预防情况，最好由神经外科医师参与，并将每日决策记录在患者的病历中。必须权衡破坏性颅内出血的风险与深静脉血栓形成和危及生命的 PE 的风险。这些患者发生出血和血栓的风险较高。

> 　　最初，黛比看起来恢复得不错。术后第 2 天，她的 GCS 为 13（E3V4M6），看起来进展良好。但是术后第 5 天，她的运动评分突然从 6 分降至 4 分，没有癫痫发作的体征。你给神经外科医师和神经重症监护会诊医师打电话讨论这一病例的情况。

十二、你认为患者可能发生了什么？

- **再出血**——高达 25% 的 SAH 患者在 72 小时内会发生再出血。与再出血相关的死亡率高达 60%。
- **血管痉挛**——最常发生在 SAH 后的 5 ~ 10 天。其机制尚不清楚，但红细胞的分解似乎会通过激活平滑肌中的钙通道和释放血管活性蛋白来增加氧化应激。这会消耗 ATP，引起缺血，最终导致大脑皮层坏死。
- **脑积水**——20% ~ 30% 的 SAH 患者会发生脑积水。脑积水分为急性（3 天内）、亚急性（4 ~ 14 天）和慢性（14 天以上）。脑积水分为阻塞性和交通性。

> 　　神经重症监护会诊医师为患者进行了经颅多普勒超声（transcranial Doppler，TCD）检查，结果显示双侧 MCA 平均流速均有所增加（约 180 cm/s）。你还带患者做了头部 CT 检查，结果显示脑沟消失和脑室空间缩小。

十三、TCD 和头部 CT 报告的意义是什么？

TCD 提示脑血管痉挛（MCA 血流量正常范围为 50 ~ 75 cm/s）。头部 CT 报告显示 ICP 升高。ICP 升高常伴脑血管痉挛。紧急干预这两个问题，以预防脑缺血。

十四、还有哪些其他方法用于诊断脑血管痉挛？

数字减影血管造影（digital subtraction angiography，DSA）是检查 SAH 后脑血管痉挛的标准方法。CT 血管造影也被广泛应用。

十五、有哪些方法可以用于 ICP 监测，它们是如何监测的？

临床体征可作为 ICP 升高的指征。应定期评估 GCS 并检查视乳头水肿。不要等到库欣反射出现时才去检查，因为它是晚期体征（心动过缓、脉压增宽和呼吸模式异常）。

侵入性监测更精确，但有感染和出血的风险：

■ **ICP 螺钉 / 硬膜下螺钉 / 脑实质内微传感器**（如 Codman）——将应变计传感器置入脑实质或 CSF。这样可以分析压力波形（A 波提示 ICP 升高，B 波提示依从性差，C 波是正常发现，见图 2-15-5）。

■ **脑室外引流**（extraventricular drain，EVD）——通过手术将导管置入脑室，便于 CSF 测压。这样做的另一个好处是便于在需要时采集 CSF 标本，在 ICP 高时引流 CSF，以及在需要时进行鞘内给药。

■ **硬膜外传感器**——完成颅骨钻孔后，将传感器放入颅骨和硬脑膜之间。

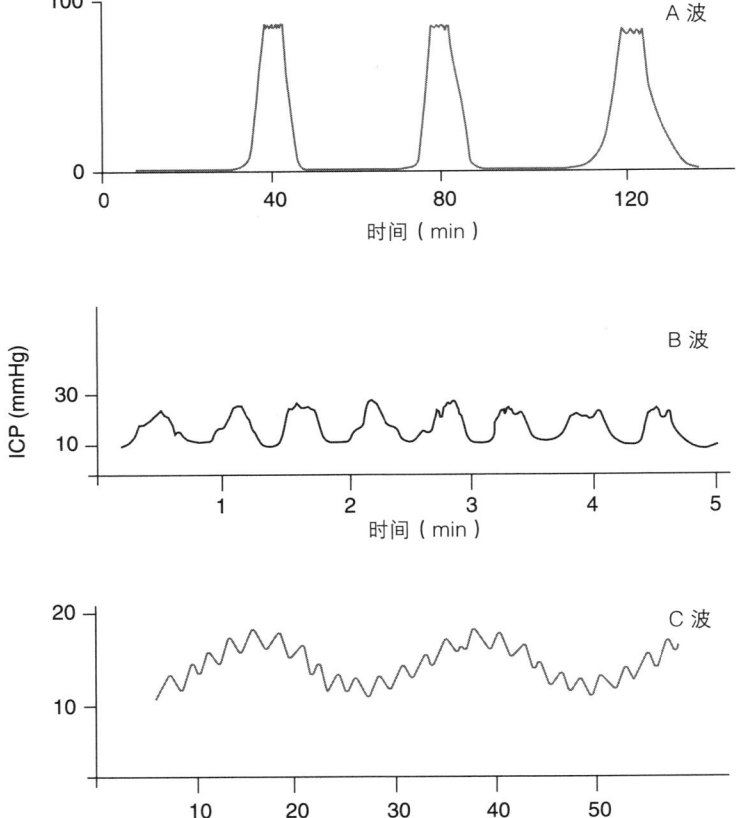

A 波：持续 5 ~ 20 分钟，被描述为 50 ~ 100 mmHg 的高原波或血管源性波。它们会降低 CPP。B 波：ICP 在短时间内升高，振幅较小，频率维持在 1 ~ 2 分钟。B 波：可能与呼吸引起的 $PaCO_2$ 和 PaO_2 的变化有关。C 波：频率为 4 ~ 8 分钟，振幅也较小。它们是心脏和呼吸周期相互作用的产物。

图 2-15-5 伦德伯格（Lundberg）波

资料来源：Theophilus Samuels。

十六、如何干预脑血管痉挛？

主要干预方法是使用尼莫地平。尼莫地平通常口服给药，但也可通过静脉给药（或在放射学引导下动脉内给药）调整剂量。治疗时应注意体液平衡，以确保循环容量正常。其他治疗方法，如镁和他汀类药物也已经被试验过，但没有充分证据支持常规使用。

十七、如何干预黛比的 BP ？

患者发生血管痉挛时，其 BP 通常会随之升高。在动脉瘤安全的情况下，许多中心的目标是维持高水平血压，以促进大脑循环，缓解增高的 ICP 和增加的血流阻力。可能需要使用血管升压素来诱导 SBP 大于 180 mmHg。如果体循环压力升高后 GCS 有所改善，则可根据患者情况设定更高的目标。

> 经过你的干预以后，黛比的病情得到了缓解，她的病情预计在接下来的两天内稳定下来。第 8 天，你在日常评估中发现黛比的钠水平从 142 mmol/L 增加至 151 mmol/L。她的尿量也有所增加，现在超过 500 mL/h。

十八、你认为患者发生了什么？为什么？

黛比似乎患有尿崩症。尿崩症通常在脑部受到初次损伤后 1 ~ 3 天出现，通常是一过性的，但也可能持续数月。大约 15% 的 SAH 患者会出现尿崩症，并且往往与较差的预后相关。

精氨酸升压素生成减少会导致尿液浓缩能力下降。因此，患者会排出大量（> 200 mL/h）稀释尿液（< 300 mOsm/kg），血浆钠浓度也会升高。

十九、如何干预这一情况？

患者需要做的检查包括尿比重、血浆渗透压及钠水平。在非急性情况下，可进行禁水试验。如果临床怀疑程度较高，并且钠和水稳态迅速丧失，可分次给予去氨加压素（DDAVP），剂量为 0.2 ~ 1.2 mg/d。

二十、黛比还面临哪些钠调节障碍的风险？

SAH 后的低钠血症通常由抗利尿激素分泌失调综合征引起，但也可能是由脑性耗盐综合征引起。

■ **抗利尿激素分泌失调综合征**——由于下丘脑受到刺激后中枢过度分泌精氨酸升压素，结果导致血钠水平过低而尿量相对正常。治疗通常以限制性补液（< 500 mL/d）为主，但这很难维持，而且容易导致脑血管痉挛。替代疗法包括高渗盐水、氟氢可的松

（0.1 ～ 0.2 mg/d）和血管升压素受体拮抗剂（如考尼伐坦）。

■ **脑性耗盐综合征**——临床表现为多尿伴血清钠流失。其机制尚不清楚，但可能与利钠肽的释放有关（表 2-15-1）。

表 2-15-1　钠失调伴 ICP 升高

	CSW	DI	SIADH
液体平衡	减少	减少	正常或增加
尿量	增加	增加	减少
血清钠	减少	增加	减少
尿钠	增加	减少	增加
血浆渗透压 （mOsm/kg）	< 280	> 290	< 280
尿渗透压 （mOsm/kg）	> 100	< 300	> 100

你成功干预了黛比的尿崩症，第 15 天，她转入了普通病房。她在初次发生 SAH 后近 4 周出院，有望经过一段时间的恢复后重返工作岗位。

二十一、SAH 患者在恢复期会遇到哪些问题？

- 认知问题。
  - 注意力不集中。
  - 记忆缺陷。
  - 言语和语言问题。
- 神经学问题。
  - 癫痫。
  - 头痛。
- 心理问题。
  - 人格改变。
- 生理问题。
  - 疲劳。
  - 虚弱。

二十二、延伸阅读

- McGee, A. and Gardiner, D. (2019). Differences in the definition of brain death and their legal impact on intensive care practice. Anaesthesia. 74 (5): 569–572. Thought-provoking article on brain death.

■ Smith, M., Reddy, U., Robba, C. et al. (2019). Acute ischaemic stroke: challenges for the intensivist. Intensive Care Med. 45 (9): 1177–1189. World leading expert review article on current best practice stroke management in ICU in the UK.

案例 16

脑卒中患者

作为神经重症监护主治医师，你接到神经麻醉师的电话，要为患者爱德华安排一张床位。患者是一名 63 岁的常务董事，2 小时前突发右侧肢体重度偏瘫，现在正转往你们医院准备做血栓切除术。

一、缺血性脑卒中的病因是什么？

缺血性脑卒中包括栓塞性脑卒中，或更常见的血栓性脑卒中：

- **血栓性脑卒中**——通常是由于慢性动脉粥样硬化和斑块形成导致脑大动脉或小动脉（大动脉包括颈动脉或 MCA）狭窄，形成血栓，发生阻塞。较小穿支动脉的血栓形成导致"腔隙性"脑卒中。
- **栓塞性脑卒中**——继发于身体其他部位的血栓，但滞留在脑循环中，影响远端血流。这些血栓往往在心脏内发生，继发于 AF 引起的血液停滞。

二、缺血性脑卒中的危险因素是什么？

（一）可改变因素
- 高血压。
- 吸烟。
- 糖尿病。
- AF。
- 高胆固醇血症。
- 肥胖和缺乏运动。
- 颈动脉疾病。
- 酗酒。

（二）不可改变因素

■ 年龄增加。

■ 女性。

■ 脑卒中家族史。

■ 非洲和加勒比族裔。

■ 既往脑卒中或短暂性脑缺血发作。

三、急性血栓性脑卒中有哪些治疗方案？

参见 NICE 指南（NG 128，2019）。对于非致残性短暂性脑缺血发作患者，治疗方案是不同的。

（一）一般措施

■ 院前使用 FAST［面部（Face）、手臂（Arm）、言语（Speech）、时间（Test）］辅助快速诊断。

■ 使用急诊室脑卒中识别量表（Recognition of Stroke In Emergency Room，ROSIER）或类似工具辅助医院诊断。

■ 排除低血糖。

■ 怀疑急性脑卒中时，立即进行脑部非增强 CT 检查，并适用以下任何一项：

    ■ 可采用溶栓治疗 / 血栓切除术。

    ■ 患者正在接受抗凝治疗或有出血风险。

    ■ 症状变化。

    ■ GCS 低。

    ■ 重度头痛、颈强直或视乳头水肿。

■ 如果可以选择血栓切除术，应在初始非增强扫描后进行增强 CT 扫描和 CTA。

■ 阿司匹林 300 mg，除非有禁忌证（如果溶栓，应该在溶栓 24 小时后，并且复查头部 CT，没有出血性转化后才可服用阿司匹林）。

（二）阿替普酶溶栓

■ 出现症状后 4.5 小时内。

■ 必须排除出血。

■ 应与值班脑卒中会诊医师讨论这一点。

（三）血栓切除术

■ 出现症状后 6 小时内。

■ CTA 或磁共振血管成像（magnetic resonance angiography，MRA）证实前循环近端闭塞。

■ 具有挽救脑组织的潜力（通过 CT 或 MRI 评估）。

■　患者在事件发生前 6 ～ 24 小时健康状况良好。

■　脑卒中前改良 Rankin 量表评分应低于 3 分，美国国立卫生研究院卒中量表评分高于 5 分。

在可能的情况下，应考虑对患者行血栓切除术。在英国，目前只有少数中心提供血栓切除术，因此在评估是否适合行血栓切除术时，必须考虑转运患者的时间。快速诊断和干预是成功治疗急性脑卒中的关键。

> 大约 2 小时后，爱德华被转入你所在的神经重症监护室。由于他在到达放射科病房时表现激越，因此医师为他气管插管并进行血栓切除术。为了便于进行神经系统评估，现在已经拔掉了他的气管插管。麻醉恢复后，患者出现意识错乱，右侧肢体乏力。放射科医师告知，这个手术十分困难，由于解剖学问题，无法清除所有的血栓。

四、查看头部 CT 图像（图 2-16-1），可以做出什么诊断？

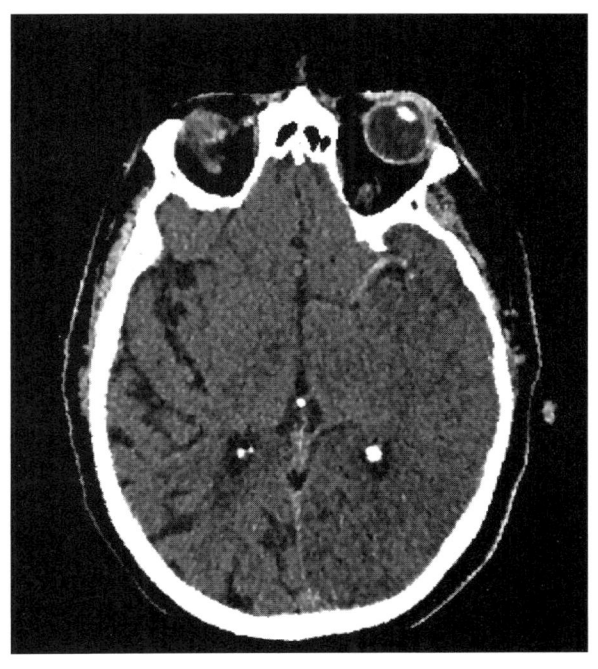

图 2-16-1　头部 CT 显示左侧 MCA 梗死

头部 CT 显示左侧 MCA 广泛梗死。

五、脑卒中患者会出现哪些类型的神经功能缺损？

由于动脉闭塞的确切位置不同，可见的神经功能缺损类型存在细微差异。大体上变化如下：

- 大脑前动脉。
  - 对侧运动 / 感觉丧失。
  - 下肢受累重，上肢受累轻。
- MCA。
  - 对侧运动 / 感觉丧失。
  - 面部和上肢受累最重。
  - 对侧同向性偏盲。
  - 左侧 MCA——失语症。
  - 右侧 MCA——累及左侧视野。
- 小脑下后动脉（posterior inferior cerebellar artery，PICA）或椎动脉。
  - 瓦伦堡（Wallenburg）综合征——眩晕、同侧霍纳（Horrer）综合征等。
  - 脑干病变可能导致各种其他同名综合征——杰克逊（Jackson）综合征、雷 – 塞（Raymond）综合征、福维尔（Fouille）综合征、米亚尔 – 居布勒（Millard-Gubler）综合征、韦伯（Weber）综合征、柯劳德（Claude）综合征。

> 第 2 天，爱德华的护士打电话跟你说他开始呕吐，GCS 已经下降到 7（E1V2M4）。在检查他的瞳孔时，ICU 护士注意到他的眼睛偏向一侧。

六、你认为患者可能发生了什么？

- 缺血性脑卒中加重。
- 出血性脑卒中。
- 原发性大面积 MCA 脑卒中后发生了脑水肿。
- 癫痫发作。

七、你干预的重点是什么？

- **气管插管和神经保护**——爱德华的 GCS 较低，已经呕吐，并且出现病变，需要紧急放射学影像检查。你迅速为患者气管插管，控制气体交换和血流动力学，确保神经受到保护。对患者进行检查，并考虑对可能出现的癫痫进行治疗，但考虑到可能的鉴别诊断，应该优先考虑紧急脑部影像学检查。
- **影像学检查**——紧急转送爱德华进行脑部 CT 检查。与放射科医师、神经外科医师和重症监护会诊医师讨论具体检查方式（即使用造

影剂 / 重点进行血管造影 / 此时是否应该进行脑部 MRI）。

■ **致电神经外科医师和 ICU 会诊医师**——不仅需要征求有关所需影像学检查的建议，还需要高级医师的参与，因为患者的情况意味着病情已经严重恶化。

■ **联系患者的直系亲属**——需要告知患者的直系亲属患者的病情已经恶化。你可能希望在查看 CT 图像后再联系患者亲属，因为正在紧急进行扫描，检查结果对评估爱德华的预后至关重要。

八、查看图 2-16-2 中的图像，可以做出什么诊断？

恶性 MCA 综合征。

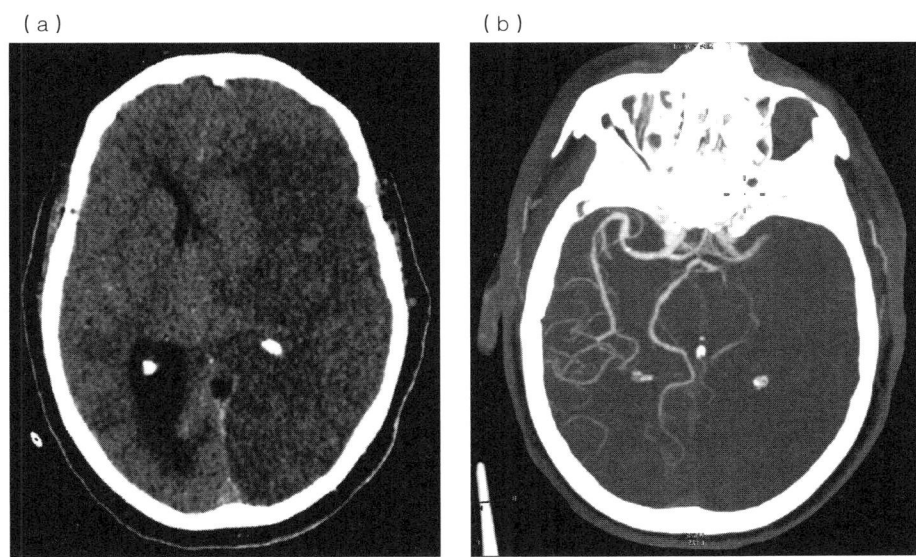

（a）脑部 CT 平扫显示恶性 MCA，中线偏移，并伴有 ACA 区域梗死；（b）脑部 CT 血管造影显示左侧 MCA 突然破裂

图 2-16-2　**脑部 CT**

九、爱德华病情恶化的病理生理学表现是什么？

恶性 MCA 综合征是大脑半球梗死后神经系统迅速恶化导致的一种疾病类型。最初，缺血组织诱发细胞毒性水肿。随后，脑组织肿胀，血管闭塞。随着组织坏死的发展，血脑屏障的完整性遭到破坏。蛋白质和缺血诱导的介质渗漏到脑实质，血管源性水肿进一步增加脑组织体积。由此产生的水肿可能非常显著，导致占位效应，最终导致脑干受压。这种情况通常发生在初次梗死后 2 ~ 4 天。MCA 综合征的预后一般较差。高达 80% 的患者会在 1 周内死亡。

十、头部 CT 报告对你目前的干预措施有何影响?

■ **与神经外科医师紧急讨论爱德华是否适合接受去骨瓣减压术**（decompressive hemicraniectomy，DHC）——综合分析表明，DHC 可以降低 60 岁以下患者的重大残疾风险［拉杰瓦尼（Rajwani）等，2017］。多项研究分析表明，像爱德华这样的患者接受 DHC 后，存活率也有所提高。DHC 已被纳入 2015 年发布的干预指南中［托贝（Torbey）等］。根据蒙罗 – 凯利（Monro-Kellie）学说（见案例 15），切除大骨瓣可以使大脑得到扩张，否则会继续造成压迫。

■ **体温控制**——这是一个有争议的话题，应参考当地指南。一些研究表明，在 48 ~ 72 小时内将核心体温维持在 33 ℃，已被证明可降低死亡率，但它的益处并没有得到一致认可。在英国，一些中心使用循证指南，建议进行针对性体温管理，目标体温为 36.5 ~ 37.5℃，或着以预防体温过高为目标。

■ **考虑使用甘露醇或高渗盐水进行渗透性治疗**——请与会诊医师和神经外科医师讨论，因为效果持续时间较短。它通常被用作其他治疗（如手术）的"过渡"治疗。如果血脑屏障受损，渗透性治疗可能会进一步加重脑水肿，因此不应贸然使用。

> 神经外科医师决定直接将爱德华送入手术室做 DHC。经过颅骨切除术，切除了爱德华左侧额颞顶部的骨瓣（15 cm）。

十一、此时，你将对神经危重症监护室中的爱德华采取哪些干预措施?

■ **考虑使用镇静药**——与团队讨论是立即唤醒爱德华，还是让他维持一段时间的镇静。许多中心倾向于维持一段时间的镇静，而其他中心则认为应在术后立即停止镇静，并对爱德华的神经系统进行评估。

■ **神经保护**——确保头颈部定位以促进静脉引流，优化气体交换以促进脑血流，优化 BP 以改善 CPP（见案例 15）。

■ **监测**——高级监测应包括有创动脉血压监测。神经外科医师也可能置入颅内螺栓或脑室外引流，以帮助监测 ICP，并在必要时引流 CSF。

■ **血液检查**——频繁测定钠水平至关重要。必须避免钠浓度的快速变化，以及与之相关的脑水肿风险。监测炎症指标，因为爱德华术后易感染。

■ **尿量监测**——观察钠稳态是否失调（表 2-15-1）。

- **每日与神经外科医师一起复查 VTE**——爱德华是术后发生破坏性颅内出血的高危人群，也是深静脉血栓形成和 PE 的高危人群。决定是否给予或暂停 VTE 预防性治疗极为重要，每天都应该考虑和记录。
- **治疗癫痫发作，避免脑代谢率增加。**
- **记录骨瓣的保存位置（如果它被保存）**——传统上，骨瓣通过手术植入皮下（通常是在腹部）或冷冻保存。如果患者能活下来，许多中心现在更愿意制作钛板作为替代。

十二、神经外科手术的并发症有哪些?

- 出血。
- 感染——系统性、手术部位、脑内。
- 癫痫发作。
- 脑积水。
- CSF 循环紊乱及水囊瘤形成。
- 认知、神经或精神变化。

> 第 4 天，你对爱德华进行了神经学评估。镇静药已停用 24 小时。爱德华仍然无反应。他仍然处于完全通气状态，吸痰时没有咳嗽的表现。瞳孔无反应，各 5 mm。

十三、为什么定期检查爱德华的眼睛很重要?

ICP 增高可导致大脑向枕骨大孔扩张，并因颅骨底部压迫而损伤软组织结构。所观察到的类型可以反映出损伤的方式或程度。

快速识别"假性定位体征"可尽早识别和干预升高的 ICP。外展神经（Ⅵ）（因其走向较长，且易被颞骨岩部牵拉），以及三叉神经（Ⅴ）和动眼神经（Ⅲ）特别容易在 ICP 升高时，引起早期损伤。

十四、描述继发于 ICP 升高的不同类型脑疝的临床表现

- 钩疝（小脑幕疝）。
  - 颞叶受压导致同侧脑神经Ⅲ受损，表现为瞳孔散大。
  - 这伴有轻偏瘫、去脑强直姿势和昏迷。
- 小脑幕中心疝。
  - 间脑受压可导致瞳孔小、反应迟钝或帕里诺综合征（垂直注视麻痹）。
  - 患者还会出现意识下降（最终深度昏迷）和去皮质强直，并可能出现陈 – 施呼吸（潮式呼吸）。
- 下小脑疝。

- 这种类型的疝可以通过颅骨缺损发生，例如，开颅手术部位或颅骨骨折。眼部表现不可预测。
- 小脑扁桃体疝（"呈锥形"）。
  - 双侧瞳孔散大、固定。
  - 小脑扁桃体通过枕骨大孔疝出，压迫延髓呼吸中枢。
  - 死亡不可避免。

十五、根据神经学评估结果，有什么干预计划？

检查结果与爱德华的脑干损伤相符。需要紧急进行脑部影像学检查。在颅后窝成像方面，MRI 优于 CT 检查。

> 你将爱德华送去做 MRI，结果显示"锥形"疝出，即小脑扁桃体疝，脑干受到了不可逆转的损伤。

十六、你还发现哪些体征？

- 库欣三联征——心动过缓、脉压增宽、呼吸不规则。
- 视乳头水肿。
- 早期可能会出现头痛和呕吐，但遗憾的是，爱德华的病情已经发展到晚期。

十七、你对临床情况有什么评估？将如何进行治疗？

爱德华遭受了致命的、不可逆转的脑损伤，无法维持生命。必须与重症医学科会诊医师和神经外科医师讨论该病例。根据护士提供的信息（没有咳嗽反射，瞳孔对光反射无反应，在没有镇静药的情况下没有尝试呼吸），结合患者的脑部成像，爱德华可能已经发生了脑干死亡。

继续采取支持性措施，并且立即与他的直系亲属说明情况。

> 你和爱德华的家人讨论了他的神经状况和预后，希望征得患者家属同意对他进行脑干死亡测试。根据他的临床情况和脑部成像，即使没有发生脑干死亡，他也无法从这次事件中恢复过来。家属同意进行脑干死亡检测，并选择不在场。

十八、在开始脑干测试之前，必须满足哪些先决条件？

- 已知病因的**不可逆脑损伤证据**。
- 排除导致**呼吸暂停和昏迷**的可逆原因。
  - 未使用镇静药物（若不确定，应测试其含量，如硫喷妥应低于 5 mg/L、咪达唑低于 10 μg/L）。

- 未使用肌肉松弛药（使用神经刺激器进行测试）。
- 体温＞ 34 ℃。
- 钠 115 ～ 160 mmol/L。
- 钾＞ 2 mmol/L。
- 磷酸盐 0.5 ～ 3 mmol/L。
- 镁 0.5 ～ 3 mmol/L。
- 血糖 3 ～ 20 mmol/L。
- 确认没有引起昏迷的内分泌或代谢紊乱。
- **患者符合进行测试的条件**——无高位颈髓病变，也无妨碍呼吸暂停测试的重度肺部疾病。通过耳镜检查鼓膜，确保鼓膜清晰和完整。

十九、哪些医师可以进行脑干死亡测试？

在英国，脑干死亡测试需要由两名具备相关资质的医师完成。其中一名应为会诊医师。两名医师都应在医学总会注册至少 5 年。这在世界各地的临床实践中不尽相同。

二十、在脑干死亡测试中，应测试哪些神经？

- **感觉**——颅神经 Ⅱ、Ⅴ、Ⅷ、Ⅸ、Ⅹ。
- **运动**——颅神经 Ⅲ、Ⅳ、Ⅵ、Ⅶ、Ⅹ。

二十一、需要哪些检查？

每位医师都会独立检查。通常情况下，每位医师都会观察对方。

（1）用强光依次照射瞳孔，观察有无直接反射和间接反射（Ⅱ、Ⅲ）。患者发生脑干死亡后，瞳孔反应消失。

（2）用棉签或拭子轻轻接触角膜，同时轻轻抬起眼睑，使其移动（Ⅴ、Ⅶ）。患者发生脑干死亡后，不会出现眨眼现象。

（3）向外耳道注入 50 mL 冰水（Ⅲ、Ⅳ、Ⅵ、Ⅶ），注射时间为 1 分钟，观察有无眼球震颤等反应。然后重复上述操作测试另一侧。患者发生脑干死亡后，眼球活动消失。

（4）对眶上峰、斜方肌和胸骨施加疼痛刺激（Ⅴ、Ⅶ）。患者脑干死亡后，颅神经分布运动消失，但仍可在脊髓介导的反射中观察到运动。

（5）用刮刀刺激咽部（Ⅸ、Ⅹ）。患者脑干死亡后，吞咽反射消失。

（6）通过插入支气管导管（Ⅹ）来刺激隆突。患者脑干死亡后，咳嗽反射消失。

（7）呼吸暂停测试。

二十二、如何进行呼吸暂停测试？

- 给予患者 100% 的氧气供应。

■ 测试前通过 ABG 分析确认 $PaCO_2$ 至少为 6 kPa（慢性 CO_2 潴留患者为 6.5 kPa）。

■ 在保持氧合的同时进行呼吸暂停（例如，将吸引管插入有氧流的气道或使用有氧流的麦氏通气系统），观察患者是否有自主呼吸。

■ 在呼吸暂停测试结束时，$PaCO_2$ 应至少升高 0.5 kPa——再次通过 ABG 分析加以确认。

■ 患者不应出现血氧饱和度降低的情况，因为患者在测试期间不能出现缺氧状况。

二十三、死亡的定义是什么?

2008 年，英国皇家医学院同意将死亡定义为意识功能和呼吸功能不可逆丧失。因此，脑干的整合功能发生不可逆终止。

二十四、脑干死亡测试是否被普遍接受?

答案是否定的。在英国等地，通过上述测试证明脑干死亡就可以确认死亡。

世界各地的情况不尽相同，在美国等其他地方，必须证明全脑死亡。可能需要辅助检查（如脑电图、脑血管造影、经颅多普勒超声）来证明全脑死亡。

> 你和会诊医师进行脑干死亡测试。爱德华对 1 ~ 6 项测试均无反应（如上所述），但在第一项呼吸暂停测试中，他的血氧饱和度迅速下降。你又尝试了一次，他的血氧饱和度再次下降。

二十五、这有什么意义?

爱德华可能已经发生了脑干死亡，但由于他的气体交换不良，无法完成测试。必须向他的家人说明这一点。

脑干死亡无法正式确诊，但我们强烈怀疑患者发生了脑干死亡。在此阶段，必须考虑维持或放弃治疗的伦理影响。由于爱德华没有康复的可能，继续维持生命并不符合他的最佳利益。然而，世界上许多人的宗教或文化信仰与放弃治疗不相容。在谈及这个问题时必须非常敏感。要做好心理准备，家属的信仰体系可能与你的截然不同。你应该给患者家属留出时间让他们讨论爱德华在这种情况下的意愿。

> 你坦诚布公地与患者家属交谈。他们非常肯定，如果没有康复的可能性，爱德华不会希望继续活着。器官捐献小组联系你，表示爱德华已被登记为捐献者。他们已经与他的妻子谈过，爱德华的家属想在停止侵入性器官支持之前探讨一下捐献的可能性。

二十六、爱德华可以捐献什么?

如果爱德华被诊断为脑干死亡,他可能会成为一名"脑死亡器官捐献者"——脑干死亡后捐献。在这种情况下,可以将他送往手术室进行持续的通气和优化治疗,以便在器官处于最佳状态时提取。

由于无法确认脑干死亡,爱德华只能心脏死亡后捐献。这意味着他必须被送往手术室终止生命支持治疗。麻醉师会等他的心脏停止跳动后再诊断心脏死亡,最后开始提取器官。从出现低血压或氧饱和下降(通常认为 SBP < 50 mmHg 或氧饱和度 < 70%)到器官提取或冷灌注的时间表示热缺血时间(warm ischaemic time,WIT)。WIT 过长会导致器官受损。

修订的马斯特里赫特分类将这类情况定义为 Ⅲ 类捐献:

- ■ Ⅰ 类——抵达即死亡。
- ■ Ⅱ 类——复苏失败。
- ■ Ⅲ 类——预期心脏停搏。
- ■ Ⅳ 类——脑死亡供体心脏停搏。
- ■ Ⅴ 类——ICU 患者意外心脏停搏。

二十七、在这一阶段可以进行哪些检查?

- ■ **血液检查**——FBC、U&E、LFT、凝血功能筛查、病毒检测(HIV、肝炎病毒、EBV、CMV 等)、免疫学检查、血型鉴定等。
- ■ **影像学检查和床旁检查**——胸部 X 线、12 导联心电图、超声心动图、冠状动脉造影。
- ■ 你也可能被要求进行支气管镜检查和灌洗,然后进行肺复张操作。

二十八、在这个阶段,你需要使用什么药物,制订什么干预方案?

- ■ 给予甲泼尼龙 15 mg/kg。
- ■ 优化心血管状态——使用侵入性心血管监测,纠正低血容量,并在必要时使用血管升压素,避免使用去甲肾上腺素(脑干进行性缺血导致交感神经风暴,儿茶酚胺已经偏高)。
- ■ 考虑推注和输注三碘甲状腺原氨酸——脑干死亡患者的循环甲状腺激素水平降低,补充三碘甲状腺原氨酸可减少对血管升压素的需求,预防心血管衰竭。
- ■ 将体温维持在 35 ℃以上。
- ■ 治疗存在的任何感染。
- ■ 肺保护性通气。
- ■ 避免液体正平衡,避免高钠血症。
- ■ 监测尿量,如果发生尿崩症,则给予 1- 去氨基 -8-D- 精氨酸血管升压素。

■ 通过鼻胃管喂养或输注葡萄糖，必要时输注胰岛素，将血糖维持在 4 ～ 8 mmol/L。

■ 继续采取血栓预防措施。

■ 如果出血，纠正凝血功能，必要时输血。

器官捐献专科护士告诉你，爱德华已捐献包括肾、肝和组织在内的多个器官。

二十九、哪些器官可以捐献？

■ 肾（WIT < 120 分钟）。

■ 肝（WIT < 30 分钟）。

■ 肺（WIT < 60 分钟）。

■ 胰腺（WIT < 30 分钟）。

■ 其他组织（眼角膜、肌腱等）可以稍后提取。

■ 心脏——以前这些只能来自脑死亡后捐献，但现在，合适的心脏死亡后捐献也可以捐献他们的心脏。

在爱德华的家属与他道别后，你在麻醉室撤除了生命支持。爱德华 15 分钟后去世，并成功地将自己的肝、肾、胰腺和组织捐献给多名受捐者。

三十、延伸阅读

■ McGee, A. and Gardiner, D. (2019). Differences in the definition of brain death and their legal impact on intensive care practice. *Anaesthesia*. 74 (5): 569–572. Thought-provoking article on brain death.

■ Smith, M., Reddy, U., Robba, C. et al. (2019). Acute ischaemic stroke: challenges for the intensivist. *Intensive Care Med*. 45 (9): 1177–1189. World leading expert review article on current best practice stroke management in ICU in the UK.

案例 17

胸痛和皮疹的患者

你的一位麻醉科同事在抢救室为一名男性患者气管插管，现在你需要将他送入 ICU。苏迪普今年 51 岁，因为胸痛、呼吸急促而呼叫了救护车。护理人员为他使用了 300 mg 阿司匹林。ED 团队使用了哌拉西林 – 他唑巴坦和庆大霉素。他们试图通过高流量鼻导管给苏迪普输氧，但苏迪普变得意识错乱、难以控制。在气管插管前，麻醉医师能达到的最佳血氧饱和度为 87%。

在送往 ICU 的途中，苏迪普接受了头部 CT 和 CTPA 检查。他的胸部和腹部出现了十分明显的皮疹。苏迪普的家属正在赶往医院的路上。苏迪普没有既往病史。

你的同事已经为患者置入动脉和中心静脉导管，并且使用 0.4 μg/（kg·min）的去甲肾上腺素稳定了他的 BP。转运时，患者处于肌肉松弛状态，血氧饱和度为 93%，FiO_2 为 0.6，PEEP 为 10 cmH_2O，体温为 38.4 ℃。

一、此时你考虑的鉴别诊断有哪些?

- **脓毒症。**
  - 脑膜炎球菌性脑膜炎——伴有激越和意识错乱的皮疹可能提示脑膜炎球菌性脑膜炎。检查皮疹，进行细菌培养，则确保使用的抗生素是适当的。
  - 脓毒症的另一个病因——苏迪普的胸痛症状可能是胸膜炎导致的。呼吸急促、缺氧和激越符合胸部脓毒症的表现。病情迅速恶化和严重程度与感染革兰氏阴性脓毒症、侵袭性 A 组链球菌和军团菌相符。伴有皮疹的呼吸道感染是麻疹的表现。确保在实施飞沫诱发操作时，使用个人防护装备（见案例 24）。

■ 其他感染——某些病原体因表现出一系列症状和体征而令人十分恐惧，如 TB、莱姆病、疟疾、艾滋病等。确定患者是否有潜在接触史。

■ **心肌梗死**——51 岁的男性患者胸痛和呼吸急促符合心肌梗死的表现。护理人员给患者服用阿司匹林时很可能考虑到了这一点。

■ **PE**——PE 引起胸痛、缺氧和发热，但这无法解释他出现的皮疹。

■ **变态反应**——患者可能接触了引起支气管痉挛的过敏原，导致胸痛、呼吸急促和缺氧。荨麻疹也可能与此有关。

■ **药物反应**——这是 A 型（可预测性或与剂量相关性）或 B 型（质变型异常）药物反应。确定苏迪普是否服用了处方药和非处方药，或使用了娱乐性药物。

■ **气胸**——胸痛、呼吸急促和缺氧都符合气胸的表现。但是这不能解释患者出现的皮疹，而且气胸本身也不能解释他的症状。然而，气胸可能与其他急性疾病共存。

二、此时你需要做哪些检查?

（一）床旁检查

■ **ABG 分析**——用于快速量化缺氧情况，以及快速评估血糖和电解质水平。测定乳酸和碱剩余，以确定苏迪普酸碱代谢平衡的紊乱程度。

■ **12 导联心电图**——应将心肌梗死和 PE 纳入鉴别诊断中。

（二）血液检查

■ **FBC**——贫血会诱发心源性胸痛。WBC 有助于评估苏迪普病情恶化是否与感染有关。脓毒症可能会迅速导致血小板减少症，也可能是出现紫癜性皮疹的原因。

■ **LFT**——目前还未能获得苏迪普的基础病史。他可能患有肝病，使他的治疗或预后复杂化。苏迪普处于急性病初期。持续发展的脓毒症或抗生素的使用可能导致肝功能紊乱，因此基线肝功能是有用的。

■ **U&E**——脓毒症和危重疾病患者经常会出现 AKI。

■ **纤维蛋白原凝血功能筛查**——脓毒症可能伴有 DIC。LP 可作为诊断检查的一部分，但在进行此项检查之前应确定出血风险。

■ **肌钙蛋白检测**——苏迪普可能在缺氧和低血压引起心肌功能障碍后发生了心肌梗死。测定此时和发病后 6 ~ 12 小时的肌钙蛋白水平。如果肌钙蛋白水平升高，可能需要进一步测定。PE 和 AKI 会导致肌钙蛋白水平升高，但升高和降低的模式与急性心肌梗死不同。

（三）微生物学 / 病毒学检查

■ （血液、尿液、唾液）培养——完成全面的脓毒症筛查。用棉签擦拭皮肤的伤口或破损处。

■ 病毒咽拭子——考虑病毒引起的呼吸道感染。

■ 麻疹和莱姆病血清学检查。

■ HIV 检测。

■ 尿抗原检测——肺炎球菌和军团菌。

■ 皮肤刮片——检查皮疹，并尝试采集样本（皮肤刮片或拭子），进行病毒和细菌分析。

■ 考虑送检唾液，以检测抗酸杆菌。

■ LP 采集 CSF 用于显微镜培养和药敏试验（一旦获得凝血功能筛查和头部 CT 检查结果）并申请病毒 PCR 检测。

■ 交叉感染拭子检测。

（四）影像学检查

■ 胸部 X 线平片检查——脓毒症筛查的一部分。

■ 头部 CT 和 CTPA 检查——用于评估颅内病理和 PE。ICP 升高的 CT 征象提示行 LP 可能不安全。

■ 超声心动图——在这种情况下，急性心功能损伤可能有多种原因。使用超声心动图评估液体状态，为复苏提供指导。可以进行标准的超声心动图检查，以评估以下情况：

　■ 可作为心肌梗死佐证的节段性室壁运动异常。

　■ 脓毒症患者可能出现的全身性损害。

　■ PE 患者的右心室功能障碍。

三、什么是哌拉西林 – 他唑巴坦？什么是庆大霉素？

■ 哌拉西林 – 他唑巴坦——哌拉西林和他唑巴坦组成的复方制剂。哌拉西林是一种酰脲类青霉素，通过与细菌细胞壁内的青霉素结合蛋白结合来抑制细胞壁的合成。他唑巴坦是一种 β – 内酰胺酶抑制剂。它具有 β – 内酰胺环结构，可以与细菌产生的 β – 内酰胺酶结合。它与他唑巴坦联用时，他唑巴坦可防止哌拉西林被水解，从而增强其作用。

■ 庆大霉素——这种氨基糖苷类杀菌剂，可以通过与细菌核糖体 30S 亚基结合，阻断细菌蛋白质的合成。

四、你对抗生素治疗方案的选择有什么看法？

目前，苏迪普迅速严重恶化的原因尚不清楚。在鉴别诊断中，脓毒症的可能性最大，但在不确定病原体的情况下，需要使用广谱抗菌药物。大多数医院对不明原因的脓毒症有自己的治疗方案。这通常涉及药物组合的"广谱抗菌作用"，例如，复方阿莫西林（对厌氧菌、许多革兰氏阴性和革兰氏阳性菌都有活性，并含有 β－内酰胺酶抑制剂）和氨基糖苷类药物（尤其对革兰氏阴性菌有更强的活性）。

哌拉西林－他唑巴坦具有与复方阿莫西林具有相似的活性谱，但对假单胞菌更有效。然而，需要使用碳青霉烯类药物（如美罗培南）来治疗 ESCHAPPM 微生物［肠杆菌（*Enterobacter*）、沙雷菌（*Serratia*）、弗氏枸橼酸杆菌（*Citrobacter freundii*）、气单胞菌（*Aeromonas*）、变形杆菌（*Proteus*）、普鲁威登菌（*Providencia*）、摩氏摩根菌（*Morganella morganii*）］。

五、你还可以考虑哪些抗生素？

如果怀疑 CNS 感染，则需要使用可改善血脑屏障穿透性的药物，如头孢曲松。此外，治疗脑炎的抗病毒药物也能发挥较大的作用。检查苏迪普的皮疹，确定是否为脑膜炎球菌脓毒症。对于 50 岁以上的患者，或者免疫功能低下 / 大量饮酒的患者，如果感染了单核细胞增生性李斯特菌，应在上述方案的基础上加用阿莫西林。

苏迪普极度不适，你需要与微生物学家保持密切联系。如果有理由怀疑感染了 MRSA，可能需要改变抗生素。虽然庆大霉素确实对 MRSA 有一定的抗菌活性，但万古霉素或利奈唑胺等药物通常是首选。携带潘顿－瓦伦丁杀白细胞素 MRSA（panton-valentine leukocidin MRSA，PVL-MRSA）是一种毒性极强的菌株。潘顿－瓦伦丁杀白细胞素会在受感染的细胞中形成孔隙，可引起坏死性、出血性肺炎，死亡率极高。

革兰氏阴性脓毒症和侵袭性 A 族链球菌感染（invasive group a strep-tococcus infection，iGAS）均可导致病情迅速严重恶化，并引发重度脓毒症。除非存在耐药菌，否则目前的抗菌治疗方案是首选方案。如果涉及 iGAS，可能需要加强治疗，如美罗培南和克林霉素。

在此阶段，庆大霉素和"哌拉西林他唑巴坦"是适当的经验性选择。一旦确定了病原体，就可以有针对性地选择抗菌药物。如果无法确定病原体，并且苏迪普的病情持续恶化，则应与住院微生物学家讨论，考虑增加抗菌药物。

经检查，苏迪普的躯干上有弥漫性斑丘疹，并向下蔓延至大腿。胸部也有一些深红色 / 紫色的丘疹，比较分散，直径为 2 ~ 3 cm。

他有双侧腋窝淋巴结病。在对苏迪普进行胸部听诊时，你听到两侧肺区有捻发音，中下区更严重。使用 1% 异丙酚（150 mL/h）和芬太尼（150 µg/h）对他进行镇静（IBW 81 kg，实际体重 75 kg）。患者 HR 为 136 次 /min，去甲肾上腺素量与之前相同。

一名护士指出，他有口腔念珠菌病。

六、引起皮肤症状的病因有哪些？

患者似乎有两种不同的皮疹：

- **弥漫性斑丘疹**可能是荨麻疹。特发性荨麻疹（光滑的红斑丘疹）较常见。它通常是肥大细胞释放组胺引起的，如果患者有意识，通常会有瘙痒感。病因有多种，包括接触过敏原，如食品或药物。评估这种皮疹，确定在受压时是否变白。白色皮疹可能是由瘀点引起。这种情况更值得关注，因为它代表皮内毛细血管出血。造成这种情况的原因包括脑膜炎球菌脓毒症、白血病、血小板减少症和血管炎。钝性创伤或用力时（如剧烈呕吐、咳嗽或窒息）压力升高也可能导致这种情况。
- **颜色较深的病变**有先天性的，也有获得性的。可能是良性痣、恶性黑色素瘤或雀斑样黑色素瘤。卡波西肉瘤可表现为多个大小不等的无痛性丘疹性病变，呈红色或深紫色，不发白。这些病变通常与免疫功能低下有关，由人类疱疹病毒 8 型（human herpes virus 8，HHV-8）引起。检查苏迪普的口腔，查看口腔黏膜上是否有病变。大约 1/3 的病例会累及硬腭或牙龈。

　　寻常型天疱疮最初表现为红斑，随后发展为弛缓性水疱。这些表皮内病变是表皮细胞间免疫球蛋白 G（IgG）沉积引起的。不累及基底膜，水疱易破溃。大疱性类天疱疮疱壁紧张、不易破溃，通常在屈曲部位。活检显示 C3 沿基底膜沉积。寻常型天疱疮常累及黏膜，而大疱性类天疱疮很少累及黏膜。

　　尽可能采用刮片或拭子进行病毒学和细菌学检查，并请皮肤科医师进行复查。

七、淋巴结病的病因是什么？

- **反应性 / 感染性**——细菌、病毒、真菌或寄生虫（包括单核细胞增多症 /EB 病毒、HIV、弓形虫）。
- **炎症性**——包括自身免疫性原因，如类风湿关节炎或红斑狼疮。
- **恶性肿瘤**——癌症、淋巴瘤、白血病。
- **浸润性**——例如，淀粉样变性。
- **其他病因**——包括滤泡增生、结节病、卡斯尔曼病、川崎病。

八、口腔念珠菌病的发现有什么意义？

　　口腔念珠菌病通常是白念珠菌（约 50%）引起的，因为白念珠菌是正常口腔微生物群的一部分。其他原因与免疫功能低下的关系更为密切，包括白念珠菌、光滑念珠菌、近平滑念珠菌、克柔念珠菌、都柏林念珠菌和地霉属。

- 这通常是一个无关紧要的偶然发现。长期服用抗生素可能会发生鹅口疮。
- 类固醇治疗使患者易感口腔念珠菌病。确定苏迪普是否一直在服用类固醇（全身性或吸入性），如果是，请说明原因。
- 病毒（如 HIV）、恶性肿瘤或药物（包括癌症化疗药物）导致的免疫抑制可使患者容易患上口腔念珠菌病，甚至更严重的侵袭性念珠菌感染。
- 检查口腔，包括舌头、嘴唇和咽喉后部。检查是否有口角炎、舌炎和假膜型念珠菌性口炎。
- 通常使用制霉菌素漱口水进行治疗。对于侵袭性较强的念珠菌病或对治疗有耐药性的念珠菌，可能需要使用全身性抗真菌药。
- 如果从血液培养中分离出真菌或酵母菌，由于有眼部受累的风险，应将患者转诊至眼科进行眼底镜检查。

九、你有特别想知道的病史吗？

获取苏迪普的相关病史，包括他的近期症状、发病前状态、旅行史、娱乐性药物使用史、性行为史（如果可能的话）、职业史（包括接触石棉）和潜在病原体接触史，如农业（曲霉菌）、鸟类（鹦鹉热衣原体）、蘑菇（嗜热放线菌）等。

苏迪普的家属到了。他的直系亲属有他的长子，还有苏迪普的 3 个已成年的女儿、前妻、母亲和伴侣本。他们都非常难过，告诉你苏迪普平时很独立，他在一家银行工作，没有什么特别的病症。由于工作压力很大，他最近喝酒比较多，但晚上不超过 3 杯。他最近没有去任何地方旅游。

你感谢患者亲属抽出时间与你谈话，在你离开房间后不久，本私下找到你。他说苏迪普正在接受 HIV 治疗。苏迪普离婚后，他开始和本交往。除了苏迪普的母亲，他的家人都知道这件事，并且表示支持。但是苏迪普不想让他母亲知道他在与一个男人交往。他的家人都不知道苏迪普 HIV 阳性，他也不想让他们知道。苏迪普最近开始服用抗逆转录病毒药物。本对 HIV 治疗情况一无所知，因为苏迪普是一个非常注重隐私的人。本 HIV 呈阴性。

十、有了这些新信息，你会在最初的鉴别诊断中添加其他诊断吗？

- **获得性免疫缺陷综合征**（acquired immunodeficiency syndrome，AIDS）。
    - 大多数机会性感染发生在 CD4$^+$ 细胞小于每立方毫米 200 个的情况下。如果苏迪普患有食道念珠菌病而不是单纯的口腔念珠菌病，则将其归类为机会性感染。检查气管、支气管和远端呼吸道是否有念珠菌感染。
    - 其他机会性感染包括以下几种。
        - 球孢子菌病（裂谷热肺炎）。
        - 新型隐球菌（尤其是肺和脑组织内）。
        - 隐孢子虫（通常引起腹泻）。
        - 巨细胞病毒（脑、眼、肠道和呼吸道受累）。
        - 单纯疱疹（多系统性）。
        - 荚膜组织胞浆菌（肺炎）。
        - 分枝杆菌（多系统疾病，尤其是肺炎）。
        - 耶氏肺孢子菌（尤其是引起肺炎的。以前为卡氏肺孢菌或肺孢子菌）。
        - 刚地弓形虫（尤其是肺部和脑部受累）。
        - 沙门菌。
- **免疫重建炎症综合征**（immune reconstitution inflammatory syndrome，IRIS）。
    - 这是开始抗逆转录病毒治疗后出现症状恶化的现象。对一系列感染和非感染因素恢复免疫力而导致炎症反应增强。表现因人而异。IRIS 的发病率未知，但可能高达 25%。危险因素包括男性、年轻、CD4$^+$ 计数较低和病毒 RNA 载量较高。
    - IRIS 诊断标准［弗伦克（French）等，AIDS，2004］。
        - 主要标准——机会性感染患者对抗逆转录病毒药物有反应，血浆 HIV RNA 至少下降 1 $\log_{10}$ 拷贝数 /mL。
        - 次要标准——抗逆转录治疗后 CD4$^+$ T 细胞计数增加，对相关病原体或 "迟发型超敏反应" 的免疫反应增强，无需特殊治疗并继续接受抗逆转录病毒治疗，疾病自行消退。
- **苏迪普的意识错乱可能与 HIV 或 AIDS 有关。**
    - HIV 相关脑病或进行性多灶性白质脑病（progressive multifocal leucoencephalopathy，PML）。虽然大多数成年人都接触过 JC 病毒，但大多数人并没有出现问题。在 HIV 患者中，JC 病毒感染少突胶质细胞，导致 CNS 广泛脱髓鞘，引起 PML。
- **淋巴瘤**——可在 HIV 3 期出现。这可能是淋巴结病的原因。

■ **卡波西肉瘤**——苏迪普的病变与卡波西肉瘤相符。这种感染 HHV-8 的表现符合 AIDS 的诊断。

■ **结核分枝杆菌**（TB）

　■ TB 是与 IRIS 相关的最常见病原体。常表现为发热、呼吸衰竭和淋巴结病。

　■ HIV 患者极易感染耐多药结核病（multidrug-resistant TB，MDR-TB）。在 HIV 阳性患者中已发现广泛耐药结核病（extensively drug-resistant TB，XDR-TB），死亡率极高。

　■ 如果苏迪普不在旁边病房，可以考虑将其移至旁边的病房进行雾化操作（操作时使用 FFP3 口罩），直到排除 TB。

十一、这些信息对检查结果有何影响？

需要有关苏迪普诊断和治疗的背景资料。他何时确诊，何时开始治疗，开始了哪些治疗？查阅相关的门诊信息。与 HIV 干预、微生物学和感染控制方面的专家讨论这一病例。

申请进一步检查：

■ $CD4^+$ 计数和 $CD8^+$ 计数。

■ RNA 病毒载量。

■ 通过半乳甘露聚糖和 β-D– 葡聚糖试验检查是否存在侵袭性真菌感染。

■ 血清 LDH。

■ 支气管镜冲洗后对样本进行微生物培养和药敏试验。

十二、如果苏迪普的家属想知道他的 HIV 状况，你能告诉他们哪些信息？

本表示，苏迪普不想让家人知道他感染 HIV。没有任何信息表明患者家属会因患者而面临感染 HIV 的风险。在英国，对他人造成伤害的风险必须严重到足以超过违反患者保密权的程度，而该病例的情况似乎并非如此。如果有疑问，请咨询医院的法律团队和医疗保护协会。

十三、什么是 HIV？

HIV 是逆转录病毒中的慢病毒,已知有两种类型：HIV-1（大多数病例）和 HIV-2（通常病程较轻，主要存在于西非，通过母婴传播）。这种逆转录病毒利用逆转录酶将病毒 RNA 转录到宿主 DNA 中。$CD4^+$ 细胞，即辅助性 T 细胞，优先被感染并产生多个 HIV 病毒拷贝。最终导致宿主细胞过早死亡。$CD4^+$ 计数明显下降，使患者容易出现感染和恶性肿瘤。

当 HIV 首次进入人体时，原发性 HIV 就开始了。HIV 的生命周期包括 6 个阶段：

（1）结合和嵌入。

（2）逆转录。

（3）整合。

（4）复制。

（5）出芽。

（6）成熟。

如果不加以控制，感染通常会经历 4 个阶段——血清转换疾病、无症状阶段、有症状阶段、HIV 晚期和 AIDS。

WTO 将感染分为以下几个阶段：

- 第一阶段（HIV 感染）——CD4$^+$ 计数至少 500/μL。
- 第二阶段（HIV 感染）——CD4$^+$ 计数 350 ~ 499/μL。
- 第三阶段（HIV 晚期）——CD4$^+$ 计数 200 ~ 349/μL。
- 第四阶段（AIDS）——CD4$^+$ 计数 < 200/μL。

根据联合国艾滋病规划署（Joint United Nations Programme on HIV/AIDS，UNAIDS）/WHO 的数据，2020 年全球约有 3 770 万人感染 HIV 患 AIDS。其中绝大多数在低收入或中等收入国家。

十四、哪些药物可以治疗 HIV？

- 核苷类似物逆转录酶抑制剂（nucleoside analogue reverse transcriptase inhibitor，NRTI），如齐多夫定、拉米夫定、阿巴卡韦。
- 非核苷类反转录酶抑制剂（non-nucleoside reverse transcriptase inhibitor，NNRTI），如奈韦拉平和利匹韦林。
- 蛋白酶抑制剂（protease inhibitor，PI），如达芦那韦、利托那韦、茚地那韦。
- 整合酶抑制剂，如拉替拉韦和埃替格韦。
- 融合抑制剂，如马拉维若和恩夫韦肽。

高效抗反转录病毒治疗（highly active ART，HAART）或联合抗逆转录病毒治疗（combination ART，cART）是这些药物的组合，旨在降低病毒载量并促进患者的自然免疫系统。通常组合是两种 NRTI 加上一种 PI。

这些药物可能会产生多种不良反应，包括神经病变、肌病和肝毒性。利托那韦是一种强效细胞色素 p450 抑制剂，因此必须谨慎审查多重用药，避免潜在的致命性药物相互作用。

对于符合条件的患者，现在可以每 2 个月注射 1 次卡博特韦和利匹韦林。

头部 CT 报告未发现异常。CTPA 未显示 PE，可以排除气胸。可见广泛的肺浸润、纵隔淋巴结病和胸腔积液。你与 HIV 专科中心取得联系，发现苏迪普在 4 周前被诊断出患有 HIV。他于 3 周前开始接受抗逆转录治疗，同时也接受了 TB 治疗。

检查结果显示 CD4$^+$ 为 37/μL，CD8$^+$ 为 321/μL，CD4$^+$/CD8$^+$ 为 0.12，HIV RNA 为 5.3 $\log_{10}$。

十五、你将如何解读 CD4$^+$/CD8$^+$ 值和病毒载量结果？

免疫功能正常的患者 CD4$^+$/CD8$^+$ 值应大于 1.0（正常情况下大于 1.5）。在慢性 HIV 感染中，CD8$^+$ 细胞数量的增加，CD4$^+$ 细胞的减少，导致比值下降。苏迪普的比值极低，说明他的免疫功能低下。

CD4$^+$ 计数低于 200/μL 时，患者易受到机会性感染。

5.3 $\log_{10}$ 的病毒载量大约相当于 200 000 拷贝数 /mL。高病毒载量通常被认为大于 100 000 拷贝数 /mL（约 5 $\log_{10}$）。无法检测到的低病毒载量意味着少于 20 拷贝数 /mL（约 1.3 $\log_{10}$）。

十六、TB 有哪些治疗方法？

■ 一线药物为利福平、异烟肼（通常与利福平合用称为卫非宁®）、吡嗪酰胺和乙胺丁醇。标准疗程是服用 4 种药物 2 个月，然后再服用卫非宁 4 个月。

■ 二线药物包括链霉素、左氧氟沙星、莫西沙星、利奈唑胺、碳青霉烯类加用克拉维酸和环丝氨酸。

■ 使用乙胺丁醇需要定期进行视野检测，这可能会限制乙胺丁醇在重症监护中的应用。

你和 HIV 专科医师讨论了这个病例，医师认为这是 IRIS。在讨论了风险和获益后，决定开始使用大剂量类固醇。HIV 专科医师建议治疗耶氏肺孢子菌——开始使用大剂量复方新诺明。与住院微生物学家讨论后，你决定再加用一种抗真菌药。

十七、抗真菌药有哪些，是如何起作用的？

见图 2-17-1。

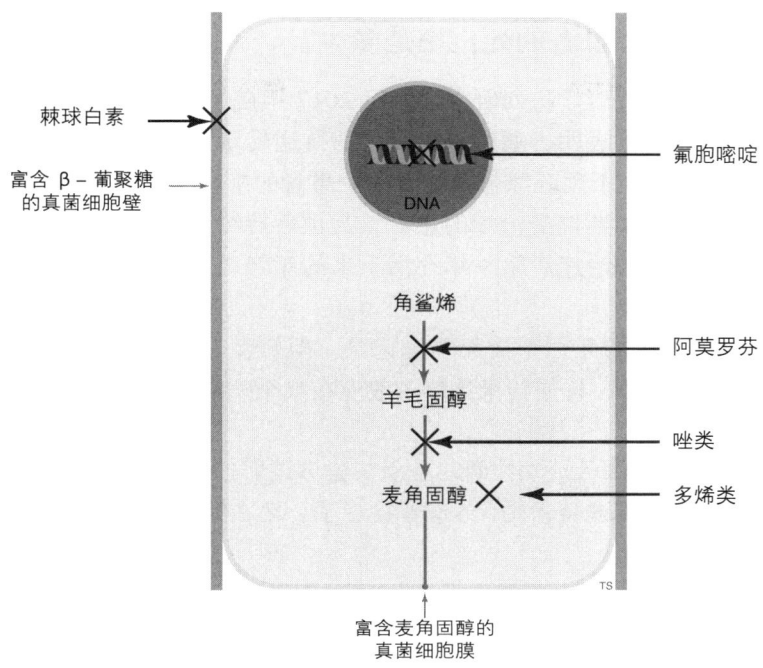

图 2-17-1　**抗真菌药的作用机制**

资料来源：Theophilus Samuels。

- **唑类**——抑制羊毛固醇向麦角固醇的转化，而麦角固醇是真菌细胞膜不可或缺的组成成分。这些药物包括三唑类（如氟康唑、伊曲康唑、伏立康唑）和咪唑类（如酮康唑）。

- **棘球白素**——如卡泊芬净、阿尼芬净、米卡芬净。它们抑制 1，3-β-D- 葡聚糖合成酶。β- 葡聚糖对细胞壁的生成至关重要。

- **多烯类**——如两性霉素 B 和制霉菌素。它们与麦角固醇结合，增加细胞的通透性，导致细胞死亡。

- **丙烯胺类**——如阿莫罗芬。它们抑制角鲨烯环氧化酶，该酶可将角鲨烯转化为麦角固醇。角鲨烯对真菌细胞有毒，会累积并导致细胞死亡。

- **核苷类似物**——如氟胞嘧啶。这种嘧啶类似物会在真菌细胞中转化为 5- 氟尿嘧啶（5-FU）。它通过各种机制抑制真菌 DNA 合成。

　　在接下来的 24 小时，苏迪普的病情持续恶化，气体交换和肾功能损害不断加重。你为患者置入双侧胸腔引流管，开始 RRT，并让患者采取俯卧位。重复两次俯卧位后（每次 16 小时），苏迪普的病情开始好转。在与 HIV 专家讨论后，你在苏迪普病情不稳定时暂时停用了抗逆转录治疗。第 3 天，他的病情开始好转。

十八、HIV 患者的死亡率是多少？

抗逆转录病毒治疗队列研究合作组 2017 年在《柳叶刀》（ *The Lancet* ）上发表的一篇文章表明，通过毒性较小的抗逆转录病毒药物、更好的依从性和更好的合并症干预等综合措施，HIV 患者的生存率正在提高。

对于在病程早期接受治疗的患者，其预后持续改善。在欧洲和发达国家，接受抗逆转录治疗后第一年存活下来的年轻患者，现在的预期寿命与普通人群已颇为接近。

与 IRIS 相关的死亡率尚无明确记录，但轻度 IRIS 的死亡率极低。除危及生命的情况外，抗逆转录治疗一般应在整个病程持续进行。

> 苏迪普在第 9 天成功拔管。差点失去苏迪普的经历深深地触动了本，他在第 10 天向苏迪普求婚，苏迪普接受了。他在第 11 天转入普通病房。

十九、延伸阅读

- Ghosn, J., Taiwo, B., Seedat, S. et al. (2018). HIV. *Lancet* 392: 685–697. Excellent of overview of HIV, particularly with regard to medications.
- Barbier, F., Mer, M., Szychowiak, P. et al. (2020). Management of HIV infected patients in the intensive care unit. *Intensive Care Med*. 46 (2): 329–342. Informative review article on HIV in critical care.
- Ritter, J., Flower, R., Henderson, G. et al. (2020). *Pharmacology*. St Louis: Elsevier. Authoritative textbook on pharmacology.

案例 18

晕倒的年轻患者

接到急救电话后，你前往急诊室。一名 18 岁的女性在家中晕倒后被救护车送到医院。患者的父母告诉你，她在跑步后"晕倒"了。救护车赶到她家时，她已经醒了。现在，在急诊室，患者被发现意识波动，最严重时 GCS 为 8（E1V2M5），BP 为 82/43 mmHg，HR 为 184 次 /min，RR 为 10 次 /min，氧饱和度为 93%。患者一直没有出现 CO 减少的情况。

一、通过图 2-18-1 可以做出什么诊断？

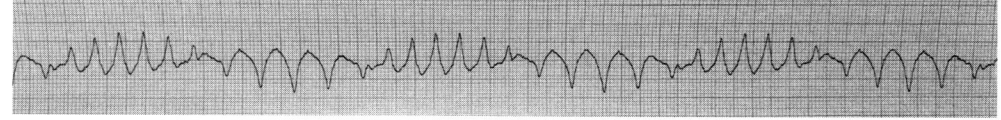

图 2-18-1 **ECG**

ECG 显示多形性室性心动过速，为尖端扭转型。

二、心律失常有哪些发病特点？

英国复苏协会指出，心律失常有以下发病特点：

- 休克。
- 晕厥。
- 心肌缺血。
- 心力衰竭。

三、你要怎么做?

患者发生了尖端扭转型室性心动过速,并且心血管不稳定。遵循英国复苏协会的高级生命支持指南(2021),采取 ABDCE 方法。

■ 给氧,必要时保护气道。
■ 建立静脉通路,输送血液和血气(注意电解质和血糖水平)。
■ 确保全程监测。
■ 给予镁 2 g,持续 10 分钟以上,作为尖端扭转型室性心动过速的特异性治疗。

> 你成功地治疗了患者的心律失常,年轻的女性患者贝拉病情稳定下来,并且恢复了意识。现在可以对她进行全面评估了。贝拉看起来非常消瘦。她一直很安静,很少说话,只说她很冷,想喝水。她现在的 BP 是 90/52 mmHg,HR 125 次 /min,RR 22 次 /min。她出现脱水症状,皮肤充盈减弱,中心毛细血管充盈时间为 5 秒。肺野听诊时,有双侧捻发音。

四、贝拉心律失常的潜在病因有哪些?

(一)先天性病因

贝拉只有 18 岁。这可能是先天性心脏病的首次表现。

■ **遗传性离子通道病**——先天性长 QT 间期综合征包括耶韦尔和朗格 – 尼尔森综合征(与耳聋相关)和罗马诺 – 沃德综合征。布鲁加达综合征在年轻人中的首发表现一般为心源性猝死,所产生的心律失常可能类似于尖端扭转型室性心动过速。
■ **结构性缺陷**——尽管与许多获得性原因相比,结构性缺陷的可能性较小,但患者可能有未确诊的先天性异常,如肥厚型梗阻性心肌病,或者瓣膜或间隔缺损。

(二)获得性病因

■ 电解质失衡——可能继发于吸收不良、药物使用、代谢紊乱或饮食失调。
■ 甲状腺疾病。
■ 脓毒症。
■ 药物毒性——处方药或违禁药。
■ 冠状动脉疾病——成人多形性室性心动过速最常见的原因是冠状动脉疾病。心肌梗死、高血压和获得性瓣膜缺损虽然有可能发生,但是在这名年轻患者中,发生的可能性较低。

五、你目前有什么担心?

- 心脏状况——患者出现恶性心律失常,并且出现心力衰竭的体征。
- 营养状况。

六、你想从贝拉的病史中获取哪些关键信息?

最好是从贝拉本人那里获得病史。然而,如果她不愿意或无法沟通,则从她的全科医师、家人或朋友那里获取相关病史。

应查看既往住院记录,以了解以下情况:

- 提示心脏病变的症状,如昏厥、黑矇、心悸或癫痫发作。
- 潜在胃肠道疾病的症状。
- 既往耳聋病史。
- 长 QT 间期综合征或心脏性猝死家族史。
- 精神病史——考虑到可能存在饮食失调。
- 药物史——处方药、非处方药、违禁药。

七、需要对患者进行什么检查?

(一)床旁检查

- **12 导联心电图**——寻找长 QTc 的证据。
- **妊娠试验**——育龄期年轻女性闭经和晕倒提示异位妊娠破裂。

(二)血液检查

- **ABG 分析**——气体交换可能因心力衰竭而受损。脱水和肾 / 肝损伤可能会引起代谢性酸中毒。低钾血症可能导致代谢性碱中毒。评估乳酸、碱剩余和电解质水平。
- **FBC**——营养不良可能导致贫血或中性粒细胞减少,WBC 升高可能提示脓毒症。
- **U&E**——营养不良时,有必要测定钠、钾、钙、磷和镁的水平。贝拉出现脱水症状时,需要复查尿素和肌酐。
- **LFT**——复查营养状况和用药史非常重要。
- **血糖和酮类**。
- **甲状腺功能检查**——甲状腺疾病会导致心律失常和体重变化。此外,饥饿也可能导致甲状腺功能减退。

(三)影像学检查

- 胸部 X 线检查。
- 超声心动图。

贝拉的父母告诉你，贝拉 2 个月前从大学辍学，性格变得孤僻，拒绝进食，并且过度运动。他们鼓励贝拉寻求帮助，但她拒绝了。贝拉没有心脏疾病的家族史，身体一直都很健康（热衷跳舞），不吸毒，不酗酒。她从未看过心理医师，但她的父母指出，她中学时，护士确实建议她去看心理医师，接受心理咨询。

ABG 分析（经鼻插管，每分钟 3 L 氧气）结果显示 pH 值 7.30，PaO_2 8.1 kPa，$PaCO_2$ 3.2 kPa，碱剩余— 6.7 mmol/L，Na^+ 134 mmol/L，K^+ 2.3 mmol/L，HCO_3^- 17 mmol/L，Cl^- 101 mmol/L，乳酸 3.4 mmol/L。尿隐血试验阳性，酮体强阳性。

初步血检显示 Hb 114 g/L，WBC $3.9×10^9$/L，血小板 $117×10^9$/L，尿素 8 mmol/L，肌酐 125 μmol/L，镁 0.5 mmol/L，磷酸盐 0.3 mmol/L，钙 0.98 mmol/L，碱性磷酸酶 93 U/L，胆红素 6 μmol/L。血酮偏高。CRP 结果待定。ECG 显示长 QTc。

重点超声检查显示 LV 肥厚，高动力，心腔小。未见明显的瓣膜反流病变。肺部 US 显示双肺出现大量 B 线。

八、什么是阴离子间隙（AG）？

$$AG = \left(Na^+ + K^+\right) - \left(Cl^- + HCO_3^-\right)$$

贝拉的 AG 为（134 + 2.3）—（101 + 17）= 18.3（mmol/L）。正常的 AG 为 4 ~ 12 mmol/L。AG 升高提示存在未测量的阴离子。注意，即使忽略 K^+（见案例 4），AG 仍然高于正常水平。

九、贝拉的 AG 升高，最有可能的原因是什么？

需要记住的主要原因包括乳酸、酮类、毒素和肾衰竭（见案例 4）。

在贝拉这一病例中，她可能服用了过量药物，所以在她的血液检查和毒理学筛查中应该增加对乙酰氨基酚和水杨酸盐水平的检测。

贝拉的 AG 增大，很可能是酮症引起的。饮食失调患者可表现出不同的酸碱紊乱模式。代谢性碱中毒常继发于呕吐或滥用利尿剂。滥用泻药可引起酸中毒。贝拉这一病例因心血管功能不稳定和肾功能受损而变得复杂。

十、主要临床问题是什么？你希望贝拉在哪里治疗？

- 严重的电解质紊乱。
- 临床表现和 US 表现符合心力衰竭和相关肺水肿的表现。
- ECG 显示的长 QTc。
- 脱水和肾损伤（在体重极轻的患者中，即使水平略有升高，也提示严重 AKI）。
- 可能出现饥饿性酮症。
- 体重指数（body mass index，BMI）偏低，可能患有精神障碍。

应将贝拉送入高度依赖的医疗机构，对她进行细致的监测和干预。

十一、对于贝拉的护理，你还应该邀请哪些医疗专业人员？

- 心脏病科医师。
- 营养师。
- 精神科医师。
- 全科医师。
- 全面重症监护 MDT。

你联络精神科医师对贝拉进行紧急复查。他们去抢救室对贝拉进行了复查，经过全面复查，他们告知诊断是神经性厌食症或神经性厌食伴贪食症亚型。她这次并没有服用过量药物，但精神科医师认为，如果现在让贝拉出院回家，她有自伤的风险。

十二、什么是厌食症？

厌食症意味着食欲不振，见于器质性疾病（如癌症）和心理问题（如抑郁症）。

根据《国际疾病与相关健康问题统计分类（第 11 版）》（*International Statistical Classification of Diseases and Related Health Problems version 11*，ICD-11）和《精神疾病诊断和统计手册（第 5 版）》（*Diagnostic and Statistical Manual of Mental Disorder*，DSM-5），神经性厌食症是一种特殊的精神疾病。其体征和症状包括对体型或体重的扭曲认知，与食物和控制卡路里摄入量有关的行为问题，以及其他心理和生理问题，最明显的是 BMI 偏低。

诊断包括以下内容（依据 ICD-11）：

（1）BMI 指数 < 18.5 kg/m² 或 6 个月内体重快速减轻超过总体重的 20%。

（2）限制热量摄入，以及极度恐惧体重增加往往与以下行为有关：① 催吐；②呕吐；③过度锻炼；④使用食欲抑制剂、利尿剂或泻药。

（3）心理上扭曲身体形象和 / 或过度关注体重或体形。

成人可能出现闭经和 / 或性欲减退。

十三、厌食症和饥饿会引起哪些心血管并发症？

- 心动过缓和长 QTc。

- 严重自主神经功能障碍导致心动过速。
- 严重脱水导致的直立性低血压。
- 即使是坐位也会出现低血压。
- 慢性状态下的适应性迷走神经功能亢进。
- 随时间推移，心肌质量下降（LV 质量下降多达 50%），这可能导致 CO 整体下降。
- 已有二尖瓣脱垂、心包积液和心肌病的记录。

厌食症和饥饿导致心力衰竭的确切病理生理学机制尚不清楚。积极纠正脱水有发生心力衰竭的风险。

> 你向贝拉解释了你的发现。你告诉她，她的身体状况不佳，希望将她转到 ICU 继续治疗。但是她拒绝了。

十四、该如何处理？

这种情况很难处理。贝拉是否继续接受危重症护理取决于她是否有行为能力（见案例 19）。说服贝拉留下来是最佳选择。贝拉刚刚接受了危及生命的心律失常的治疗，这种心律失常随时可能复发。她因饥饿性酮症导致代谢性酸中毒，并且因营养不良导致电解质严重紊乱。此外，精神科医师认为，如果让她回家，她会面临生命危险。

考虑到她营养不良和临床状态不稳定，她很可能不具备做出这一决定的能力。根据英国 2005 年《认知能力法》和 DoLS 中规定的最佳利益原则，可能需要对她危及生命的医疗问题（包括治疗营养不良）进行治疗。根据 2007 年《精神卫生法》（英格兰）第 2 条强制治疗令规定，允许对患者进行长达 28 天的评估和治疗（英国和世界各地的法律有所不同）。考虑与医院的法律团队讨论是否应该违背患者的意愿对她进行治疗。

应鼓励贝拉抓住一切机会参与治疗，因为她可能需要数月 / 数年的医疗和精神支持。

十五、你知道哪些干预严重厌食症患者的指南？

《饮食失调的医疗紧急情况》（Medical Emergencies In Eating Disorders，MEED）于 2022 年发布。该文件取代了《神经性厌食症患者的治疗》（Management Of Really Sick Patients With Anorexia Nervosa，MARSIPAN）和针对 18 岁以下人群的青少年 MARSIPAN。这份文件内容广泛，包括关于营养、精神病学和医学干预方面的建议。它使用"交通信号灯"系统提供了一个风险评估框架。

NICE 还发布了饮食失调患者的干预指南（NG69，于 2020 年更新）。

幸运的是，在与父母商量后，贝拉同意入住 HDU。她耐受侵入式监测仪、鼻胃管和导尿管的置入，体重为 41 kg，身高为 178 cm。

十六、贝拉的 BMI 是多少?

BMI（kg/m^2）是用于衡量人体体重是否"健康"的粗略指标。

$$体重指数 = \frac{以千克为单位的体重}{（以米为单位的身高）^2}$$

NHS 建议大多数成年人的 BMI 18.5 ~ 24.9 kg/m^2。BMI 计算的不足之处在于它不能反映身体脂肪或肌肉质量的百分比。在水肿或体液超负荷的情况下，BMI 值会被记录得过高。建议的健康体重范围既没有考虑糖尿病风险的种族差异，也没有考虑患者的真实营养状况。不过，BMI 可作为快速判断患者是否超重的指南。

贝拉的 BMI 计算:

$$\frac{41}{1.78^2} = 12.9$$

这一身高的 18 岁女性的健康体重范围为 58.6 ~ 78.9 kg。根据 MEED，18 岁以上且 BMI < 13 的患者面临生命危险（BMI > 15 的患者面临的生命危险较低）。

十七、还有哪些特征可用于对神经性厌食症患者的风险分类?

（一）体格检查

■　肌力下降。

■　仰卧起坐 – 深蹲 – 站立测试得分低（2 分或更低）。

■　体位性低血压。

■　体温过低（< 35 ℃）。

（二）血液检查

■　低钠血症（< 130 mmol/L）。

■　低钾血症（< 3.0 mmol/L）。

■　转氨酶升高。

■　低血糖（< 3 mmol/L）。

■　尿素或肌酐升高，超出正常范围。

（三）ECG 检查

- 心动过缓（< 40 次 /min）。
- QTc 长（> 450 毫秒）。
- 非特异性 T 波改变。
- 低钾血症的体征。

十八、饥饿有哪些阶段？

饥饿是一种适应性状态，人体最终会出现低代谢状态，以保存葡萄糖供大脑使用(表 2-18-1)。值得注意的是，大脑也善于利用酮体作为能量来源。

表 2-18-1　**饥饿的阶段**

阶段	详细内容
第一阶段（长达 6 小时）	儿茶酚胺和皮质醇增加 胰岛素减少 肝糖原分解和糖异生 血糖水平保持不变
第二阶段（6 ~ 72 小时，但可能长达数周）	一旦糖原储备耗竭，糖异生继续使用乳酸，同时使用体内蛋白质中的谷氨酰胺和丙氨酸 谷氨酰胺几乎完全来源于肠道蛋白质含量 脂肪分解释放出甘油，其中的碳可与肌肉蛋白质水解产生的碳一起用于新的葡萄糖合成 骨骼肌的蛋白质水解释放氨基酸
第三阶段（72 小时至 2 周）	第 3 天，肝脏合成的酮体增加，试图减少机体蛋白质的损失 机体试图保存蛋白质，但由于长时间禁食，骨骼肌中的氨基酸被用于糖异生 大脑使用游离脂肪酸代谢的酮类（乙酰乙酸和 β - 羟基丁酸）。第 4 天，大脑 70% 的能量来自酮类 心肌可以利用酮类作为燃料来源 请注意，在脓毒症存在时，酮体的生成会受到影响，从而导致第一周体重明显下降，因为蛋白质被激活，释放出的特定氨基酸会被用于糖异生
第四阶段（超过 2 周）	脂肪储备耗尽 蛋白质水解成为产生能量的唯一方式 体重下降和器官组织的损失会减少静息能量消耗 最终，随着体重下降，基础代谢率持续下降

十九、是否立即开始完全鼻饲法？如何证明你的答案？

答案是否定的。从病史和体检情况来看，疑似贝拉处于饥饿状态。一定要小心，避免诱发可能致命的再喂养综合征。

贝拉的基础代谢率可能会降低 25%，她的身体已经适应了利用脂肪和蛋白质而不是碳水化合物作为能量来源。她的大脑将利用酮类作为主要的能量来源。

二十、什么是再喂养综合征?

长期饥饿会降低细胞的整体质量和细胞内的矿物质含量（血清水平可能保持不变）。当突然重新摄入糖类时，血糖过多会导致胰岛素水平升高，胰高血糖素水平降低。这会刺激蛋白质、脂肪和糖原的合成。这些合成过程会消耗贝拉血浆中少量的细胞内离子（钾、磷酸盐和镁）。提供碳水化合物会产生对参与代谢的 B 族维生素的特定需求，特别是硫胺素。

再喂养综合征会导致大量体液转移和矿物质消耗，特别是低磷血症。其他临床特征包括低钾血症、低镁血症、高血糖、心律失常、肺水肿和心力衰竭。

二十一、还有哪些患者极易出现再喂养综合征?

NICE 指南于 2006 年发布（CG32），以帮助鉴别那些有再喂养综合征风险的患者。如果患者有以下一项或多项因素，则应考虑再喂养综合征的可能：

- BMI $< 16 \ kg/m^2$。
- 在过去 3 ~ 6 个月里，非意愿性体重减轻 15%。
- 维持最低营养摄入量 10 天。
- 开始喂养前磷酸盐、钾或镁水平低。

或具备以下两项或多项：

- BMI $< 18.5 \ kg/m^2$。
- 在过去 3 ~ 6 个月里，非意愿性体重减轻 10%。
- 维持最低营养摄入量 5 天。
- 有酒精或药物滥用史。

贝拉的 BMI $< 16 \ kg/m^2$，符合第一条标准。根据相关病史，她可能维持最低营养摄入量已经 10 天。患者体内的钾、镁和磷酸盐含量都已经偏低。

应评估具有再喂养综合征风险的其他患者群体：

- 癌症患者。
- 吸收不良或消化不良的患者，如炎症性肠病，胰腺炎、短肠综合征等。请注意，如果食物没有被吸收，那么食物供应不会增加这一群体再喂养的风险。与营养师一起检查喂养的食物，如鼻胃管流质配方或肠外营养。
- 体弱患者。
- 未得到控制的糖尿病。

- 术后患者，特别是那些接受肠道手术或因进食能力降低（头颈部癌症等）而接受手术的患者。
- 慢性酒精中毒。
- 病态肥胖患者。
- 流失量增加的患者——使用袢利尿剂时，钾和镁流失，高输出量回肠造口术时，镁流失。
- 经证实体重明显减轻，开始接受肠内或肠外营养的患者。

二十二、你将对贝拉采取什么干预措施，以避免再喂养综合征?

干预措施最好是在营养师的建议和 NICE 指南的指导下实施。

- 确定贝拉处于风险之中。
- 检查她的钾、钙、镁和磷酸盐含量。
- 按照 NICE 指南，让患者在开始进食前，口服硫胺素 200 ~ 300 mg，每日 3 次服用强效维生素 B 片，每日 1 次服用微量元素补充剂。向 ICU 药剂师咨询是否需要根据低体重情况调整常规剂量。
- 以低速率开始喂养，随后 1 周内缓慢增加。
- 谨慎补充电解质，密切监测液体平衡和液体超负荷的身体症状。
- 前 2 周密切监测并根据需要补充电解质，同时增加营养摄入量。
- 如果口服 / 肠内磷酸盐和镁无法纠正患者的水平，则测定维生素 D 和甲状旁腺激素水平。维生素 D 缺乏会影响钙、镁和磷酸盐的吸收。如果维生素 D 水平低，应谨慎补充，避免因为缺乏脂肪组织和肝脏储存过量的维生素 D 而导致维生素 D 过多。

二十三、你会给贝拉使用肠外营养吗?

在贝拉这一病例中，由于没有肠道衰竭的表现，因此没有肠外营养的指征，但由于没有食物和谷氨酰胺用于葡萄糖生成，肠道形态将会发生了变化。肠外营养会继发多种并发症，因此应尽可能避免肠外营养，而选择肠内营养。

二十四、与肠外营养相关的风险有哪些?

- 与静脉导管置入有关的风险。
  - 感染。
  - 血管损伤。
  - 空气栓塞。
  - 出血。
  - 外渗。

- ■　血栓形成。
- ■　全胃肠外营养相关的风险。
  - ■　电解质失衡。
  - ■　高／低血糖。
  - ■　微量营养素缺乏。
  - ■　肝功能障碍／高镁血症。
  - ■　容量超负荷。
  - ■　胆囊炎。
  - ■　长期使用可导致代谢性骨病。

你让重症监护营养师为贝拉设计营养方案。

二十五、贝拉的日常营养需求是什么？

计算患者营养需求量的方法有很多种。

哈里斯 – 本尼迪克特公式使用身高、体重、性别、年龄和一般活动水平来计算基础代谢率。该计算方法最适用于健康个体。发热（37 ℃以上每1 ℃增加 10%）、烧伤、脓毒症和手术都会导致基础代谢率不同程度地增加。

由于贝拉长期营养不良，因此这一病例十分棘手，需要常与经验丰富的营养师联系。

营养物质提供宏量营养素和微量营养素，以下是对肠内喂养的粗略估计，但会根据每个病例的情况进行计算和调整。

目前的肠道喂养提供了全面的维生素、矿物质和微量元素。经过一两周的稳定期后，体重增加的目标是每周 0.5 ~ 1.0 kg。这可以通过逐渐增加肠道营养供应来实现。对于 BMI 高危人群，应按照实际体重的 50 ~ 90 kcal/（kg·d）提供营养素，这样才能实现体重持续增加，这种情况并不少见（表 2-18-2）。

你发现贝拉身上有红斑。营养师认为这是缺锌导致的。

锌缺乏可表现为肠病性肢端皮炎的典型皮疹。一旦水合和营养得到了保证，应考虑经验性补锌 3 天。需要注意的是，锌过量会竞争性地抑制肠道对铁、钙和镁的吸收。

表 2-18-2   成年人的营养需求量

能量	25 ~ 35 kcal/（kg·d）通常是健康成人的大致需求量 没有绝对的建议 20 kcal/（kg·d）对年轻人来说是一个很好起始值 应以 200 kcal/（kg·d）的摄入量，直到体重每周增加 0.5 ~ 1.0 kg 如果发生低磷血症，应先纠正低磷血症，再进一步增加喂养量
蛋白质	1.5 g/（kg·d）
脂肪	每天摄入的热量中约 1/3 来自脂肪。标准的肠道喂养约含有 55% 的碳水化合物和 35% 的脂肪
碳水化合物	2 ~ 7 g/（kg·d）（视健康和运动情况而定）
水	25 ~ 35 mL/（kg·d）
钠	0.9 ~ 1.2 mmol/（kg·d）
钾	1 ~ 2 mmol/（kg·d）
钙	0.25 mmol/（kg·d）
磷酸盐	0.3 ~ 0.6 mmol/（kg·d）
镁	0.2 ~ 0.4 mmol/（kg·d）
其他营养物质	锌、铜、铁、铬、锰、硒、钼。可能还需要补充维生素 A、维生素 B、维生素 C、维生素 D、维生素 E、维生素 K、叶酸和烟酸等

二十六、严重营养不良的非心脏并发症有哪些？

- 贫血是常见的——与铁缺乏和维生素 B_{12}/叶酸缺乏有关。
- 免疫抑制。
- 下肢和腹部水肿。
- 鳞片状皮肤。
- 冷漠。
- 无精打采。
- 最终可能会发生消瘦症（多见于婴儿）和夸希奥科病（多见于儿童）。

经过 13 天的重症监护，你设法纠正了贝拉的电解质失衡，并为她建立了肠内喂养。从心脏角度来看，她的病情一直很稳定，现在可以安全地转入内科病房了。

二十七、贝拉现在的预后情况如何？

厌食症患者的死亡率约为 6%。通过对症治疗和随访，贝拉可能成为完全康复的 50% 的患者中的一员。大约 20% 的患者会复发。贝拉可能需要长期的精神和营养支持。

二十八、延伸阅读

■ Royal Colleges of Psychiatrists (2022). *College Report* CR233. The MEED guidance is essential reading for anyone with an interest in the management of anorexia nervosa.

■ Steinhauser, M., Olenchock, B., O'Keefe, J. et al. (2018). The circulating metabolome of human starvation. *JCI Insight* 3 (16): e121434. Fascinating research article on the metabolic effects of starvation.

案例 19

药物服用过量的患者

专科住院医师打电话向你报告患者莎拉的情况，她 21 岁，是一名学生。她的室友发现她呕吐后，呼叫救护车将她送到医院。她周围摆满了装对乙酰氨基酚、阿司匹林、佐匹克隆、阿米替林和普萘洛尔的空瓶子。她的舍友还发现了两个空酒瓶。据了解，她患有精神疾病，包括抑郁症和焦虑症。当晚早些时候，她和男友吵架了，几天前也有过类似的争吵。她的 GCS 是 11（E3V3M5）。她意识错乱，行为激越，难以控制，目前正在呕吐胆汁和带血的混合液体。

一、你对她的气道有何担忧？

看起来莎拉是故意过量服用多种药物，这种情况可能危及生命。到目前为止，还不清楚她服用的每种药物的剂量，以及服用时间。虽然她的意识水平没有低到需要气管插管保护气道的程度，但她攻击性强，无法对她实施干预。此外，GCS 降低和频繁呕吐会增加患者误吸的风险。她需要接受检查和治疗。她可能需要镇静和气管插管来控制病情，以确保她的安全。

二、试图挽救这名女性的生命会带来哪些医学、法律和伦理方面的影响？

在大多数情况下，这类患者到达医院时信息都十分匮乏。通常情况下，他们的意识水平或清醒程度会因用药过量而受损。在大多数情况下，常规做法是实施治疗以挽救患者的生命。这通常是正确的做法。

在少数情况下，你可能需要在干预前咨询医院法律团队的建议。2007年，英国一名 26 岁的女性因摄入防冻剂而死亡。她被送往医院时携带了一封信，信中明确表示，她明白自己行为的后果，并且不希望接受任何抢救，只希望接受舒适护理。患者神志完全清醒，有认知能力。急诊科医师没有对她进行治疗，因为她有这份"生前预嘱"或"预先指示"。在 2009 年的死因调查中，死因裁判官支持了他们的决定。关于这一案例的伦理影响，目前仍有争议。

医师应遵循以下原则：①自主；②无罪；③仁慈；④正义。

任何意识减退的患者都不可能有认知能力。在多数情况下，急性事件中随附的遗书的真实性难以确定。如果对一系列事件和患者的认知能力有疑义，医师会采取治疗措施，以挽救生命。如果有疑义，并且时间允许，应该咨询医院值班的法律顾问。

在我们的案例中，莎拉并没有事先做出决定。她可能是在醉酒的状态下服用了过量药物，受到酒精的影响。这里有许多未知的因素，当务之急是实施挽救生命的治疗措施。

三、什么是认知能力？

认知能力是一个与作明智决定能力有关的法律术语。英国 2005 年《认知能力法》规定如下：

- 如果个体无法做到以下几点，他就无法为自己做决定：
  - 理解与决策相关的信息。
  - 记住这些信息。
  - 在决策过程中使用或权衡这些信息。
  - 传达他们的决定（通过交谈，使用手语或其他方式）。

《认知能力法》的原则如下：

- 除非确定某人缺乏认知能力，否则必须推定他具有认知能力。
- 除非已经采取了所有可行的措施来帮助某人做决定，但没有成功，否则不应将他视为无法做决定。
- 不应仅仅因为某人做出了不明智的决定就将他视为无法做决定。
- 根据本法为无认知能力者或代表无认知能力者做出的行为或决定必须符合其最佳利益。
- 在采取行动或做出决定之前，必须考虑是否可以通过对当事人的权利和行动自由限制较少的方式来有效实现所要达到的目的。

在你评估莎拉的时候，她的 GCS 下降到 7（E1V2M4），RR 从每分钟 30 次下降到 8 次。

四、莎拉 GCS 下降的原因是什么？

- **中毒**——病史提示多种药物使用过量，包括几种具有镇静作用的药物，即酒精、三环类抗抑郁药阿米替林和佐匹克隆（一种通过 GABA 受体发挥作用的环吡咯酮，其药理学特征与苯二氮䓬类药物相似）。此外，莎拉可能还服用了其他 CNS 抑制剂。应确定是否有交错用药过量的证据，尤其是对乙酰氨基酚，因为这将导致急性肝衰竭持续恶化。

- **低血糖**——千万不要忘记血糖！许多药物服用过量都会引起低血糖。莎拉的医疗背景不详。她可能有酗酒史、肝损伤或糖尿病病史。

- **CO 减少**——β 受体阻滞剂会导致 HR 和 BP 下降。药物服用过量会导致 CO 减少，终末器官灌注减少（包括脑部），甚至心血管衰竭。

- **肾衰竭**——许多药物服用过量会导致肾功能损害，从而使尿素在血液中蓄积。急性或慢性肾衰竭可导致尿毒症脑病，表现为震颤、谵妄、癫痫发作或昏迷。酸中毒也可能是原因之一。

- **高氨血症**——氨是一种肠源性神经毒素，可能会因生产过剩或代谢降低（即肝衰竭）而积累。在莎拉可能摄入的药物中，过量摄入对乙酰氨基酚对肝脏的毒性是众所周知的。

- **颅内事件**——目前还没有足够的证据排除自发性脑损伤或创伤性脑损伤的可能性，特别是考虑到她最近发生过争吵，以及她在醉酒时可能有摔倒的情况。检查她的头部是否有受伤的迹象，需要注意，瘀伤可能隐藏在头发下面。

- **脑膜炎或脑炎**——由于有严重的过量用药史，CNS 感染在鉴别诊断中的可能性较小。然而，这一情况尚未被排除。应检查患者是否有脓毒症的体征。

- **呼吸抑制或癫痫发作后状态**——没有可用的 ABG 分析结果。患者可能有癫痫发作，并处于一过性意识降低状态。

五、此时你的干预计划是什么？

（一）应急干预

- **高级生命支持 ABCDE 方法**——情况已发生改变，应重新评估莎拉的情况，同时干预各种问题。必要时给予氧气并呼叫帮助。

- **建立静脉输注通道并保护气道**——莎拉的意识水平已经降低到无法保护自己的气道。莎拉一直在呕吐，可能已经误吸。她的胃内可能充满了酒精，需要改良型 RbI 技术诱导插管（见概述 2）。

- **咨询毒物资料库**（Registry of Toxic Effects of Chemical Substances，ToxBase）——这是由英国公共卫生部委托提供的国家毒物信息服务。对需要查找有关药物接触的诊断和干预信息的临床医师来说，这是一个宝贵的资源（见案例 6）。

- **考虑给予纳洛酮**——如果莎拉可能摄入了阿片类药物，可以使用这种拮抗剂。通常要给予试验剂量来评估应答情况。由于药物的半衰期短，因此需要输液进行持续治疗。应谨慎使用纳洛酮，因为它可能会降低癫痫发作阈值。如果为了便于插管而最近使用了肌肉松弛药，则应谨慎安排给药时间。

- 考虑到对乙酰氨基酚过量的可能性，**开始输注 N- 乙酰半胱氨酸**（N-acetylcysteine，NAC）。

（二）监测

- **基本监测**——ECG、脉搏血氧饱和度监测、HR、呼气末二氧化碳监测、NBP 监测。
- **建立动脉内 BP 监测。**
- **尿量。**

（三）床旁检查

- **即时血糖水平。**
- **通过 ABG 分析检查气体交换情况**（帮助呼吸机设置）、酸碱紊乱、乳酸，并计算 AG（见案例 4）。
- **12 导联心电图**——阿米替林可引起继发于毒蕈碱阻断的窦性心动过速。宽 QRS 波群（室内传导阻滞）和电轴右偏可能是钠离子通道阻滞所致。
- **尿妊娠试验。**

（四）实验室检查

- **FBC、LFT、U&E、凝血功能筛查、纤维蛋白原检测。**
- **申请检测对乙酰氨基酚、水杨酸盐和酒精水平。**
- **尿液毒理学筛查。**
- 如果不知道是否有感染因素，则进行**血液培养**。
- **检测血氨水平。**
- **CRP。**

（五）影像学检查

- **胸部 X 线**——检查 ETT 的位置。这也是脓毒症筛查的一部分。
- **头部 CT**——排除颅内异常导致意识下降的可能性。

（六）将莎拉转到 ICU 继续治疗

- **插入鼻胃管和导尿管。**
- **联系患者的直系亲属。**
- **申请查看旧的医疗记录（医院、精神科和全科医师）**——这对规划患者的持续护理和支持需求至关重要。如有必要，严重的自伤史可能会影响移植的适宜性。

在确保莎拉气道安全的情况下，你将她安全转至 ICU。你为她置入了动脉和 CVC，以及 VasCath ™套管。实验室工作人员告诉你，患者的对乙酰氨基酚含量为 260 mg/L，水杨酸盐含量为 34 mg/dL。酒精含量仍在检测。他们还告诉你，患者的 INR 是 1.8。其余的血液检查还未出结果。

六、对乙酰氨基酚过量的病理生理学表现是什么？

在肝脏中，对乙酰氨基酚通常通过葡萄糖醛酸结合（约 70%）和硫酸结合（约 30%）代谢。少量以原形的形式通过肾排泄。在治疗剂量下，第一阶段，对乙酰氨基酚被细胞色素 P450（主要是 2E1）氧化成具有高细胞毒性的 NAPQI。第二阶段，NAPQI 很快与谷胱甘肽结合而形成无毒性的代谢产物。药物过量时，谷胱甘肽的储存会因氧化途径过度消耗而耗尽，NAPQI 会与巯基共价结合，从而导致肝细胞死亡（图 2-19-1）。

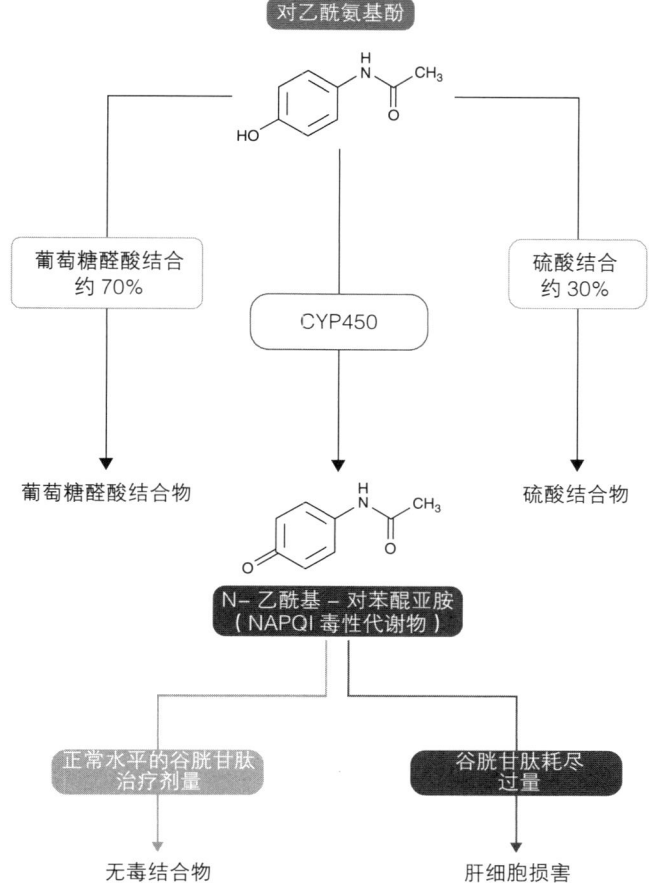

图 2-19-1 **对乙酰氨基酚的肝脏代谢。服用过量或治疗剂量对乙酰氨基酚后肝脏的主要代谢途径**

资料来源：Theophilus Samuels。

七、对乙酰氨基酚肝毒性的症状分为哪些阶段?

- 第 1 阶段——0 ~ 24 小时，腹痛、周身不适。
- 第 2 阶段——24 ~ 72 小时，AST、丙氨酸转氨酶（alanine amino-transferase，ALT）开始升高。右上腹疼痛。
- 第 3 阶段——72 ~ 96 小时，肝衰竭伴黄疸、凝血功能障碍和脑病、乳酸性酸中毒。
- 第 4 阶段——超过 96 小时，肝毒性消退或多器官衰竭并死亡。

八、对乙酰氨基酚毒性和由此导致的急性肝衰竭有哪些治疗方法?

（一）对乙酰氨基酚过量的初步治疗

- NAC 可在摄入对乙酰氨基酚后的任何时间给予。如果是肠内给药，活性炭会降低其疗效。对乙酰氨基酚过量治疗图（可在英国国家处方集中找到）用于指导 NAC 治疗。图中绘制了服用对乙酰氨基酚后 4 小时内或 4 小时后测定的血液对乙酰氨基酚水平。如果血液对乙酰氨基酚水平低于肝毒性线，可以停止治疗。但是需要注意的是，如果过量用药时间交错或过量用药时间未知，则很难应用该图表。通常的做法是先用 NAC 治疗。
- 如果患者病情稳定，并且在过量服用对乙酰氨基酚后 4 小时内入院，那么可以考虑口服 50 g 活性炭来减少吸收。然而，在临床实践中，现在很少使用这种方法，因为过量用药的时间通常未知，过量用药时间交错或就诊延迟。
- 分子吸附再循环系统可选择性清除血液中的白蛋白结合毒素，已被用作移植前的过渡治疗。这种疗法的成本较高，只有专科中心能够提供。目前还缺乏高质量证据证明其益处，其有效性仍在研究之中。

（二）继发性肝功能损害引起的凝血功能障碍

- 只有在出现活动性出血时才需要纠正凝血功能障碍。
- TEG 和类似方法是评估和干预凝血功能障碍和输血需求的有效指导。

（三）肝性脑病的干预

肝性脑病的一个主要问题是，在多达 1/3 的病例中，继发于氨的脑水肿会导致 ICP 升高。参考当地的治疗方案以确保神经受到保护。

- 保持良好镇静。
- 让患者颈部保持中立位，避免缠绕妨碍颈静脉引流，仰头

20° ~ 30°。

■ 通过神经学观察进行频繁监测。

■ 采血检测凝血功能、pH 值、乳酸、葡萄糖（目标值为 5 ~ 10 mmol/L）、AST、肾功能、磷酸盐、钾和氨。

■ 使用中心静脉氧饱和度、动 – 静脉氧饱和度和颈静脉球氧饱和度（目标值为 65% ~ 70%）评估脑氧输送和摄取情况。

■ 尽量减少抽吸刺激。

■ 目标 $PaCO_2$ 为 4.5 ~ 5.0 kPa，PaO_2 > 13 kPa，饱和度 > 94%，潮气量 4 ~ 6 mL/kg 和达到 IBW。

■ 目标 CPP 为 55 ~ 70 mmHg（见案例 15）。

■ 目标钠含量为 145 ~ 150 mmol/L。

（四）考虑脑病的药物治疗

■ 乳果糖是一种不可吸收的双糖，可使肠腔酸化，促进氨转化为难以吸收的氨而被排出体外，血氨降低。此外，酸性环境会使肠道细菌产氨减少。

■ 利福昔明是一种几乎不被肠道吸收的利福霉素衍生物。利福昔明通过减少肠道中产脲酶的菌群来预防肝性脑病。在正常生理条件下，肠道菌群产生的氨通过门静脉进入体循环，并经肝脏代谢。然而，在肝衰竭时，肝脏代谢功能减退和门体分流的综合作用会导致血液绕过肝脏，或不经肝脏代谢而通过肝脏，从而引起血清氨浓度升高和肝性脑病。在乳果糖治疗的基础上加用利福昔明可显著降低肝性脑病的复发率和住院风险。

■ 新霉素可以抑制肠道细菌产氢。通常在开始使用乳果糖后给药。

■ 与经验丰富的团队成员讨论后，可在 ICP 监测时使用甘露醇和高渗盐水。

■ 门冬氨酸鸟氨酸。

（五）综合 ICU 护理

■ 液体复苏。

■ 可能需要 PPT。在氨水平极高的情况下，剂量交换高达 90 mL/（kg·h）。

■ 胃溃疡预防。

■ 确保持续的营养供应。

■ 抗菌预防。

■ 高容量血浆置换已被证明可改善急性肝衰竭患者的预后。

■ 最终可能需要肝移植。

九、门冬氨酸鸟氨酸是如何发挥作用的?

门冬氨酸鸟氨酸通过促进尿素循环来治疗肝性脑病。这两种盐都是谷氨酸盐的底物,谷氨酸盐与氨反应形成谷氨酰胺,从而降低氨水平。

十、NAC 是如何工作的?

NAC 是谷胱甘肽的前体。通过补充谷胱甘肽储存,NAC 可减少肝毒性 NAPQI 的存在。此外,NAC 可降低葡萄糖醛酸化和硫酸化途径的饱和度,促进氧输送,改善肝脏微循环。

十一、对乙酰氨基酚过量引起毒性增加的危险因素可能是什么?

- 已有的肝功能损害。
- 谷胱甘肽储存状态,如营养不良、食欲减退、HIV、慢性酒精过量。
- 酶诱导状态,如使用某些药物,如口服避孕药、苯妥英钠、利福平、卡马西平。
- 交错用药过量。

十二、转诊到肝脏移植中心的标准是什么?

伦敦国王学院标准(King's College Criteria,KCC)最初由奥格雷迪(O'Grady)等人于 1989 年提出。该标准在国际上被广泛用作肝脏移植需求的早期预测指标。柏雷(Bailey)等人 2003 年的荟萃分析显示,在对乙酰氨基酚中毒病例中,使用 KCC 预测死亡率的特异性高于 90%,敏感性为 69%。

(一)在对乙酰氨基酚中毒的病例中

- 动脉 pH 值 < 7.30。

或者在 24 小时内满足以下 3 项:

- INR > 6.5 或 PT > 100 s。
- 肌酐 > 300 μmol/L 或 3.4 mg/dL。
- Ⅲ级或Ⅳ级肝性脑病。

(二)修正后的 KCC 包括:

- 液体复苏后动脉血乳酸 > 3.5 mmol/L。
- 入院后 12 小时经液体复苏 pH 值 < 7.30 或者乳酸 > 3.5 mmol/L。

(三)在非对乙酰氨基酚中毒的病例中

- INR > 6.5 或 PT > 100 s。

或满足以下 5 项中的 3 项:

- 年龄 < 10 岁或 > 40 岁。
- 胆红素 > 300 μmol/L 或 > 18 mg/dL。
- 黄疸发作后昏迷 7 天以上。
- INR > 3.5 或 PT > 50 秒。
- 特异质药物反应、血清阴性或非甲型肝炎、乙型肝炎。

注意：磷酸盐 > 1.2 mmol/L 超过 48 小时提示预后不良。

液体复苏后动脉血 pH 值为 7.12，$PaCO_2$ 为 4.6 kPa，PaO_2 为 11.6 kPa（FiO_2 0.45），碱剩余 −12.2 mmol/L，乳酸盐 5.3 mmol/L。ECG 显示窦性心动过速，但其他方面正常。血糖为 3.2 mmol/L。

十三、阿司匹林（水杨酸盐）中毒的病理生理学是什么？该如何解释莎拉 34 mg/dL 的血药浓度？

水杨酸盐使细胞氧化磷酸化解耦联，从而损害细胞呼吸。由于水杨酸盐刺激延髓的呼吸中枢，引起呼吸性碱中毒，而代谢性酸中毒是由线粒体功能受损引起，因此双重作用可能掩盖中毒初期的酸碱紊乱。最终，随着循环中水杨酸盐的减少，代谢性酸中毒成为主要特征。

莎拉的水杨酸盐水平略高于治疗范围（15 ~ 30 mg/dL）。摄入水杨酸盐超过 60 mg/dL 应引起注意，摄入后 6 小时仍超过 100 mg/dL 可能会危及生命，因此必须进行 RRT。她的代谢性酸中毒可能继发于多种毒素（包括高浓度的肝毒性对乙酰氨基酚）引起的多器官功能衰竭。考虑到患者目前的临床状况，尽快开始血液滤过是非常明智的。还应记住，你仍然不知道用药过量的时间，是否交错服药，或是否存在任何慢性因素。

水杨酸盐中毒的治疗通常是支持性的，包括通过良好的水合作用以避免横纹肌溶解，纠正葡萄糖水平和电解质失衡，以及使用苯二氮䓬类药物治疗癫痫发作。其他治疗方案包括使用活性炭（在 1 ~ 3 小时摄入）和有争议的尿液碱化，目标是 pH 值 > 8，以促进排泄。

十四、三环类抗抑郁药过量有哪些治疗方法？

摄入超过 10 mg/kg 的三环类抗抑郁药可能会导致危及生命的心律失常、癫痫发作和昏迷。通常剂量超过 20 mg/kg 才会出现不良体征和症状，而超过 30 mg/kg 会导致严重中毒。

- 洗胃仅在第 1 小时有效（因此很少进行）。
- 容量复苏、气道保护和避免使用延长去极化的药物是重要步骤。
- 由于三环类抗抑郁药是弱碱，碱化环境会增加蛋白质结合并减少游离部分，即降低可引起心律失常的活性药物的浓度。碳酸氢钠

　　可以使动脉 pH 值达到 7.45 ～ 7.55。
- 在血流动力学不稳定的患者中，也曾采用过静脉注射脂质乳剂疗法，但支持证据不足。

> 　　你与当地肝移植中心讨论了这个病例。他们希望把莎拉转到他们的病房，因为她需要接受紧急肝移植手术。

十五、药物可通过哪些方式导致肝损伤?

　　多数为特异质药物反应。药物性肝炎也可由剂量依赖性和可预测的损伤引起。药物性肝损伤可引起肝细胞性、胆汁淤积性或混合性损伤。引起肝细胞损伤的药物包括环丙沙星、胺碘酮和双氯芬酸。引起胆汁淤积性损伤的药物包括复方阿莫昔林、硫唑嘌呤和卡马西平。

　　引起肝损伤的娱乐性药物包括可卡因和酒精。使用的药物也会引起肝损伤。已有对异丙酚的特异质反应的描述。

十六、如何对肝衰竭进行分类?

（一）急性肝衰竭

　　急性肝衰竭是指肝脏合成和代谢功能的迅速衰竭。有多种分类系统，可根据既往无肝功能损害的患者在黄疸出现后脑病发作的时间进行分类：

- 奥格雷迪（O'Grady）或国王学院标准（1993）。
    - 超急性：7 天内。
    - 急性：8 ～ 28 天。
    - 亚急性：4 ～ 12 周。
- 伯诺（Bernau）评分系统。
    - 暴发性：2 周内。
    - 亚暴发性：2 ～ 12 周。
- 日本的分类标准。
    - 暴发性。
        - 急性：10 天内。
        - 亚急性：10 天 ～ 8 周。
    - 亚暴发性：8 ～ 12 周。
    - 迟发性：超过 8 周。

（二）慢性肝病

　　慢性肝病是指肝功能进行性恶化超过 6 个月。如果不加以控制，就会导致肝纤维化和肝硬化。

（三）慢加急性肝衰竭

慢性肝衰竭患者出现急性肝功能失代偿（即肝性脑病、静脉曲张出血、黄疸、腹水，通常在 4 周内发生）和器官衰竭。短期死亡率高。

十七、急性或暴发性肝衰竭的病因有哪些？

- **病毒性**——甲型－戊型肝炎、巨细胞病毒、单纯疱疹病毒、EB 病毒、水痘－带状疱疹病毒、人类疱疹病毒、细小病毒 B19、黄热病、副流感病毒。
- **药物和毒素**——对乙酰氨基酚、乙醇、苯妥英、利福平、卡马西平、丙戊酸钠、香豆素类、挥发性麻醉药、青霉素、磺胺类、中草药、赛洛西宾。还有特异质药物反应。
- **代谢原因**——威尔逊氏症、α_1－抗胰蛋白酶缺乏症、半乳糖血症、瑞氏综合征。
- **血管原因**——巴德－基亚里综合征、休克、心力衰竭、静脉闭塞性疾病。
- **妊娠相关原因**——妊娠期急性脂肪肝、溶血肝功能异常血小板减少（HELLP）综合征。
- **自身免疫性**——自身免疫性肝炎。
- **脓毒症**。
- **恶性肿瘤**。
- **高热**。

十八、慢性肝病的病因是什么？

- **酒精滥用**。
- **乙型、丙型和丁型肝炎**。
- **非酒精性脂肪性肝炎**——这一导致肝硬化和肝癌的重要病因正变得越来越普遍，并与肥胖、糖尿病和血脂异常有关，是非酒精性脂肪性肝病（non-alcoholic fatty liver disease，NAFLD）的一种进展。NICE 指南（2016）指出，在普通人群中，NAFLD 的患病率为 20% ~ 30%，NASH 为 2% ~ 3%。
- **自身免疫性疾病**——原发性硬化性胆管炎、原发性胆汁性胆管炎、自身免疫性肝炎。
- **继发性硬化性胆管炎**。
- **血色素沉着症**。
- **α_1－抗胰蛋白酶缺乏症**。
- 其他原因与引起暴发性肝衰竭的原因相同（上文列出）。

十九、每年多少例实质器官移植？

英国 NHS 血液和移植中心管理血液、器官、组织、骨髓和干细胞的捐献、储存和移植。英国 2017 — 2018 年：

■ 实施了超过 5 000 例肝脏移植手术（每年约 800 例）。
■ 955 例脑死亡后捐献。
■ 619 例循环死亡后捐献。

你把莎拉转到肝脏 ICU。1 周后，她出现了 Ⅳ 级肝性脑病。尿素 24 mmol/L，肌酐 256 μmol/L。血氨升至 171 μmol/L，被列入超紧急移植名单。

二十、评估肝衰竭可以采用哪些评分系统？

■ **终末期肝病模型**（Model For End-Stage Liver Disease，MELD）——这种综合评分使用胆红素、INR 和肌酐指标来预测肝硬化患者经 TIPS 后 3 个月的生存率。改良版也被用于对等待肝移植的患者进行优先排序。修订后的 MELD 或 MELD-Na 评分纳入血清钠。
■ **儿童终末期肝病评分**（Pediatric End-stage Liver Disease Score，PELD）——MELD 的儿科版（适用于 12 岁以下儿童）。
■ **蔡尔德 - 皮尤（Child‑Pugh）改良评分**——根据五类指标（胆红素、清蛋白、INR、腹水、脑病），对每类的异常程度各打 1 ~ 3 分。综合评分用于预测肝硬化患者的死亡率：A 级（10%）、B 级（30%）或 C 级（70 ~ 80%）。
■ **英国终末期肝病模型**（UK Model for End-stage Liver Disease，UKELD）——该评分系统用于评估终末期肝病患者的预后，源自 MELD 并将钠水平纳入其中。该评分系统用于确定肝移植患者的优先顺序。
■ **移植效益评分**（Transplant Benefit Score，TBS）——该评分取代 UKELD 作为英国国家肝脏供应计划中的一种器官分配方法。它通过考虑供体的 7 项特征和受体的 21 项特征对患者进行匹配，并进行评分，以确定哪名患者将从某一特定器官中获益最大。

二十一、西黑文（West Haven）量表根据脑病的严重程度分为哪几级？

（1）行为发生改变，但意识变化微小。
（2）行为不当、丧失方向感、嗜睡。
（3）嗜睡但可唤醒，明显的意识错乱，语无伦次。
（4）反应迟钝、昏睡。可能有去大脑或去皮质强直的姿势。

二十二、莎拉有 HRS 吗？解释你的答案。

虽然莎拉有肝肾功能损害，但这一病例并不符合肝肾综合征（hepatorenal syndrome，HRS）的诊断标准。HRS 是肝硬化 / 肝衰竭时发生的 AKI。随着时间的推移，诊断标准发生了变化，现在与 KDIGO 的 AKI 标准一致。

（一）HRS 的诊断标准（国际腹水协会）
- 肝硬化和腹水。
- AKI 的诊断。
- 无休克。
- 连续 2 天停用利尿剂，用白蛋白（体重的 1 g/kg）扩充血浆容量无反应。
- 当前或近期未使用肾毒性药物。
- 无结构性肾损伤的临床征象［即无蛋白尿（> 500 mg/d），无微量血尿（每高倍视野下红细胞大于 50），肾脏 US 检查结果正常］。

（二）分类
- 肝肾综合征急性肾损伤（hepatorenal syndrome acute kidney injury，HRS-AKI）。
- 肝肾综合征急性肾病（hepatorenal syndrome acute kidney disease，HRS-AKD）。
- 肝肾综合征慢性肾病（hepatorenal syndrome chronic kidney disease，HRS-CKD）。

肝肾系统与死亡率显著增加相关。一种可能的病理生理机制是肾血管收缩，这种收缩会随着肝硬化的多系统影响而发展。

二十三、现在莎拉已被列入移植名单，她何时能接受肝移植？

- 2018 年，英国成人肝移植的中位等待时间约为 56 天（AB 型血）、78 天（A 型血）、173 天（B 型血）和 208 天（O 型血）。
- 2017 — 2018 年，约 11% 的成人移植属于超紧急移植。如果患者因自身器官迅速衰竭而需要尽快接受器官移植，则被列入超紧急名单。这些患者优先于其他"选择性"移植候选者，他们的等待时间约为 72 小时。他们会按照其登记日期和血型匹配顺序接受移植。
- 2017 — 2018 年，超过 400 名患者在等待移植期间死亡（全部是移植），755 名患者因病情恶化而从移植名单中除名。在 2017 — 2018 年在移植名单上登记的患者中，约 4% 在等待肝移植期间死亡。

■ 2017 — 2018 年，英国共实施了 1 059 例肝移植手术。

> 幸运的是，莎拉在被列入超紧急移植名单的第 4 天，接受了 DBD 肝移植。

二十四、什么是 "DBD"？它与 "DCD" 相比如何？

DBD 是指脑干死亡后的捐赠。在确认脑干死亡后（见案例 16），持续对供体进行生理优化意味着可以更好地维持灌注，并安排器官提取。与 DCD 相比，这提高了移植成功的可能性。

循环死亡后捐献器官是可能的，在这种情况下，接受机械通气的患者将被撤除生命支持，并在停止人工通气后的有限时间（通常为 1 小时）内死亡。死亡时间至关重要，因为这决定了热缺血时间。热缺血时间越长，器官质量越差，受体的预后越差。

欧格斯（OrganOx）等新技术正在改变移植手术的干预方式。在取回器官后，OrganOx 会向供体肝脏灌注含氧血液，从而维持胆汁分泌。这样可以减少移植物失功，并可以安排移植，即使在 DCD 病例中也是如此。

二十五、移植后应采取哪些干预措施？

■ 团队——最初将由肝脏重症监护 MDT 与肝病专家、肝移植外科医师和移植协调员共同干预。

■ 干预目标。

　■ 在可能的情况下，最好尽早拔管并进行肠内营养。

　■ 通过细致的支持性治疗、合理的补液和 BP 干预来优化灌注，但避免肝淤血，这将增加移植器官存活的机会。

■ 其他监测。

　■ 定期监测肝功能、乳酸、血糖、药物水平和凝血功能。

　■ 应监测胆汁分泌（通过 T 型引流管）。

　■ 在急性肝衰竭患者中，部分患者术后仍需接受侵入性 ICP 监测。

　■ 应监测肾功能，必要时使用替代疗法。

二十六、莎拉在移植后需要用什么药物治疗？

■ 静脉血栓预防。

■ 免疫抑制药物——需要使用该类药物将移植器官的排斥反应降至最低。

　■ 使用他克莫司需要谨慎滴定和监测，特别是在使用新药或有急性疾病的情况下。

　■ 类固醇——开始时使用剂量较大。术后给予三剂甲泼尼龙。在

　　3 个月内逐渐减少类固醇用量。
- 预防溃疡——服用类固醇期间。
- 预防性抗感染药物。
    - 抗生素。
    - 可能需要抗病毒药物和抗真菌药。

二十七、移植后会发生哪些并发症?

(一)早期
- 凝血功能障碍、出血、低温、电解质紊乱、低血糖(在移植失败的情况下)。
- 脓毒症(真菌性、病毒性、细菌性)。
- 小肝综合征——高胆红素血症、移植物失功、腹水、门静脉高压。通常随着肝脏体积的增大而消退。
- 移植失败。
- 胆道渗漏。
- 肝性脑病或脑桥中央髓鞘溶解。
- 胆道狭窄。
- 肝动脉血栓形成(移植后 0 ~ 21 天,将重新列入超紧急名单)。
- 排斥反应——急性或超急性。
- 移植物抗宿主病。
- 原发性移植物无功能。

(二)晚期
- 排斥反应——慢性。
- 高血压。
- 糖尿病。
- 肾衰竭。
- 移植后淋巴组织增殖性疾病。
- 疾病复发,如肝细胞癌或自身免疫性疾病。
- 血脂异常。
- 肝脓肿。
- 晚期肝动脉血栓形成。

二十八、与长期免疫抑制相关的并发症有哪些?

潜在的并发症是多系统的,包括:
- 肾衰竭。
- 糖尿病。
- 高血压。
- 感染易感性增加。

- 高脂血症。
- 骨质疏松症。
- 贫血。
- 血小板减少症。
- 恶性肿瘤（如基底细胞癌、外阴肿瘤和卡波西肉瘤）。
- 肥胖。

幸运的是，莎拉在移植后完全康复了。她接受了精神和心理上的支持，继续过着有意义、充实的生活。

二十九、延伸阅读

- Bernal, W. and Wendon, J. (2013). Acute liver failure. *N. Engl. J. Med.* 369: 2525–2534. Excellent review article by world-leading experts.
- NICE. Guideline NG108 Decision Making and Mental Capacity. (2018).
- Mental Capacity Act (2005) and Amendment (2019). UK guidance and law regarding capacity.
- Rotundo, L. and Pyrsopoulos, N. (2020). Liver injury induced by paracetamol and challenges associated with intentional and unintentional use. *World J. Hepatol.* 12 (4): 125–136. Excellent overview of paracetamol toxicity.
- The NHS Blood and Transplant website (www.nhsbt.nhs.uk) publishes up-to-date reports on UK organ donation figures.

案例 20

不适的产科患者

今天原本是 ICU 平静的一天，直到警报声响起打破了这种平静，原因是产科发生了一起心脏停搏事件。你跑到产科病房，发现两名助产士正在抢救一名昏迷的女性患者，她的腹部隆起，符合足月妊娠的特征。一名助产士正在使用球囊面罩给氧，另一名助产士正进行胸外按压。在这种情况下，你在复苏方面最有经验，所以由你带领团队进行抢救工作（宣布你的身份并负责带领团队）。

一、你会立即采取什么行动？

相关人员已拨打了心脏停搏急救电话，因此其他医师应该很快就会赶到。确认患者发生了心脏停搏，并根据 RCUK 的指南对患者进行干预，但要注意将患者置于左侧卧位（通常在紧急情况下难以实现），或者手动向左推移子宫。

妊娠者发生心脏停搏是一种紧急情况。由于有两名患者，即母亲和胎儿，因此干预起来可能更为复杂。然而，在英国，虽然胎儿被认为是一个独特的有机体，但在法律上并不被视为一个人。因此，在保护母亲的最大利益和保护胎儿的最大利益之间发生冲突时，应将母亲的生命放在优先位置。世界各地的法律不尽相同，有些国家的生命权始于受孕。

二、如何为孕妇调整 CPR？

根据英国皇家妇产科学院（Green Top Guideline No.56，2019）的建议：

■ 对妊娠 20 周以上的患者使用 15° 倾斜。
■ 使用带套囊的 ETT 尽快保护气道（由经验丰富的麻醉师操作）。
■ 在无呼吸的情况下，应立即进行胸外按压。
■ 插入两个宽口径静脉套管。

- 如果有条件，应使用腹部 US 来评估隐匿性出血的情况。
- 如果在正确实施 CPR 后 4 分钟内未能实现 ROSC，则应分娩。应在原位进行围死亡期剖宫产，而不应因转移至手术室而延误。

三、为什么需要倾斜患者或手动推移子宫？

妊娠晚期处于仰卧位时，子宫会压迫 IVC 和部分主动脉。这会减少静脉血流向心脏回流，使 CO 减少，从而影响心脏按压的有效性。子宫胎盘血流和母体肾脏血流也会因主动脉受压而受损。必须减轻对大血管的压力影响，以增强复苏效果。

四、妊娠期心脏停搏有多常见？

英国产科监测系统 UKOSS 报告称，约 1/30 000 的妊娠期女性发生心脏停搏。

五、孕产妇死亡有多常见？

根据 WHO 的数据，发展中国家孕产妇死亡率为 239/100 000，发达国家为 12/100 000。全世界孕产妇死亡的主要原因是出血、脓毒症和高血压（子痫 / 先兆子痫）。

母婴：通过全英审计和保密调查降低风险（Mothers and Babies：Reducing Risk Through Audits and Confidential Enquiries across the UK，MBRRACE）是一项合作项目，提供全国孕产妇和新生儿健康的信息。报告称，2014 — 2016 年，英国每 10 万名女性中有 9.8 名在妊娠期间或产后 42 天内死亡。

六、哪些合并症与产科死亡率有关？

2018 年 MBBRACE 报告发现，心脏病是英国孕产妇死亡的主要原因。直接死因主要是血栓形成和血栓栓塞。孕产妇自杀、出血和脓毒症也是造成死亡的重要原因。

七、什么是"4H 和 4T"，这些可逆性病因对产科患者有何特殊意义？

- **低血容量**（Hypovolemia）——失血在围产期很常见。既可发生大量失血，也可发生潜隐性出血，这取决于失血原因，如胎盘早剥。
- **缺氧**（Hypoxia）——能够维持妊娠至足月的女性通常肺功能良好。但是，也可能有潜在的肺部疾病。另外，胃内容物误吸会引发化学性肺炎，进而导致缺氧。
  - **羊水栓塞**是一种重要的妊娠期特异性疾病，可导致急性缺氧和心血管衰竭。其发病率估计值可变（1/8 000 ~ 1/80 000）。通常发生在分娩时或妊娠晚期手术干预期间。
- **体温过低**（Hypothermia）——无环境暴露史的可能性较小。

- **高 / 低钾血症和其他生化异常**（Hyperkalemia/hypokalemia and other biochemical abnormalities）——先兆子痫和溶血、肝酶升高、血小板减少（haemolysis，elevated liver enzymes，low platelets，HELLP）综合征可并发 AKI。此外，原有的肾脏疾病可能会在妊娠期间恶化。过度呕吐可能导致低钾血症。

- **血栓形成**（Thrombosis）——肺血栓形成应被列为鉴别诊断的重点。妊娠会显著增加深静脉血栓形成的风险［发病率为（1 ~ 2）/ 1 000］，从而可能导致致命性 PE。发生冠状动脉血栓形成和脑卒中的可能性较小，但并不是没有这种可能，特别是如果患者有潜在的缺血性心脏病或血管疾病。

- **张力性气胸**（Tension pneumothorax）——妊娠并不是张力性气胸的独立危险因素。

- **毒素**（Toxin）——考虑局部麻醉药中毒的可能性；查明产妇是否接受了硬膜外麻醉，并确定最后一次给药剂量、时间和途径。确定患者是否自行服用过任何药物，或者使用过哌替啶或其他阿片类药物，例如，用于止痛的瑞芬太尼。

- **心脏压塞**（Tamponade）——妊娠不是心脏压塞的独立危险因素。

> 你成功地为患者气管插管，经过一轮良好的 CPR 后，患者 ROSC。高级助产士向你简要介绍了患者的病史。奥克萨娜两小时前才进产房。他们认为她是来英国探亲的，没有携带任何产检记录。她已经妊娠 33 周，单胎。她说自己没有妊娠并发症，但是来医院时开始头痛、看不清和不舒服。当奥克萨娜呕吐、癫痫发作并停止呼吸时，助产士拨打了心脏停搏的急救电话。心脏停搏节律被记录为无脉性电活动。

八、奥克萨娜的表现可能是什么原因导致？

- **子痫**——以前无并发症的患者在妊娠晚期时有头痛、视力障碍和癫痫发作史。先兆子痫是妊娠期特有的一种多系统疾病，发生于妊娠 20 周至分娩后 3 个月。滋养细胞侵袭异常和分化，并累及螺旋动脉。其结果是高血压（> 140/90 mmHg）和以蛋白尿、神经、血液或肝损害或宫内胎儿生长受限为特征的终末器官功能障碍。子痫是指先兆子痫女性出现原因不明的全身性癫痫发作。奥克萨娜的视觉症状和癫痫发作表明子痫进展。应该测定 BP、尿蛋白水平和血尿酸水平。

- **癫痫**——奥克萨娜以前的病史不详，她可能已被确诊患有癫痫。她可能经常出现突发性癫痫发作，也可能因担心致畸性而停止服用抗癫痫药物。癫痫发作期间发生误吸会导致缺氧，继而引起心肺停搏。

- **栓子**——肺静脉或羊水栓塞。没有足够的信息来排除这一情况。
- **脑卒中（出血性或缺血性）**——奥克萨娜可能患有某种疾病，因而增加了脑卒中的风险。
- **药物 / 毒素**——奥克萨娜可能意外或故意服用了过量药物，或对药物产生了不良反应。她也可能是在妊娠期间出现肝或肾损害（如妊娠急性脂肪肝），因此应测定氨和尿素水平。
- **脓毒症**——奥克萨娜可能是全身性或 CNS 感染。由于奥克萨娜癫痫发作，因此应该考虑脑膜炎和脑炎。如果她曾出国旅行，那么诊断范围应包括疟疾、TB 和病毒性出血热。

九、你的干预重点是什么?

（一）与产科会诊医师紧急讨论该病例

如果临床高度怀疑子痫，则应加快胎儿的分娩。

（二）心脏停搏后稳定病情

将奥克萨娜转移到可以安全干预的环境中，可以是麻醉室或手术室。优化气体交换和 BP，以便于检查和持续干预。建立侵入性监测。

（三）防止癫痫进一步发作

静脉注射镁，剂量为 4 g，注射时间为 5 ~ 15 分钟。如果奥克萨娜患有子痫，可以采取这种治疗。这种治疗方法还有助于防止其他原因引起癫痫再次发作。如果是子痫，可以考虑使用抗高血压药。

（四）检查

- 评估奥克萨娜的 BP。
- 血液检查。
  - FBC——特别注意血小板。
  - LFT——检查 HELLP 或妊娠急性脂肪肝。
  - U&E——检查 AKI。
  - 尿酸盐——在先兆子痫中有所升高。
  - MC&S——检查血流感染。
  - 凝血功能筛查和纤维蛋白原检查。
  - 血型鉴定和血样保存。
- 考虑 CTPA（以排除 PE）和头部 CT（以防止脑卒中在内的急性颅内病变）。但是现在进行 CT 成像检查转移一个病情不稳定的患者有风险，并且还会使患者暴露于电离辐射，如果需要手术干预（包括分娩），也将延迟手术时间。目前不建议这样做。
- 重点超声心动图可评估右心功能障碍，甚至可在血栓较大或延伸至心腔时发现血栓。如果存在 PE，那么可以考虑溶栓治疗，但对该患者而言，这是一种风险极高的治疗方案。

十、妊娠期间会发生哪些心血管变化？

- 血容量增加至 50%。
- 外周血管阻力降低。
- 每搏输出量增加至 30%。
- HR 最多增加至 25%。
- CO 增加至 50%。
- 由于心肌相对肥大和妊娠子宫导致心脏机械性移位，因而发生 ECG 变化（左轴偏移，Ⅲ 导联 T 波平坦，ST 段下移）。
- 淋巴引流系统的机械性压迫引起下肢水肿。
- 影响心血管系统的血液学变化。
  - 红细胞量增加至 20%。
  - 血细胞比容下降。
  - 因子Ⅶ、Ⅷ和Ⅹ、纤维蛋白原和血管性血友病因子的增加与血栓素和前列环素的增加不成比例，导致高凝状态和深静脉血栓形成的风险增加。

十一、妊娠期有什么非心血管变化？这些变化如何影响你对奥克萨娜的干预？

（一）呼吸

- FRC 下降约 20%。
- 需氧量增加至 40%。
- RR 增加至 15%。
- 潮气量增加至 40%。
- 呼吸性碱中毒是每分钟通气量增加引起，通过减少血清中的碳酸氢盐实现代偿。
- 妊娠晚期，PaO_2 水平升高，但在妊娠末期，PaO_2 会因耗氧量增加而下降。
- 胸壁顺应性下降，而肺顺应性保持不变。
- 孕酮介导的平滑肌松弛可降低气道阻力。
  - 影响——FRC 减少和需氧量增加意味着妊娠患者在病情危急时很快就会出现去饱和。气管插管之前应尽可能地进行细致的预氧合。与非妊娠患者相比，妊娠患者可能需要更高的 PEEP。

（二）胃肠道

- 在妊娠晚期，子宫体积增加会增加腹内压，使腹腔内容物向上移位。

■ 孕酮和雌激素增加会引起平滑肌松弛（导致胃动力降低）和食管下括约肌张力减弱。

■ 影响——这些变化会增加误吸的风险。气管插管时应注意避免这种情况发生。

（三）肾

■ 肾血流量增加使 GFR 增加至 50%。

■ 平滑肌松弛可能导致尿潴留，从而增加尿路感染的风险。

　　■ 影响——在寻找脓毒症原因的检查中，一定要包括尿液 MC&S。

（四）内分泌

■ 妊娠期内分泌会发生许多变化，详细内容超出了本书的范围。

■ 妊娠期糖尿病和甲状腺疾病相对常见。

■ 发生相对胰岛素抵抗（人胎盘催乳素导致）。

■ 雌激素增加会导致甲状腺结合球蛋白的分泌增加。T3 和 T4 结合位点的增加会导致促甲状腺激素升高，从而刺激 T3 和 T4 进一步释放。机体维持均衡状态时，总 T3 和 T4 增加，而游离水平保持稳定。

　　■ 影响——密切关注血糖水平。

　　■ 在解读实验室结果时，应评估临床甲状腺状况，并参考妊娠特异性参考值。

十二、还有哪些人需要参与奥克萨娜的治疗？

■ 产科医师。

■ 麻醉师。

■ 新生儿科医师或儿科医师。

■ 接受过麻醉培训的手术助理和手术室团队。

■ 助产士。

■ 血液科医师。

■ ICU MDT。

■ 伴侣 / 直系亲属。

　　产科团队担心奥克萨娜发生胎儿心动过缓和子痫。你协助麻醉师将奥克萨娜直接送往手术室，在全身麻醉下进行紧急剖宫产。婴儿顺利娩出，但产科团队正在努力止血。

十三、产科大出血的定义是什么？

产科大出血尚无公认的定义，但是个别组织需要明确的定义来制定应对程序并开展审核，因此许多组织使用以下定义之一。

- WTO 将产后出血（postpartum hemorrhage，PPH）定义为分娩后 24 小时失血量超过 500 mL。
- 其他定义包括：
  - 24 小时内失血量超过 1 500 mL。
  - Hb 下降超过 40 g/L。
  - 需要输注 4 单位的浓缩红细胞。

十四、产妇出血的原因是什么？

产前出血——妊娠 24 周至分娩期间（约占妊娠的 3%）。
- 创伤。
- 胎盘早剥。
- 前置胎盘。
- 子宫破裂。

产后出血——产后 24 小时内原发性产后出血和产后 6 周内继发性产后出血。
- 子宫张力减弱（占分娩的 5%——约占原发性产后出血的 80%）。
- 组织——妊娠产物残留。
- 凝血酶——凝血功能障碍。
- 创伤——生殖道损伤。

十五、产妇出血有哪些治疗措施？

采用 ABCDE 方法，并注意妊娠期间的生理反应可能会发生改变。干预方法取决于出血的原因和严重程度。这需要团队协作，利用当地的大出血或产科大出血的急救规程作出反应。

（一）药物治疗
- 输注血液制品（加温）。
- 在大出血或输血期间维持钙水平。
- 氨甲环酸。
- 子宫收缩药物，包括催产素、麦角新碱、米索前列醇和前列腺素 F2α（催产素和麦角新碱可引起高血压，在先兆子痫患者中应避免使用）。

（二）外科手术
- 双手按压子宫。
- B-Lynch 缝合术。

- 子宫切除术。
- 宫腔内球囊填塞、子宫球囊填塞术。
- 结扎子宫或卵巢的供血动脉，甚至髂内动脉。

（三）介入放射学
透视引导下的靶向栓塞或动脉内球囊闭塞。

（四）常规措施
- 高流量吸氧。
- 左侧卧位，避免主动脉腔静脉受压。
- 在成功止血的情况下，允许 Hb 为 70 g/L。
- 使用即时 Hb 检测或血气分析快速评估 Hb 水平。
- 使用实时 TEG 评估凝血功能障碍。
- 密切关注可见的失血，但也要注意可能存在大量隐性失血。

> 手术室团队最终联合机械和药物措施成功止血，但奥克萨娜已失血约 4.3L，并接受了 7 单位的悬浮红细胞，5 单位的新鲜冰血浆和 2 单位血小板。以 0.5 FiO_2 浓度吸氧时，ABG 分析结果如下：pH 值为 7.2，PaO_2 为 8.3 kPa，$PaCO_2$ 为 6.4 kPa，碱剩余为 -7.7 mmol/L，乳酸为 4.6 mmol/L。你决定给奥克萨娜注射镇静药、气管插管和机械通气，并将她转移到 ICU 进行持续干预。

十六、目前你对奥克萨娜的主要担忧是什么？

- **气体交换**——奥克萨娜处于缺氧状态，P/F 比值为 124 mmHg 或 16.6 kPa。
- **输血并发症**——奥克萨娜产科大出血，现已接受大量输血。她有发生输血相关性肺损伤、PIC 或稀释性凝血病的风险。
- **心脏停搏后缺血**——奥克萨娜曾在医院发生过心脏停搏，大脑或其他主要器官可能受到了缺氧缺血性损伤。患者的乳酸水平较高，并且有严重碱剩余。患者有发生急性肾和/或肝损伤的风险。
- **液体干预**——需要谨慎进行进一步的液体复苏。奥克萨娜可能需要补充更多的液体，但先兆子痫患者的尿量往往较少。应注意避免以不恰当高尿量为目标而过量补液。
- **其他诊断**——奥克萨娜有发生脓毒症的风险。

该病例仍有许多未知之处。目前已知的是，她的生理功能出现了严重紊乱，需要在重症监护环境中进行干预。

十七、你有什么治疗计划?

- **将患者转入 ICU 进行复苏、稳定和评估。**
  - 肺保护性通气。
  - CO 监测指导液体复苏。
  - 侵入性动脉和中心静脉监测。
  - 导尿管。
  - 纠正电解质。
  - 维持正常体温。
  - 干预血糖。
  - 放置鼻胃管。
  - 检查手术引流管。
- **全血检测**，包括凝血筛查、尿酸检查、U&E、LFT 和血液培养。必要时输注血液制品，以纠正贫血和凝血功能障碍。
- 奥克萨娜应接受**隔离治疗**，因为她最近出国旅行了。确保进行了交叉感染筛查，检查产碳青霉烯酶。
- **先兆子痫的并发症**——可在分娩后 6 周内发生（但大多数发生在 48 小时内）；谨慎干预 BP 和持续干预镁的水平很重要。当地医院的治疗方案可能会建议使用甲基多巴、硝苯地平或拉贝洛尔，将 BP 控制在正常值的上限，以防止 BP 急剧下降（如 SBP 130 ～ 140 mmHg，舒张压 80 ～ 90 mmHg）。只要肠内吸收不受影响，就可以使用肠内抗高血压药。然而，该病例极有可能发生肠梗阻。
- **脓毒症筛查**，包括胸部 X 线，尿液和呼吸道分泌物细菌培养、药敏试验，阴道高位拭子，病毒筛查和尿液非典型抗体筛查。
- 奥克萨娜现在可能有**凝血功能障碍**，但是稍后可以考虑进行 LP。如果婴儿患有脓毒症，奥克萨娜也会面临风险。
- **影像学检查**——考虑 CTPA 和头部 CT，因为此时胎儿已经娩出，临床情况比较稳定。
- **标准超声心动图**评估容量反应性和 LV/RV 功能障碍。
- 生理稳定后，停止镇静并评估神经系统。
- 获取相关病史和既往医疗记录。

　　奥克萨娜的丈夫来到了医院。杰玛和奥克萨娜结婚 1 年了，他们利用捐献的精子，通过体外受精的方式受孕。奥克萨娜今年 39 岁，是一名平面设计师，既往有轻度哮喘病史。她不吸烟，除按医师要求使用沙丁胺醇气雾剂外，没有服用任何药物。杰玛不知道妻子是否有相关的家族史。奥克萨娜和杰玛一直在欧洲旅行，但为了等待孩子的出生，他们回到了英国。杰玛被告知，他们刚出生的孩子鲁弗斯正在特护婴儿病房接受持续气道正压通气（continuous positive airway pressure，CPAP）治疗。

十八、你和杰玛谈话时，应该考虑哪些具体问题？

　　此时有很多事情需要向杰玛解释——可能是子痫、心脏停搏、手术、大出血和危重疾病。此时你应该谨慎预断病情。杰玛还可以提供奥克萨娜的基础病史和全科医师的联系方式。

　　杰玛不仅担心奥克萨娜，还十分担心鲁弗斯。在这段艰难的时期，杰玛需要支持，因为他的妻子和孩子都面临死亡的危险，并且目前还不清楚他们是否有持续的缺氧性脑损伤。杰玛可能还担心母子分离带来的心理影响，担心奥克萨娜在这个关键时刻无法母乳喂养或与鲁弗斯建立感情。有一些策略可以帮助促进亲子关系，比如，使用编织的亲子方巾，依次贴在母亲的皮肤和婴儿的皮肤上。产科医师和助产士需要帮助处理这些问题。

　　你在 ICU 中稳定了奥克萨娜的病情。她需要积极的 BP 干预。停止镇静后，她又一次癫痫发作。你给她注射了左乙拉西坦，然后将她转至脑部 CT 检查处。放射科医师报告称：双侧对称性密度减低，累及顶枕区脑白质。胸部 X 线平片显示肺部浸润。

十九、造成这些 CT 表现的可能原因是什么？

　　CT 表现符合可逆性后部白质脑综合征（posterior reversible encephalopathy syndrome，PRES）。CT 显示密度减低反映了血管源性水肿，由于自身调节功能受损和威利斯后环压力增加，这种水肿往往发生在枕叶。最好是通过 MRI 确诊。这并不是妊娠期特有的诊断，但它往往发生在高血压、自身免疫或免疫抑制的情况下。

二十、PRES 的预后如何？

　　偶尔，患者可能会出现永久性视觉或其他神经功能损害。极少数情况下会导致死亡。更常见的情况是，经过适当的支持性干预，患者可以完全康复。

二十一、奥克萨娜肺水肿的原因是什么？

可能的原因包括以下几种：

- 肺炎引起的 ARDS。
- 先兆子痫相关的肺水肿。
- 输血相关性急性肺损伤。
- 癫痫发作期间出现负压性肺水肿。

你用抗高血压和抗癫痫药物治疗奥克萨娜，并继续使用镁剂治疗先兆子痫。第 3 天，停止镇静并拔除气管插管。经检查，她没有神经功能缺损，也没有再出现癫痫发作。你让她留在 HDU 继续观察 24 小时，并进行 BP 干预。

鲁弗斯在婴儿特护病房表现良好。他在第 7 天出院，与家人团聚，最终他们一起回家。

二十二、延伸阅读

- MBRRACE-UK publishes a confidential enquiry into maternal deaths. The version published in 2021 deals with data collected from 2017 to 2019 and is available from www.npeu.ox.ac.uk/mbrrace-uk.
- Patel, S., Estevez, A., Nedeff, N. et al. (2020). ICU management of the obstetric patient. *Trends Anaesth. Crit. Care* 31: 1–7. Informative review article from the USA regarding ICU management of the obstetric patient.

案例 21

冠心病监护病房患者

今天早些时候，78 岁的艾萨克接受了"体外循环"CABG 和主动脉瓣置换术。夜间，你在冠心病监护病房（cardiac care unit，CCU）查房时，你发现他对去甲肾上腺素的需求有所增加。他尚未拔除气管插管，仍在使用异丙酚 100 mg/h 和芬太尼 100 mg/h 维持镇静，在过去的两小时内，他的去甲肾上腺素需求量从 0.1 μg/（kg·min）增加至 0.6 μg/（kg·min）。在此期间，他的胸腔引流管输出量极少。

一、艾萨克低血压的原因是什么？

■ **心脏压塞**——据报道，高达 85% 的患者心脏手术后会出现心包积液，而心脏压塞则更为罕见。据报道，0.1% ~ 6% 的心脏直视手术病例会出现心脏压塞。与 CABG 相比，瓣膜手术后出现这种情况更为常见。可由移植失败或起搏导线的并发症引起。

■ 艾萨克对血管升压素的需求迅速、急剧增加，并且胸腔引流管输出量减少，因此将心脏压塞列为潜在病因之首。应申请紧急超声心动图检查和紧急手术复查。在这种情况下，TOE 是最理想的检查方法，因为术后患者的经胸视图通常不够理想。

■ **低血容量或出血**——去甲肾上腺素在 2 小时内从 0.1 μg/（kg·min）增加至 0.6 μg/（kg·min），上升幅度非常大，不太可能仅由低血容量引起。如果低血容量是病因，这将更有可能表明显性或隐性出血。

■ 全面检查艾萨克，检查 ABG 和乳酸，并考虑给予液体刺激。

■ **术后心源性休克**——应通过超声心动图确诊。应建立 CO 监测（例如，肺动脉导管），并开始使用正性肌力药物。如果术后心源性休克是艾萨克病情恶化的原因，则应立即与外科团队讨论患者的病情。如果采取措施后病情仍未改善，则应考虑使用机械循环支持。

■ **心脏搭桥手术急性阻塞 / 心肌梗死**——心肌梗死的第三个通用定义将 CABG 术后 48 小时内的心肌梗死确定为 5 型心肌梗死。通常是由于移植失败或原发冠状动脉事件。艾萨克的 CABG 适应证可能是继发于潜在缺血性心脏病的动脉粥样硬化，因此他面临发生进一步事件的风险。做 12 导联 ECG，检测肌钙蛋白，做 TOE 检查局部壁运动异常。如果高度怀疑，可在导管室做进一步检查，或进行连续 ECG、超声心动图和肌钙蛋白检查。

■ **人为因素**——设备可能出错。检查动脉导管的压力袋是否适当充气，液体袋是否为空。检查动脉导管是否过度阻尼，系统中是否有血块，并重新校准系统。进行 NBP 监测。检查胸腔引流是否通畅，寻找阻塞或血栓的表现。

■ **LV 游离壁破裂、心室假性动脉瘤或腱索断裂等罕见原因**——为了完整起见，列出这些鉴别诊断，但不太可能在没有任何征兆的情况下在 ICU 突然发生。游离壁破裂、室间隔破裂和急性二尖瓣反流是急性心肌梗死潜在的致命性并发症。当游离壁破裂被包裹在心包内时，可形成假性动脉瘤。腱索断裂更容易发生在二尖瓣修复术后，但也可能发生在心肌梗死和 CABG 后。

二、"体外循环"是什么?

在这种情况下，"体外循环"是指 CPB 回路。CPB 在术中用于心脏停搏和肺部萎陷，同时维持非搏动含氧血液的体循环。这有利于心脏外科医师获得最佳手术视野。

CPB 并非没有潜在的并发症，一些医师在可能的情况下更倾向于进行"体外循环"手术，特别是 CABG。心脏起搏手术可能在技术上可能更具挑战性，但它降低了与 CPB 相关的风险。选择给患者进行非体外循环手术可能是他们因慢性肺部疾病、慢性 AKI 或主动脉粥样硬化等疾病而出现并发症的风险较高。

关于体外循环和非体外循环手术的疗效比较，目前的数据相互矛盾。术式的选择仍由实施手术的外科医师决定。

三、描述 CPB 回路

见图 2-21-1。

■ **静脉插管**——通常是将带金属丝加固的聚氯乙烯插管置入右心房。在重力作用下，通过管道将液体排入储血器。

■ **导管**——通常是聚氯乙烯，但目前正在研发更现代化的材料。管材为普通管材，适用于病情发展快速的病例，或为长期使用（即 ECMO 电路）进行涂层处理，以防止凝血酶沉积。

- **储血器**——通常为被动式，但也可以是真空辅助式。开放式储血器必须保持最低液位，以防止空气进入系统。封闭式储血器的容量有限，但比开放式储血器的促炎性小。

- **泵**——滚子泵和离心泵均可使用。滚子泵的成本更低，但可能引起溶血。离心泵在神经系统预后、血小板保存和肾功能方面效果更好。

- **热交换器**——通常是一个通过水管与氧合器相连的大型机器。

- **氧合器**——膜式氧合器由聚丙烯中空纤维制成。

- **心脏停搏液**——虽然严格来说这不是 CPB 回路的一部分，但心脏停搏液通常与 CPB 回路联合使用。心脏停搏液可减少心肌耗氧量，从而防止主动脉横断钳闭术后出现心脏缺血。这种混合物可能含有钾、钙、镁、普鲁卡因、葡萄糖、谷氨酸、腺苷、碳酸氢盐和甘露醇。温血心脏停搏液（与晶体心脏停搏液相比）也含有患者自身的血液。在钳闭术后以逆行或顺行方式向心脏灌注溶液。

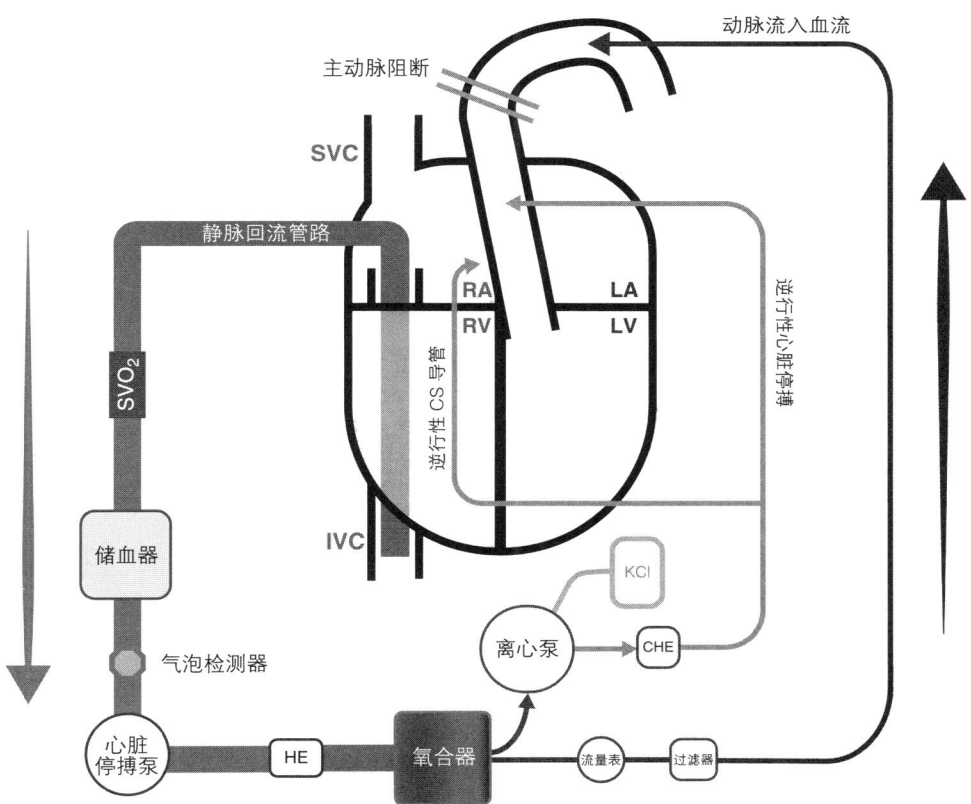

CHE，心脏停搏液热交换器；CS，冠状静脉窦；HE，热交换器；IVC，下腔静脉；KCl，氯化钾；LA，左心房；LV，左心室；RA，右心房；RV，右心室；SVC，上腔静脉；SVO$_2$，中心静脉血氧饱和度

图 2-21-1　心肺转流回路的示意图

资料来源：Theophilus Samuels。

四、主动脉横断钳闭术时间对 CABG 有什么意义?

罗明坚（Ruggieri）等人［2018 年,《心肺和血液循环》(*Heart-Lung Circ*)］的研究表明,主动脉横断钳闭术的时间延长可能与 CABG 后早期预后不良有关。这与其他几项研究结果一致,例如［萨哈夫（Al-Sarraf）,2011,《国际外科杂志》(*International Journal of Surgery*, Int J Surg)］。"时间延长"的定义因人而异,范围从超过 75 分钟到超过 300 分钟。

观察到的负面影响包括:

- 死亡率增加。
- 长期使用正性肌力药。
- IABP 或 ECMO 的使用增加。
- AF 的发生率增加。
- 住院时间延长。

五、CPB 有哪些并发症?

- **神经系统疾病**。
  - 1 型——高达 3% 的患者。主要局灶性神经功能缺损包括木僵、昏迷、脑卒中和癫痫发作。
  - 2 型——高达 6% 的患者。认知障碍或智力功能下降。
- **血液学**——凝血功能障碍（血小板减少、血小板功能障碍、稀释、纤蛋白溶解）、贫血（溶血或出血）、血液稀释、输血相关风险（见案例 7）。
- **呼吸系统**——继发于全身炎症反应的 ARDS,或 CPB 期间肺收缩后的大叶塌陷。鱼精蛋白可能导致肺血管阻力增加。中性粒细胞活化可导致肺功能障碍。
- **心血管**——心血管并发症,如 LV 衰竭、RV 衰竭和双心室衰竭,往往与心脏手术而非心脏搭桥的关系更为密切。然而,CPB 期间心肌保护不充分（例如,心脏停搏液使用不充分）也可能导致这些并发症。这些并发症通常也与手术时间较长和患者面临的风险较高有关。其他并发症包括心肌缺血、心肌顿抑、栓塞事件和插管损伤导致的主动脉夹层。
- **肾脏**——高达 8% 的患者会出现 AKI。
- **免疫系统**——全身炎症反应、对鱼精蛋白产生变态反应。
- **代谢**——电解质紊乱、高血糖。
- **胃肠道**——肠缺血、缺血性肝炎、胰腺炎。
- **插管问题**——包括出血、血管损伤、夹层、空气 / 微栓子。
- **设备 / 操作失误**。
- **其他并发症**可能继发于开放式心脏手术本身——例如,与加热器冷却装置相关的分枝杆菌嵌合体感染。虽然这种情况很少见，但后果很严重，因此是一个重要问题。1% ~ 4% 的患者会出现纵隔炎或胸骨伤口感染，相关死亡率高达 25%，但这与 CPB 无直接关系。

六、你认为艾萨克此时的凝血状况如何？

术中给予患者肝素充分抗凝，使活化凝血时间（activated coagulation time，ACT）大于 400 秒。通常，在心房插管前给予 300 IU/kg 肝素。一旦手术完成，患者脱离 CPB，就会给予 3 mg/kg 的鱼精蛋白来逆转肝素的作用。

术后会发生肝素反弹，并导致持续出血。这被认为是由于部分肝素与蛋白质结合，因此鱼精蛋白不能完全中和。

建议在手术后 6 小时内服用阿司匹林，以防止移植失败。如果有阿司匹林禁忌证，通常使用氯吡格雷。

七、检查时，你注意到艾萨克的胸部有导线连接一个小控制盒了吗，这些导线是什么，为什么会在那里？

这些导线是临时心外膜起搏导线，在许多中心，涉及 CPB 的开放式心脏手术后都会常规放置这些导线（表 2-21-1）。由于心律失常和心脏传导阻滞的风险极大，因此这些起搏导线通常会维持至患者脱离 ICU。心律失常可导致虚弱的术后患者血流动力学受损。

表 2-21-1 **2002 年修订的抗心动过缓起搏通用代码**

I	II	III	IV	V
室（s）起搏	室（s）感知	起搏器对感知的反应	频率调节	心脏起搏部位
O	O	O	O	O
A	A	T	R	A
V	V	I		V
D	D	D		D

资料来源：North American Society of Pacing and Electrophysiology/British Pacing and Electrophysiology Group（NASPE/BPEG）。
0，没有；A，心房；V，心室；D，双腔；T，触发；I，抑制；R，频率调整。通常只使用前三个字母，如 VVI。

心外膜导线分为单极和双极。心外膜起搏器分为双腔和单腔，其控制几乎与永久心外膜起搏器一样复杂。

控制装置通常可以选择起搏模式、起搏频率、心房或心室输出量，以及灵敏度（mV）。

安装起搏器后，应每天检查起搏器和控制装置。

- 是否可见起搏棘波？是否有捕捉（即 QRS 波群是否跟随起搏棘波）？
- 根据需要设置 HR（通常为每分钟 80 ～ 90 次）。
- 逐渐调低灵敏度（使起搏更敏感），直到夺获心室为止。

你迅速对艾萨克及其侵入性动脉监测结果进行评估。设备似乎没有问题，NBP 监测结果与有创监测结果一致。右颈内静脉导管显示中心静脉压为 18 mmHg。你要求 ICU 护士进行 12 导联 ECG 检查和 ABG 分析检查。你让同事通知值班的心脏外科医师，ICU 会诊医师为患者进行了 TOE 检查，结果显示心脏周围有大量液体。

八、对 TOE 检查结果有何担忧？

从患者的临床表现来看，这很可能是心脏压塞。可通过实时超声心动图显示的右心房和 RV 舒张期塌陷，以及心脏摆动等情况来鉴别单纯性积液和心脏压塞。

心包腔可容纳多达 50 mL 的生理液体。心脏手术后出现心包积液并不罕见（中量心包积液为 100 ～ 500 mL；超过 500 mL 即为大量积液）。血流动力学受损（即阻塞性休克）意味着心脏压塞。在术后 72 小时内，这被称为早期心脏压塞。

九、心脏手术后患者的心脏压塞是如何出现的？

心脏手术后患者的心脏压塞十分隐匿。在这种情况下，根据贝克三联征的典型体征（心音低弱、颈静脉扩张、低血压）做出的诊断并不准确。如果开放式心脏手术患者出现 CO 减少、心动过速和低血压，则应考虑心脏压塞。手术引流液排出量减少提示可能有血块阻塞了引流管，患者面临大量心包积液积聚的风险。这会导致患者的心脏受到机械性损伤。

对于症状不典型的心胸外科术后患者，进行超声心动图检查的阈值应该较低。

十、如果艾萨克心脏停搏，应该采用哪种复苏方案？

由高级心脏复苏教育（Cardiac Advanced Resuscitation Education，CARE）制定的高级心脏生命支持协议获得了欧洲复苏委员会的认可，并在美国使用。持续采办与全生命周期支持（continuous acguisition & life-eyele support，CALS）（在美国称为 CSU-ALS）适用于胸骨切开术后 10 天以内的 ICU 患者。

心脏外科医师检查引流管，试图抽吸并疏通引流管。但没有成功，因此你与团队计划将患者转到手术室行开胸术。然而，艾萨克的病情变得更加不稳定，处于围心脏停搏期。心脏外科医师快速擦洗手及手臂，取出胸骨切开术夹，打开胸腔，手动引流心包囊。CO 立即得到改善，CO 测量仪读数增加。

十一、该名患者的下一步治疗方案是什么？

- 识别出血点并进行明确干预。
- 为了准确探查心脏，应将患者转移到更合适的环境中。
  - 通知麻醉团队。
  - 通知手术室准备紧急手术。
  - 可能需要灌注医师的协助。
  - 做好转运准备——配备相应的工作人员、氧气和设备，包括呼吸机和输注泵等。
- 确保血液制品的供应。
- 寻求有经验 / 高级医师的协助。
- 优化艾萨克的总体状况。
  - 深度镇静以实现全身麻醉。
  - 考虑神经肌肉阻滞。
  - 优化气体交换。
  - 纠正电解质。
  - 按照当地方案给予抗生素。
  - 干预体温。
- 通知艾萨克的直系亲属。

艾萨克被转移到手术室，你继续在 ICU 工作。两小时后，一位手术室医师带着一份血液样本来到 ICU，要求你为患者进行 TEG 和血气分析。他告诉你，CPB 已经重新建立，外科医生在其中一根冠状动脉旁路移植物的插入处发现了一个出血点。虽然缝合了出血点，但当他们尝试终止 CPB 时，艾萨克的心血管状况变得不稳定。他现在需要高浓度的血管升压素，麻醉医师在术中监测中发现 ECG II 导联中的 ST 段抬高。麻醉师说艾萨克术后可能需要在 ICU 中服用左西孟旦。

十二、什么原因导致不能移除 CPB ？

- 心肌梗死。
- 移植物机械性梗阻引起的急性心肌缺血。

- 空气栓子。
- 冠状血管痉挛。
- 缺血再灌注损伤，这是 CPB 进行期间发生的与缺血期相关的急性炎症反应所致。

十三、你希望外科团队考虑什么治疗方案?

- 再次尝试更缓慢地从 CPB 中分离，根据需要使用正性肌力药或血管扩张剂，并检查旁路移植管的通畅程度。
- 如果艾萨克的病情仍不稳定，可能需要在术后恢复阶段使用桥接装置来增加 CO，例如:
  - IABP。
  - 静脉 – 动脉体外膜氧合（venoarterial extracorporeal membrane oxygenation，VA ECMO）。

十四、左西孟旦通过哪些机制发挥作用?

主要有以下三种机制:

- **正性肌力药**——左西孟旦与肌钙蛋白 C 结合，增加其对游离钙的敏感性。这可诱导心脏收缩力增强。
- **血管扩张剂**——这种作用机制尚未明确阐明，但可能因钾通道（包括 ATP 依赖性通道、Ca^{2+} 激活通道和电压依赖性通道）的开放发挥作用。
- **心肌细胞保护**——可能通过减少自由基生成和心肌炎症发挥作用。

十五、静脉 – 动脉（venoarterial，VA）和静脉 – 静脉（venovenous，VV）ECMO 的比较

见表 2-21-2。

表 2-21-2　**VA ECMO 和 VV ECMO**

VA ECMO	VV ECMO
主要用于心力衰竭（呼吸衰竭也可能同时存在）	辅助支持严重呼吸衰竭且无心脏功能的患者
需要对大的中心静脉进行导管插管。血液穿过氧合器，再通过导管回输至患者的动脉系统	还可将血液从大的中央静脉引流至氧合器，再将血液回输至右心房附近的另一条静脉
共同点：既存在可逆性问题，又有很高的死亡风险	
共同点：ECMO 回路需要套管、管路、泵、热交换器、透氧膜和空氧混合器	
共同点：套管较大（15～25 F），必须进行完全抗凝	
共同点：除了可以提供氧气供给，还可以清除血液中的二氧化碳	

十六、ECMO 有哪些并发症?

- 插管问题,如血管夹层或气体栓塞,以及后续需要再插管。
- 凝血途径激活(出血和血栓形成)。
- 炎症反应激活。
- 抗凝问题。
- VV 或 VA 特有的问题——在 VA ECMO 中会出现丑角综合征或 LV 卸载不足。VV ECMO 可导致再循环。
- 心脏停搏的回路组件问题或系统故障,例如,氧合器故障、管道扭结、泵故障、回路断裂、肺梗死、LV 过度扩张,以及因抽吸压力导致血管塌陷,血流中断。

十七、在这种情况下,Impella(心脏辅助装置)或 VAD(心室辅助装置)是否有用?

心室辅助装置(ventricular assist device,VAD)是一种机械泵,用于增加难治性心源性休克患者的CO。这些装置被用作移植的桥梁或帮助康复,因此也被用于难以脱离 CPB 的患者。

VAD 通过手术置入,可以是 R-VAD(帮助 RV 将血液泵送到肺动脉),L-VAD(帮助 LV 将血液泵送到主动脉),也可以是支持两个心室的双心室辅助装置(biventricular assist device,Bi-VAD)。通常,VAD 只会在 IABP 不足的严重情况下使用。

Impella 装置将血液从 LV 送至升主动脉。这种微型泵通常需要在心脏导管实验室的放射学指导下通过股动脉置入。Impella 装置已被用于增加经皮冠状动脉成形术患者休克时的 CO。它们也被用于心脏停搏期间,以协助 ROSC。

在这种情况下,如果 IABP 不充分或解剖学上难以置入,可以选择 Impella 装置。但是鉴于艾萨克已经更换了 AV,外科医师可能不愿意为患者置入 Impella 装置。

十八、什么是 TEG?

TEG 是一种即时检测方法,临床医师可通过这种方法实时评估血凝块形成(和破坏)的整个动态过程。血凝块的黏弹性以图表的形式反映出来,其组成部分表明凝血级联反应的缺陷或异常。

传统 TEG 需要将 0.36 mL 全血放入杯中,并在杯中悬浮一根小探测针。旋转杯子可促使探测针周围形成血凝块。随着血凝块的形成、扩散和破坏,探测针在血液中的运动会受到影响。连接到探测针上的金属扭矩线将这些运动变化传输到传感器,并实时绘制血凝块动态图(图 2-21-2a)。

现代化的 TEG 使用血盒而不是探测针浸杯技术。血液暴露在共振频率下,LED 照明用于评估血凝块动态。

另一种即时黏弹性止血检验方法是基于类似原理的罗特姆®（ROTEM®）系统（图 2-21-2b）。

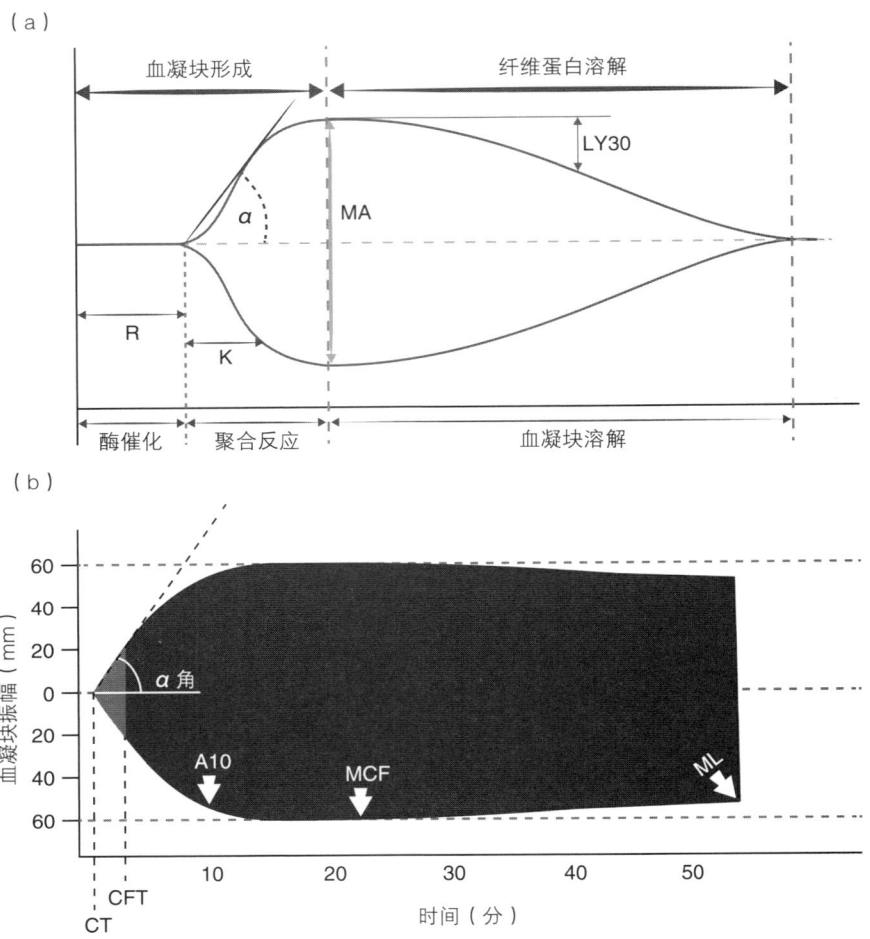

图 2-21-2　（a）TEG。R 值（反应时间）是从测试开始到血凝块形成所需的时间。K 值（动力学）是血凝块振幅达 20 mm 所需的时间。α 角是通过测量纤维蛋白积聚和交联的速度来评估血凝块形成的速度。最大振幅（maximum amplitude, MA）代表纤维蛋白凝块的最大强度和整体稳定性。LY30 是 MA 值确定后 30 分钟内血凝块振幅降低的百分比。（b）旋转式血栓弹力图（rotational thromboelastometry, ROTEM）示例。凝血时间（clotting time, CT）是跟踪报告的第一个参数，表示从开始检测到血凝块形成所需的时间。血凝块形成时间（clot formation time, CFT）表示从血凝块开始形成到血凝块振幅达 20 mm 所需的时间。α 角是血凝块开始形成到描记图最大曲线弧度作切线与水平线夹角的角度，以便后续估算血凝块的硬度。A10 表示凝血后 10 分钟的血凝块硬度，是凝血功能障碍的早期指标。最大血凝块硬度（maximum clot firmness, MCF）是衡量血凝块强度的指标，取决于血小板、纤维蛋白聚合和凝血因子 XIII 的稳定性。ML 代表血凝块的最大溶解量

资料来源：Theophilus Samuels。

图 2-21-3 展示了一系列异常迹象的图像及处理方法。

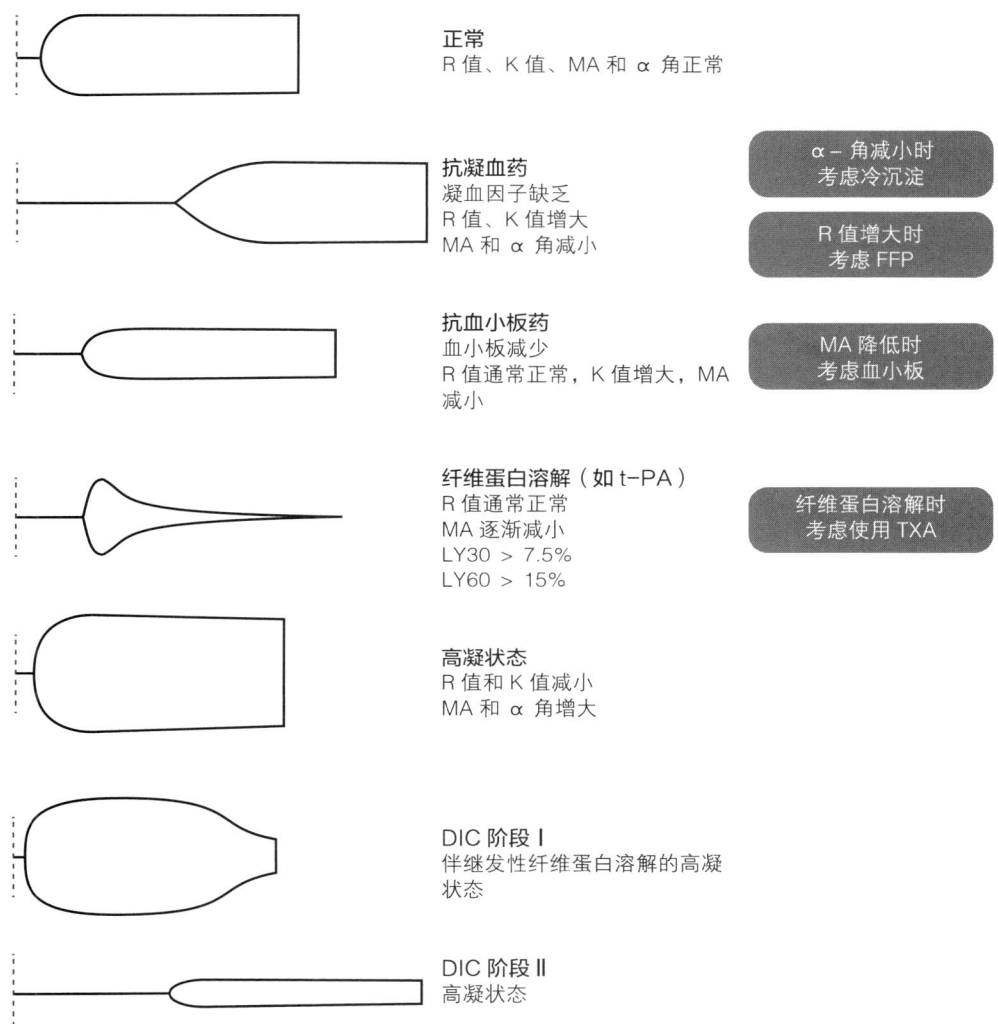

正常
R 值、K 值、MA 和 α 角正常

抗凝血药
凝血因子缺乏
R 值、K 值增大
MA 和 α 角减小

α - 角减小时
考虑冷沉淀

R 值增大时
考虑 FFP

抗血小板药
血小板减少
R 值通常正常，K 值增大，MA
减小

MA 降低时
考虑血小板

纤维蛋白溶解（如 t-PA）
R 值通常正常
MA 逐渐减小
LY30 > 7.5%
LY60 > 15%

纤维蛋白溶解时
考虑使用 TXA

高凝状态
R 值和 K 值减小
MA 和 α 角增大

DIC 阶段 I
伴继发性纤维蛋白溶解的高凝
状态

DIC 阶段 II
高凝状态

R，R 值（反应时间）；K，K 值（动力学）；MA，最大振幅；LY30，MA 值确定后 30 分钟内血凝块振幅降低的百分比；LY60，MA 值确定后 60 分钟内血凝块振幅降低的百分比；DIC，弥散性血管内凝血；FFP，新鲜冰冻血浆；t-PA，组织纤溶酶原激活物

图 2-21-3　**TEG 观察到的正常和异常迹象示意图**

资料来源：Theophilus Samuels。

术后，艾萨克回到冠心病监护病房，接受深度镇静和原位 IABP。AVR 看起来无异常，运行良好。医师将 IABP 的触发源设置为 ECG，反搏比例为 1:1。

十九、使用 IABP 的理论基础是什么?

- 反搏的目的是增加舒张期的冠状动脉血流量。IABP 是指在肾动脉近端和左锁骨下动脉开口远端的降主动脉内放置一个球囊。
- 由于氦气黏度较低,因此被用来给球囊充气。
- 收缩期结束时(在动脉 BP 曲线上的重搏切迹处)球囊充气,舒张期结束时球囊放气。理想情况下,这会降低 LV 后负荷,增加心肌氧合,增加冠状动脉灌注和 CO。
- 必须在准确的时间内对球囊充气和放气。这可以与 ECG、动脉波形、起搏棘波(如果患者有起搏)或内部触发模式(如果患者起搏停止)同步触发。如果球囊充气时间不准确,则会导致动脉血流受阻,导致 CO 减少。
- 正常情况下,放气后的舒张期末压比未增强的舒张压低约 15 mmHg。增强后的 SBP 比辅助前下降约 5 mmHg。
- 最初,每次搏动都将以 1∶1 的比例增强。随着患者病情的改善,可以降低增强比例。

二十、使用 IABP 的证据是什么?

美国心脏病学会 / 美国心脏协会建议在心源性休克患者中使用 IABP 的推荐级别为 Ⅱ 类证据,但证据本身存在争议。心肌梗死后心源性休克患者的 30 天死亡率[主动脉内球囊反搏 – 休克(IABP-shock) Ⅱ 试验,蒂勒(Thiele)等,《新英格兰医学杂志》(*New England Journal of Medicine*, NEJM),2012]或 12 个月死亡率均无改善。但是德普(Deppe)等人[《心脏外科杂志》(*Journal of Cardiac Surgery*,J Card surgery),2017]的荟萃分析表明,CABG 高危患者术前使用 IABP 可降低死亡率。

由于存在相互矛盾的证据,IABP 的应用仍由干预患者的团队自行决定。特别是在无法提供 ECMO 的医疗中心,IABP 可能是一种合理的、具有成本效益的超级微创技术,可以支持患者度过心肌顿抑的急性发作期。IABP 只是一种治疗可逆性病变的过渡治疗。

二十一、为了改善艾萨克在重症监护中的状况,还需要干预哪些问题?

- 干预电解质水平,以避免心律失常:
  - 钾 > 4.5 mmol/L。
  - 离子钙 > 1 mmol/L。
  - 镁 > 1 mmol/L。
- 监测凝血功能,必要时纠正异常。
- 持续监测 CO,以改善 CO。艾萨克可能有肺动脉导管。
- 干预体温。

- 避免寒战。
- 预防胃溃疡。
- 干预血糖。
- 监测感染体征（特别是呼吸机相关性肺炎，以及胸骨或纵隔伤口感染），如有所怀疑，积极使用抗生素治疗。

在接下来的 3 天内，艾萨克不再接受 IABP。第 4 天你给他注射镇静药维持治疗时，护士打电话告诉你，他出现了快速 AF。艾萨克的行为激越，不能正常苏醒。

二十二、为什么会出现 AF，你将如何进行干预？

术后 AF 通常发生在术后第 2 天或第 3 天，CPB 术后患者的发生率为 25% ~ 40%，瓣膜手术后患者的发生率为 50% ~ 60%。

AF 与住院时间延长、肾功能损害和脑卒中风险增加（高达标准风险的 3 倍）有关。

心房收缩占 LV 舒张末期容积的 30%。因此，AF 可能会导致 CO 和整体氧供减少。

- 复查心外膜起搏情况。
- 检查导线是否仍在原位，起搏器开关是否打开，导线与起搏器的连接是否正确。
- 检查导线是否在插入处断裂。
- 在这种情况下，干预 AF 的原则与干预其他情况相同。
  - 控制 HR。
    - 心脏复律的阈值较低，但如果 AF 持续 24 ~ 48 小时，须确保无血栓。
    - 补充电解质。
    - 考虑液体激发。
    - 考虑使用胺碘酮。
- 控制 HR——考虑药物治疗，如 β 受体阻滞剂或胺碘酮。
- 如果 AF 持续 24 小时以上，应进行抗凝治疗（与外科团队讨论）。

二十三、什么原因导致艾萨克的行为激越，不能正常苏醒？

- **药物**——患者在重症监护中接受数日镇静后出现药物宿醉效应。戒酒和戒烟也可能是原因之一。
- **谵妄**——体外循环后谵妄或重症监护后谵妄。
- **脑卒中**——检查艾萨克，尝试确定是否存在局灶性神经功能缺陷。
- **感染**——尤其是评估呼吸机相关性肺炎、胸骨伤口感染和纵隔炎。

■ **沟通问题**——了解相关病史，确定艾萨克是否失聪，经常使用助听器，或者是否存在语言障碍。

你对患者进行了头部 CT 检查，结果显示未见急性异常。你纠正了艾萨克的电解质水平，消除了 AF。他的肾功能始终处于正常水平。你尽可能减少镇静药的使用，并进行 CAM-ICU 评估，结果显示艾萨克有谵妄（见案例 11）。

二十四、针对谵妄有哪些药物干预策略？

■ 抗精神病药已被用于症状控制，特别是在活动亢进型谵妄中，重度激越可能会使患者或工作人员处于危险之中。没有证据支持氟哌啶醇等药物对治疗谵妄有益。

■ 右美托咪定是一种作用于突触前的选择性 α2 肾上腺素受体激动剂（类似于可乐定，但不良反应更小）。有研究表明，使用右美托咪定镇静可降低危重症患者谵妄的发生率。

在接下来的 7 天内，艾萨克康复良好，可以转出冠心病监护病房了。

二十五、接受 CABG 的患者预后如何？

对于术后 1 个月内存活的患者，其死亡率与普通人群相似。

二十六、接受 AVR 的患者预后如何？

荟萃分析显示，65 岁以下患者的平均生存期为 16 年，而 75 岁以上患者的平均生存期为 6 年或 7 年。每年的脑卒中风险低于 1%。近 50% 的移植器官能保持良好的功能长达 20 年，几乎所有移植器官都能保持良好的功能至少 10 年。

二十七、在向病房团队交接关于艾萨克的持续干预问题时，应该包括哪些内容？

■ 应考虑对艾萨克使用以下药物：
　　■ 持续使用阿司匹林或氯吡格雷进行抗血小板治疗。
　　■ 他汀类药物。
　　■ β 受体阻滞剂。
　　■ 抗高血压药（目标 BP 为 140/85 mmHg 以下）。
■ 必要时支持戒烟和控制肥胖。
■ 监测肾功能。
■ 推荐结构化心脏康复计划。

- 建议每年接种疫苗。
- 心脏手术后抑郁症的发生率较高，应在随访时对患者进行抑郁筛查。
- 心内科和心胸外科随访。

二十八、延伸阅读

- Mitchell, J., Bogar, L., Burton, N. et al. (2014). Cardiothoracic surgical emergencies in the intensive care unit. *Crit. Care Clin.* 30 (3): 499–525. Important overview of some of the most important emergencies in cardiothoracic ICU.

- Makdisi, J. and Wang, I. (2015). Extracorporeal membrane oxygenation (ECMO): review of a lifesaving technology. *J. Thorac. Dis.* 7 (7): E166–E176. Informative review of ECMO including indications, complications and process.

- Broomhead, R., Myers, A., and Mallett, S. (2016). Clinical aspects of coagulation and haemorrhage. *Anaesthesia Intensive Care Med.* 17 (2): 86–91. Excellent review of the clinical management of haemorrhage.

- Brill, J., Brenner, M., Duchesne, J. et al. (2021). The role of TEG and ROTEM in damage control resuscitation. *Shock* 56 (1S): 52–61. This paper, although centred around trauma-induced coagulopathy, has invaluable explanations regarding interpretation of viscoelastic testing.

案例 22

住宅发生火灾的患者

你在 ED 抢救室接诊了一名创伤患者。菲利普是一名 70 多岁的老年人，他从一场住宅火灾中被救出，面部、颈部、胸部、右臂和右腿有大面积烧伤。据悉，邻居称火灾发生前听到了爆炸声。目前你正在沿直线手动固定颈椎。菲利普的 RR 为 45 次 /min，你可以听到喘鸣声。他的口鼻周围有烟灰。由于烧伤部位的水肿加重，他无法睁开眼睛。

一、你最担心的问题是什么？

- **气道**——喘鸣可能表明气道开始肿胀。吸入高温气体会导致声带上方水肿。在接触高温气体后的数小时内，这种肿胀可能会加重，并且可能会因液体复苏而恶化。这意味着需要及时干预菲利普的气道，很可能需要立即气管插管。初步判断气道是困难气道。气道水肿导致的视野不佳可能会因手动沿直线固定颈椎而进一步受损。

- **呼吸**
  - 有证据表明存在吸入性损伤，即口鼻周围有碳沉积。可能存在烟雾吸入性损伤，可引起支气管痉挛和炎症。
  - 病史表明发生了爆炸。可能有气胸。爆炸伤可引发 ARDS。
  - 菲利普胸部有大面积烧伤。如果是胸部环形烧伤，需要行焦痂切开术，以防止胸部扩张受限。

- **心血管**——在大面积烧伤的情况下，菲利普体内液体会大量流失。静脉注射可能会有困难，因为理想情况下，应从正常皮肤处置管。

- **创伤**——除烧伤外，检查是否存在其他伤口。遵循 ATLS 方法。

- **大面积烧伤**——应与烧伤专科中心讨论菲利普的病情，他可能需要转院接受持续干预。

- **中毒风险**——在房屋火灾中，患者极有可能接触了一氧化碳和氰化物。其他潜在的有毒化学物质（如氨），也会从燃烧的家具中释放。引起火灾的原因可能与中毒有关。酒精或其他药物中毒会导致注意力分散，从而引发火灾，或者火灾也可能是自杀未遂的一种方式，包括故意服用过量药物。

二、爆炸会造成什么类型的损伤？

爆炸伤常出现在战争中。爆炸可造成穿透性损伤和钝性损伤。如果爆炸发生在密闭空间，通常会造成更严重的损伤。大体上，损伤是通过 4 种机制造成的：

- **原发性损伤**（由高阶爆炸物引起）——当超压冲击波接触到人体表面时，含有气体的结构最易受到损伤。这会导致肺气压伤、眼球破裂、腹部穿孔和中耳破裂。
- **继发性损伤**——身体所有部位都会受到飞行碎片的伤害。这通常会造成穿透性损伤。
- **三级爆炸伤**——爆炸气浪将患者抛出，导致骨折或头部受伤。
- **四级爆炸伤**——包括爆炸引起的其他损伤，如烧伤、挤压伤、基础呼吸系统疾病加重、烟雾吸入等。

> 由于上述原因，重创会诊医师要求你立即保护菲利普的气道。急救人员成功完成了左手背部静脉插管（20 G）。

三、如何保护菲利普的气道？

需要采用改良的 RSI 技术——参见概述 2。与烧伤患者气道有关的具体问题如下：

- 如果无法清理颈椎，应持续手动固定颈椎。
- 应准备好困难气道设备，包括可视喉镜。
- 使用未剪断的 ETT。随着时间的推移，口面部会出现水肿，导致短 ETT 移位或难以进入近端。
- 声门上气道水肿时可使用较小的 ETT。
- 建立静脉通路，最好通过未烧伤的皮肤，以注射液体和药物。如果无法迅速建立静脉通路，则可通过骨内通路给药。
- 烧伤后 24 小时禁用去极化神经肌肉阻滞剂琥珀胆碱，这是因为烟碱型乙酰胆碱受体上调，该药物会加重烧伤患者的高钾血症。在急性情况下，该药物是安全的，但急诊临床医师越来越多地使用罗库溴铵等替代药物来达到松弛肌肉的目的，因为该药物的不良反应有所改善，而且舒更葡糖钠等逆转剂更容易获得。

■ 为经口插管失败做好准备。制定插管计划，在所有尝试都失败的情况下，尝试颈前插管。

■ 如果菲利普的家属就在身边，在插管前最好邀请他们迅速前来探望。这可能是菲利普最后一次听到他们的声音，因为在这之后他有可能再也无法恢复意识。

■ 不要浪费时间！水肿只会加剧，使喉镜检查变得更加困难。

> 你使用一根内径 7.0 mm、未剪断的口腔 ETT，在距牙齿 23 cm 处固定了气管插管。一位同事已将 14 G 的静脉导管置入左侧肘前窝。你发现患者的胸部和背部有大面积烧伤。

四、在即时干预、监测和进一步检查方面，你现在应该做些什么？

（一）即时干预
■ 在接触毒素的情况下，应吸入高浓度氧气。即使一氧化碳已从 Hb 结合位点转移，但是从蛋白结合位点清除仍然需要很长的时间。氰化物中毒时也需要氧气。

■ 开始液体复苏。

■ 烧伤评估——评估烧伤深度、检查周围烧伤、评估分布情况并计算烧伤皮肤的表面积。

（二）监测
■ 动脉内插管监测气体交换、电解质、BP。

■ 插入 CVC，因为可能需要输注血管活性药物。

（三）检查
■ 完成一系列初始创伤平片检查（胸部、骨盆和颈椎），以评估排列、骨结构、软骨和软组织。

■ 创伤重点超声评估。

■ 头部、颈部、胸部、腹部和骨盆 CT 作为创伤干预检查的一部分。

五、如何计算患者的液体复苏需求？

使用帕克兰（Parkland）补液公式计算成年人前 24 小时的液体需求量。其中一半要在前 8 小时之内输完，而剩下的药物则要在随后的 16 小时内输完。

前 24 小时的液体需求量 = 4 mL/kg × %BSAburn

（%BSAburn 是烧伤皮肤面积占全身 BSA 的百分比）。标准做法是插入导尿管，并采取目标导向的液体复苏，使尿量达到 0.5 mL/（kg·h）。

六、你如何评估烧伤范围和烧伤深度？

■ **烧伤范围**——伦德 – 布劳德表（Lund-Browder）和华氏（Wallace）九分法都是快速评估的便捷工具。采用九分法计算 BSA 百分比。在一名成年患者中，以下部位各占 BSA 的 9%——头部、右臂、左臂。以下部位各占 BSA 的 18%——右腿、左腿、胸部、背部。会阴占比 1%。在一名儿童中，头部占 18%，每条腿占 13.5%。

■ 还应**评估烧伤深度（程度）**，因为这会影响伤口愈合、体温稳态、疼痛和液体流失：

■ 一级烧伤累及表皮。

■ 二级烧伤累及真皮浅层（浅度 Ⅱ 级烧伤）和真皮深层（深度 Ⅱ 级烧伤）。

■ 三级烧伤是累及真皮下组织的全层烧伤。深度 Ⅱ 级和全层烧伤都可导致感觉减退。

七、应与烧伤专科中心讨论的适应证有哪些？

关于烧伤要牢记：

■ BSA（成人 > 3%，儿童 > 1%——因创伤网络而异）。

■ 5 岁以下或 60 岁以上。

■ 高危烧伤（全层或环形）。

■ 特殊部位受累（面部、手、耳、生殖器）。

■ 脓毒症或特殊原因（化学、电、高压蒸汽、摩擦烧伤、吸入性损伤、非烧伤性皮肤脱落，如中毒性表皮坏死松解症）。

中毒性休克综合征或烧伤脓毒症综合征是一种医疗紧急情况。对有以下症状的患者，无论烧伤面积大小，都要降低怀疑阈值。

■ 乏力。

■ 食欲减退。

■ 发热（ > 38 ℃）。

■ 皮疹。

■ 腹泻。

■ 心动过速。

- ■　呼吸急促。
- ■　低血压。
- ■　少尿。

八、什么是焦痂切开术，为什么要行焦痂切开术？

焦痂切开术是一种用于治疗环形全层烧伤的外科技术。焦痂是真皮层和表皮层被破坏后留下的坚韧、无弹性的瘢痕样组织。当焦痂呈环形分布时，再水合和水肿会导致焦痂处压力增加，从而导致间隔室综合征和焦痂远端循环减少。在胸部周围，这会导致胸廓扩张力减弱。焦痂切开术是一种外科手术，切口向下延伸，暴露脂肪组织，让焦痂充分扩张以减轻压力。

菲利普的烧伤面积占 BSA 的 46% 以上。全层烧伤约占 BSA 的 10%。你将他转入 CT 室进行脑部和全身成像。放射科医师无法立即赶到，但你在头部 CT 上看不到任何严重病变。然而，肺实质看起来异常。你和 ICU 会诊医师讨论后，直接把菲利普转入 ICU。你申请送检血液，检测氰化物浓度。

第一次 ABG 分析显示：pH 值 7.07；PaO_2 11.7 kPa（FiO_2 0.75、PEEP 8 cmH_2O）；$PaCO_2$ 12.3 kPa；碱剩余 — 7.3 mmol/L；乳酸 6.5 mmol/L；一氧化碳浓度 35%。

九、你对氰化物中毒有什么担心？

氰化物通过抑制线粒体呼吸导致细胞毒性缺氧。氰化物中毒可导致严重的永久性神经功能障碍。

可以检测血液中的氰化物浓度，但在大多数中心，不能立即获得检测结果。早期怀疑和干预氰化物中毒是关键，因此如果患者有氰化物接触史，并表现出神经功能缺损、血清乳酸水平较高（> 8 mmol/L）和口腔中有烟尘等表现，应采取治疗措施。

应为昏迷患者提供 100% 的氧气和辅助通气。具体治疗方法包括：

- ■　羟钴胺素（维生素 B_{12}）。
- ■　硫代硫酸钠。
- ■　依地酸。
- ■　乙二胺四乙酸二钴（dicobalt edetate）。

烟雾吸入性损伤患者应避免使用亚硝酸异戊酯和亚硝酸钠等形成高铁血红蛋白的解毒剂，因为它们会降低 Hb 的携氧能力。

请咨询英国国立毒物信息服务中心 /ToxBase 获取治疗指导。

十、一氧化碳中毒的机制是什么？如何进行干预？

一氧化碳会优先结合脱氧血红蛋白（其亲和力是氧气的 40 倍），从而导致缺氧。它还会结合 CYP450 酶。

碳氧血红蛋白水平超过 25%（常通过 ABG 分析测定）通常是气管插管和机械通气的适应证。严重中毒可能需要高压氧疗。可参考 NICE 指南。

非吸烟者的一氧化碳水平应低于 3%。重度吸烟者的一氧化碳水平可高达 15%。当一氧化碳浓度超过 15% ~ 20% 时，中毒的临床表现就会变得明显，一氧化碳浓度达到 30% 的人都应被视为严重接触一氧化碳。

临床表现因中毒程度不同而异。短暂、低浓度的接触可能会导致头晕、头痛和肌痛，而较高浓度的接触则可能会导致呼吸衰竭、肌无力、心肌梗死，并最终导致意识丧失和死亡。

碳氧血红蛋白在空气中的半衰期为 320 分钟。在 100% 氧气条件下，半衰期缩至 80 分钟，应使用密合型面罩（或封闭式呼吸回路）。此措施应持续到患者无症状为止，如果菲利普是清醒的，则应反复进行神经系统检查来评估这一点。建议在碳氧血红蛋白水平得到控制之后继续使用 100% 氧气，因为一氧化碳从 CYP450 中清除需要更长的时间。不要依赖脉氧仪，因为饱和度读数可能会使人产生误导。

高压氧疗已被证明对中毒严重的患者有益。但是只有少数中心可以提供这种治疗，而且在英国不作为常规治疗。

十一、你如何调整菲利普的呼吸机设置？

■ 持续使用 100% 氧气，直到一氧化碳和氰化物中毒得到治疗。

■ 菲利普罹患 ARDS 的风险很高，因此最好选择 ARDS 协作网（Acute Respiratory Distress Syndrome Network，ARDSNet）推荐的肺部保护策略［布劳尔（Brower）等，新英格兰医学杂志（NEJM），2004］。尽管 PEEP 阶梯的高压端并未被普遍使用（即 PEEP 升至 24 cmH$_2$O），但该方案的大多数其他要素仍被广泛接受为肺保护性通气的默认策略。

    ■ PaO$_2$ > 8 kPa。

    ■ pH 值为 7.3 ~ 7.45（现在许多危重病学专家允许 pH 值 > 7.20）。

    ■ 提高 PEEP 以降低 FiO$_2$。

    ■ 增加 RR，以使每分钟通气量达到最佳。

    ■ 维持平台压在 30 cmH$_2$O 以下。

    ■ 此外，自阿马托（Amato）（NEJM，2015）以来，许多危重病学专家增加了一个新的目标，即将 DP 降至 14 cmH$_2$O 以下。

■ 不过，虽然 CT 脑成像无法立即显示严重的脑部损伤，但是菲利普仍有缺氧性脑损伤的风险。因此，应尽可能调整通气策略，以便采取神经保护措施。当下的目标是使 PaO$_2$ > 10 kPa，PaCO$_2$

达到 4.5 ~ 6.0 kPa，以维持脑血流量的最佳状态。设置呼吸机以实施神经保护策略，但是也应尽可能采取肺保护策略。

在随后的 24 小时内，你给菲利普注射了镇静剂，并采用了神经和肺保护性通气策略。他的一氧化碳水平降至 15% 以下。根据计算和临床评估，你对他进行了液体复苏。入院时的 CT 检查未见急性颅内异常和骨骼损伤，但显示肺部有广泛性慢性气肿改变。你将通气策略改为仅采用肺保护性通气策略。

第 2 天，你发现菲利普的需氧量增加，呼吸压升高，肾功能恶化。除此之外，他的体温也难以控制。

持续的镇痛和镇静治疗仍然无法缓解菲利普的疼痛。警方通知你，火灾可能与在菲利普家中发现的氧气瓶有关。警方已通知菲利普的两个儿子，他们的父亲正在医院抢救。他们出海旅行了，但是明天就能来医院。

十二、为什么菲利普会有呼吸困难的表现？

- **吸入性烧伤**——10% ~ 20% 的烧伤患者有吸入性损伤。引起声门下气道黏膜损伤的机制非常复杂。首先，火灾释放的化学刺激物刺激 P 物质、神经激肽 A 和降钙素基因相关肽等促炎细胞因子的释放。这导致支气管收缩、趋化和一氧化氮合酶的激活。血管通透性增加，支气管进一步收缩，缺氧性肺血管收缩消失。通气 / 灌注（V/Q）不成比例的情况进一步加剧，渗出物导致铸型形成和肺泡塌陷。最终，线粒体功能出现障碍，细胞凋亡。

- ARDS——吸入性损伤，烧伤面积占 BSA 的 40% 以上或占 BSA 20% 的全层烧伤是发生与烧伤相关 ARDS 的危险因素。在这种情况下，ARDS 的死亡率极高。

- **既有肺部疾病**——菲利普家中有一个氧气瓶，胸部 CT 显示肺部出现气肿改变。菲利普可能长期接受家庭氧气治疗，这表明他的基础肺功能可能很差。

- **小型 ETT**——置入的 ETT 内径相对较小，根据哈根 - 泊肃叶定律，该 ETT 会降低气流量。导管内任何干燥的分泌物都会进一步影响气流量。虽然 7.0 mm 内径的导管对一名成年男性来说并不理想，但仍可以为菲利普通气。这很难完全解释清楚通气困难的原因。

- **肺挫伤**——水肿和血肿会改变肺的自然结构和弹性。这种情况发生于最初 24 小时内，加重患者难以氧合和通气的情况。

- **积液或气胸**——检查进展中的病变。由于菲利普有肺部疾病、吸入性损伤，并接受了机械通气，因此他极易受到这种损伤。

十三、为什么控制菲利普的体温十分困难?

烧伤患者往往会因基线体温升高而出现严重高热。相反,他们也会因为暴露和皮肤完整性受损而导致体温过低,因为皮肤的完整性在体温调节中起着至关重要的作用。体温改变的原因包括以下几点:

- **高代谢**——严重烧伤会在伤后 5 天内诱发大量儿茶酚胺诱导的高代谢状态。体温过高是炎症反应之一。
- **皮肤完整性**——烧伤部位无保护性皮层,意味着菲利普更易受到蒸发损耗的影响。应保持较高的环境温度,以减少辐射造成的热量损失。如果手术,患者围手术期体温过低的风险尤其高。
- **感染**——菲利普身体状况极差,皮肤防护屏障严重破坏,极易罹患脓毒症。

十四、烧伤患者肾衰竭的原因是什么?

- **血管内低血容量**——血管通透性增加、钠钾循环受损和钠潴留导致全身性水肿和血管内低血容量。自由水增加导致血浆渗透压降低和肾水肿。隐性液体流失也会加剧这种情况。
- **心肌抑制**——血浆渗透压降低,肿瘤坏死因子和氧自由基均可导致心肌抑制,从而减少肾灌注。结果导致急性肾小管坏死。
- **缺氧**——呼吸损伤导致的缺氧会减少肾脏的供氧量。
- **肾毒性**——用于治疗烧伤患者的抗生素具有肾毒性(例如,氨基糖苷类抗生素)。
- **炎症**——烧伤后释放的炎症介质(肿瘤坏死因子、白细胞介素、血栓素、白三烯、血小板活化因子、前列腺素)可导致血管通透性增加,进而导致 DIC,出现肾毛细血管床微血栓形成。
- **色素尿**——热损伤可导致红细胞分解。大量游离 Hb 通过肾小球,可形成血红蛋白管型或阻塞肾小管。Hb 的重吸收和变性后释放铁离子,铁离子产生的氧自由基也会对肾小管造成进一步损伤。
- **横纹肌溶解**——热损伤、挤压伤和电损伤可通过多种机制引起横纹肌溶解,主要涉及血管通透性增加,导致缺血、灌注减少和组织坏死。

十五、为什么菲利普可能会感到疼痛?

菲利普有许多潜在的疼痛源。虽然由于真皮层和表皮层的神经末梢缺失,全层烧伤区域可能不会有本质上的疼痛,但邻近的 II 级烧伤区域可能仍然极其敏感。更换敷料、活动、物理治疗和手术 / 清创都会带来剧烈疼痛。其他疼痛和不适来源包括 ETT、手术相关疼痛(如插入胸腔引流管)和既有疼痛(如关节炎)。

疼痛包括痛觉性和神经性。最初，Aδ（快）和C（慢）纤维将疼痛刺激传递到脊髓后角。神经元经脊髓丘脑束到达丘脑和皮质区，特别是扣带回皮质。介质包括组胺、缓激肽、白三烯、前列腺素 E2 和 P 物质。

建议采用超前多模式镇痛。对乙酰氨基酚应与阿片类药物联用，并考虑非常规药物，如加巴喷丁、普瑞巴林、阿米替林等。菲利普目前正在接受阿片类药物输注，但患者可能需要增加药物的剂量。他的需求可能超出了 ICU 的常规要求。可考虑采用区域性技术，但效果持续时间有限。

> 菲利普呼吸困难，依从性降低，呼吸道分泌物浓稠。你决定对他进行支气管肺泡灌洗。

十六、在吸入性损伤的情况下进行支气管镜检查有哪些风险和获益？

（一）获益

纤维支气管镜检查可用于吸入性损伤的诊断和治疗。吸入性损伤的简明损伤评分（Abbreviated Injury Score，AIS）需要支气管镜检查对严重程度进行分级。评分结果与死亡率相关。

关于每日进行支气管镜检查和灌洗的临床价值，目前现有证据相互矛盾。有病例报告表明，这种方法可以有效地干预碳质堵塞物和管型。

（二）风险

在大型试验的有利证据出现之前，应对病例进行单独评估，尤其是在需氧量高的情况下。风险包括：

- 支气管痉挛 / 喉痉挛。
- 肺不张 / 复张 / 低氧 / 气道阻力增加。
- 出血。
- 感染。
- 气道穿孔。
- 血管迷走神经刺激 / 心动过速 / 肺动脉压升高 / 血流动力学不稳定。
- ICP 升高。

　　第 3 天，你发现患者的肾功能恶化，于是开始进行血液滤过。已经停止经鼻胃管给予患者食物，患者的腹部肿胀。胸部 X 线显示肺部双侧广泛浸润。根据柏林标准将患者诊断为 ARDS。在 PEEP 10 cmH$_2$O 的条件下，他的 FiO$_2$ 需求升高至 0.9（PaO$_2$ 为 7.9 kPa）。患者的炎症指标升高，体温 39.1 ℃。

　　菲利普的全科医师告诉你，患者今年 73 岁，过去两年因 COPD 一直接受家庭氧疗。全科医师（GP）怀疑菲利普偶尔还会抽烟。他已经 6 个月没有对菲利普进行复查了，但在最后一次家庭评估中，他发现菲利普大部分时间待在房间里。由于菲利普呼吸急促无法爬楼梯，护理人员每天需要帮他 4 次。

十七、菲利普 ARDS 严重程度处于哪个级别？

　　根据柏林标准诊断菲利普患有重度 ARDS，P∶F 值为 8.8 kPa（PaO$_2$/FiO$_2$ 为 7.9/0.9，即 8.8）。

十八、你如何评估菲利普发病前的状态和衰弱程度？

　　菲利普有严重的不可逆的潜在肺部疾病和极其有限的生理储备。根据洛克伍德衰弱评分，菲利普得分 7 分，属于严重衰弱，日常生活依赖性强。研究表明，对于接受重症监护的患者，其衰弱程度的增加与死亡率的增加相关。

十九、你可以用什么评分系统来评定器官功能障碍的严重程度？

- **多器官功能障碍评分**（Multiple Organ Dysfunction Score，MODS）
  - 该评分包括 6 项评分因素（P∶F 值、血小板计数、胆红素水平、BP 校正的 HR、GCS、肌酐）。
  - 综合得分可用于预测 ICU 死亡风险、住院死亡率和 ICU 住院时间。
- **损伤严重度评分**（Injury Severity Score，ISS）
  - 常用于创伤病例；最适用于道路交通事故后的钝性损伤。
  - 对损伤最严重的 6 个部位（头 / 颈部、面部、胸部、腹部、四肢、体表）进行得分。
  - 选取评分最高的 3 个部位，计算平方和，得出总分 75 分。
  - 该评分一般被用作研究工具。
- AIS
  - 可用于预测支气管镜检查中吸入性损伤患者的院内死亡率。
  - 0 ~ 1 级可预测院内生存率 84%，而 2 ~ 4 级预测生存率仅 57%。

二十、为什么肠道衰竭对菲利普来说是一个重大问题？

其他器官衰竭是菲利普病情恶化的征兆。烧伤患者因分解代谢及代谢率显著增加，营养需求增加。当牛血清白蛋白消耗量超过 40% 时，静息能量消耗可达正常水平的 2 倍。营养需求得不到满足可导致伤口愈合不良、免疫功能衰竭和多器官功能障碍。

如果菲利普不能吸收肠内营养，则应考虑肠外营养，但这面临极大的风险。在烧伤患者中，皮肤受损会使置入 CVC 变得困难，并且很难保持导管清洁。必须考虑到感染的风险。

> 第 4 天，尽管进行了血液过滤，菲利普的肾功能继续恶化。他有下呼吸道感染的表现，气体交换非常差。患者对去甲肾上腺素的需求增加，现在已达到 0.7 μg/（kg·min）。医师连夜使用 CO 监测和重点超声心动图来指导液体治疗，并滴定加压素和添加多巴酚丁胺。菲利普的乳酸水平开始上升（现在是 5.1 mmol/L），他需要持续输注 10% 葡萄糖来防止低血糖。凝血功能紊乱，INR 为 6.3，血小板为 47×10^9/L，纤维蛋白原为 0.8 g/L。菲利普的儿子（直系亲属）刚到医院。

二十一、评述菲利普的凝血紊乱

这是 DIC。烧伤造成的组织损伤会导致循环碎片和组织因子的增加。这就激活了凝血途径。全身炎症反应也会激活补体级联。其结果是凝血因子消耗、纤溶途径激活和调节蛋白减少的潜在致命组合，导致整个循环中形成微血栓，引起微血管病。

二十二、为什么菲利普会低血糖？

难治性低血糖和 INR 紊乱提示发生了肝衰竭。这可能继发于低灌注或缺氧缺血性肝损伤。这是一个非常糟糕的体征，表明菲利普的多器官功能衰竭。

> 菲利普的儿子告诉你，他们的父亲在过去的两年里病情不断恶化，在家也不能自理。他无法离开家，在过去的 6 个月里，几乎都是坐在椅子上。他被告知要戒烟，但他的朋友们仍然每周两次来家里喝酒、吸烟。他们说父亲不想要复苏，也不想要任何生命支持设备。
>
> 你告诉他们，尽管这样做也无法挽救菲利普的生命。现在能做的最仁慈的事情就是优先考虑他的舒适和尊严，让他平静地面对死亡。他的儿子也认为这是正确的做法。

二十三、烧伤患者的预后如何？

虽然烧伤患者的存活率随照护的改善而提高，但超过 40% 的牛血清白蛋白烧伤的成年患者罹患并发症和死亡的风险仍然很高。老年患者继发严重烧伤后死亡的可能性较大。

合并吸入性损伤的烧伤患者病死率高达 20%。对于随后发生呼吸道感染的患者，死亡率高达 40%。单纯的吸入性损伤（即无烧伤）的预后要好得多。

二十四、烧伤幸存者面临哪些问题？

身体问题包括：

■ 疼痛。
■ 由于瘢痕组织导致的灵活性降低。
■ 瘙痒。

心理社会后遗症包括：

■ 抑郁。
■ 睡眠障碍。
■ 广泛性焦虑障碍。
■ PTSD。
■ 许多患者在身体形象和性功能方面存在问题。
■ 难以重返工作岗位。

支持网络对于避免社会孤立很重要。认知行为疗法和哀伤辅导也可能有用。

当天晚些时候，菲利普的朋友和家人都在他身边时，你撤去了器官支持，对患者进行临终关怀。停止器官支持后几分钟，他便安详地去世了。

二十五、延伸阅读

■ Bishop, S. and Maguire, S. (2012). Anaesthesia and intensive care for major burns. *Cont. Educ. Anaesth. Crit. Care Pain* 12 (3): 118–122. Educational review article on burns management.

■ Griffiths, M., McAuley, D., Perkins, G. et al. (2019). Guidelines on the management of acute respiratory distress syndrome. *BMJ Open Respir. Res*. 6: e000420. Invaluable guideline on the management of ARDS according to the Faculty of Intensive Care Medicine and Intensive Care Society, with support from the British Thoracic Society.

■ Vincent, J. and Monero, R. (2010). Clinical review: scoring systems in the critically ill. *Crit. Care* 14: 207. Educational review article of critical care scoring systems.

案例 23

血小板低的患者

夜晚，你在 ICU 值班时，被要求查看杰姬的血液检查结果。杰姬是一名 44 岁的女性患者，夜晚被急症监护病房（acute medical care unit，AMU）收治。1 天前，丈夫发现她癫痫发作，将她送进医院。医疗团队已对她进行推定脑膜脑炎的经验性治疗。她随后又在 AMU 出现了一次癫痫发作，需要镇静和机械通气。气管插管后的头部 CT 未报告任何颅内病变。患者的血流动力学稳定，被 AMU 收治时和被 ICU 收治后的检查结果见表 2-23-1。

表 2-23-1　血液检查结果

	被 AMU 收治	被 ICU 收治
FBC		
Hb（g/L）	98	91
MCV（fL）	80	81
WBC（$\times 10^9$/L）	11	11
Neut（$\times 10^9$/L）	5.5	5.6
Plt（$\times 10^9$/L）	27	28
INR	1.1	1.1
APTT（秒）	27	28
血液涂片	—	待定
LFT		
ALT（U/L）	—	43
AST（U/L）	—	42
Bili（μmol/L）	—	待定

（续表）

	被 AMU 收治	被 ICU 收治
U&E		
Na（mmol/L）	136	137
K（mmol/L）	4.8	5.0
Ur（mmol/L）	7.4	7.8
Cr（μmol/L）	121	125
CRP（mg/L）	< 5	< 5

ALT，丙氨酸转氨酶；AMU，急症监护病房；APTT，活化部分凝血活酶时间；AST，天冬氨酸转氨酶；Bili，胆红素；Cr，肌酐；CRP，C 反应蛋白；FBC，全血细胞计数；Hb，血红蛋白；INR，国际标准化比值；K，钾；LFT，肝功能检查；MCV，平均红细胞体积；Na，钠；Neut，中性粒细胞；Plt，血小板；U&E，尿素和电解质；Ur，尿素；WBC，白细胞计数

一、你如何解读这些结果？

白细胞计数和 CRP 均在正常范围内，不符合感染特征。AST 和 ALT 均在正常范围内，但血清胆红素水平还未出结果。INR 和 APTT 正常，表明患者的凝血功能目前处于正常水平。尿素和肌酐水平略高于正常水平，表明患者的肾功能受损。患者的 Hb 水平也低于正常水平，但最明显的异常是患者出现了血小板减少症。

二、血小板减少症的定义

在成年人中，血小板减少症是指血小板计数低于正常下限（< 150×10^9/L），可分为：

- 轻度：（$100 \sim 149$）$\times 10^9$/L。
- 中度：（$50 \sim 99$）$\times 10^9$/L。
- 重度：< 50×10^9/L。

杰姬可能患有重度血小板减少症，因为她的血小板计数为 28×10^9/L。

三、血小板减少症有哪些风险？

血小板计数低的风险通常是出血。然而，血小板的聚集功能（形成凝块的能力）异常也代表有出血风险。因此，血小板计数正常但血小板功能异常的患者比血小板数量减少，但血小板功能正常的患者出血风险更高。然而，在没有功能缺陷的情况下，血小板计数：

- < 50×10^9/L 可能与创伤或术后出血过多有关。
- < 20×10^9/L 可能与自发性出血有关。

■　（5 ～ 10）× 10^9/L 的患者发生自发性、危及生命的出血的风险较高。

在重症监护患者中，血小板减少症与死亡风险增加有关。然而，死亡风险增加并非由于出血，而是因为血小板减少症是重症的标志。

四、行 LP 时，血小板计数阈值是多少？

一般而言，无血液系统恶性肿瘤的患者在没有凝血功能障碍的情况下，理想血小板计数应该在 40 × 10^9/L 以上。但是，请参考当地的指南和政策，了解所在机构的可接受的临界值。此外，血小板输注有助于降低与 LP 相关的一些风险，但请记住，血小板输注也会使患者出现一些并发症（例如，感染、与输注相关的急性肺损伤、同种异体免疫、变态反应）。只有在指导治疗等方面认为有必要时，才应进行血小板输注。在本案例中，由于血小板计数极低，并且没有明确证据表明这是感染，因此 LP 和血小板输注的风险可能大于益处。

五、机体是如何产生血小板的？

骨髓内的巨核系祖细胞分裂形成巨核细胞。随后这些细胞的细胞核分裂，而细胞不分裂，这一过程被称为"内源有丝分裂复制"。随着这一过程完成，成熟的巨核细胞就形成了。巨核细胞是一种具有多个细胞核和散布着血小板颗粒的细胞质的大细胞。随后，大量无核血小板离开巨核细胞，进入血液循环。

血小板生成素（thrombopoietin，TPO）刺激巨核细胞的形成和成熟。它是在肝细胞和骨髓基质细胞内产生的。有趣的是，当 TPO 被释放到血液循环中时，它会与血小板上的特定受体结合而被有效地清除。因此，游离和活性 TPO 水平与血小板计数呈负相关。

六、血小板的正常寿命是多少？

正常情况下，血小板的平均寿命为 7 ～ 10 天，之后它们就会被从血液循环中移除，并被肝和脾的网状内皮系统破坏。

七、危重症患者的血小板减少症有多常见？

血小板减少症是危重症患者的常见问题（25% ～ 55%）。

八、血小板减少症的发病机制是什么？

在重症监护中，血小板减少的两个重要原因是脓毒症和肝素诱导的血小板减少症（heparin-induced thrombocytopenia，HIT）。然而，引起血小板减少症的发生机制可分为以下三类：

■　血小板生成减少。
■　血小板破坏增加。
■　血小板被隔离。

九、什么会导致血小板生成减少？

- 骨髓疾病，如骨髓瘤、急性白血病、再生障碍性贫血、转移性癌、骨髓纤维化。
- 化学治疗。
- 放射治疗诱导的骨髓抑制。
- 病毒感染，如 HIV、EBV、CMV。
- 酒精。
- 脊髓发育不良（巨核细胞增殖受损）。

在这些情况下，其他细胞系（如红细胞和白细胞）也会同时减少，这很容易地在血液涂片中发现。与这些原因相关的出血通常需要输注血小板。

十、哪些因素会导致血小板破坏增加？

（一）非免疫机制

- 脓毒症。
- DIC。
- HUS。
- TTP。
- HIT。
- 先兆子痫或子痫。
- 体外循环，如 CPB 或血液滤过。

在这些情况下，如果发现了潜在问题并采取了相应的治疗措施，则很少需要输注血小板。此外，TTP、HUS 或 HIT 往往与微血管血栓形成和阻塞有关，而与出血无关，因此在治疗过程中也很少需要输注血小板。

HIT 或 TTP 患者在输注血小板后有临床病情恶化的风险。

（二）免疫机制

- 药物，如 β - 内酰胺类抗生素、万古霉素、奎宁、奎尼丁、磺胺类、普鲁卡因胺。
- 自身免疫性疾病。
- 同种免疫致敏。

尽管停药有助于使血小板水平恢复正常，但重度血小板减少症患者仍需要输注血小板。

十一、血小板被隔离是如何导致血小板减少症的？

正常情况下，脾脏可以储存 30% ～ 40% 的循环血小板，如果出现脾脏肿大（如由于门静脉高压），这一比例还会增加。仅由脾功能亢进引起的出血并不常见，血小板计数很少低于（40 ~ 50）×10^9/L。

十二、什么是 HIT？

HIT 是普通肝素或低分子量肝素造成的一种潜在的危及生命的并发症，与给药剂量、注射时间或注射途径无关。据估计，危重症患者发生 HIT 的比例为 0.5% ~ 1.0%。本文描述了以下两种类型的 HIT：

■ **Ⅰ型**（HIT Ⅰ）无临床意义，往往在使用肝素后 48 小时内发生，被认为是由非免疫介导的血小板聚集所致。血小板计数很少低于 100×10^9/L，随着继续使用肝素，血小板计数通常会恢复到正常水平。HIT Ⅰ型不会发生血栓，因此无需停止肝素治疗。

■ **Ⅱ型**（HIT Ⅱ）或肝素诱导的血小板减少症和血栓形成（heparin-induced thrombocytopenia and thrombosis，HITT）是指血小板减少症伴有血栓形成的临床重要综合征。在停用肝素和开始使用非肝素抗凝剂之前，血栓的风险持续存在。

十三、HITT 的病因是什么？如何诊断？

HITT 是由肝素 – 血小板因子 4（heparin-platelet factor 4，PF4）IgG 抗体引起的，该抗体与血小板结合并激活血小板，导致血栓形成前效应。多达 50% 的重症监护患者可产生抗 PF4 抗体。最常用的检测方法诊断 HITT 的特异性较低。因此，HITT 仍主要是一种临床诊断，与熟悉 HITT 的专家讨论是必不可少的。为了降低过度诊断的风险，并考虑到替代性处方抗凝药物的不良反应，只有当使用 4T 评分［血小板减少症（Thrombocytopenia）、血小板计数下降的时间（Timing of platelet count fall）、血栓形成（Thrombosis）和其他导致血小板减少症的原因不明确（other causes of thrombocytopenia not evident）］的验前概率处于中等水平时（例如，4 ~ 5 分。表 2-23-2），才应对患者进行 HIT 抗体检测。

十四、HIT 通常何时发生？

典型的 HIT 往往发生在开始使用肝素后 5 ~ 10 天。然而，既往 100 天内曾使用过肝素的患者在开始使用肝素后数小时至 1 ~ 2 天也可能发生速发性 HIT，因此需要了解详细病史并仔细检查既往药物处方。罕见的是，迟发性 HIT 可在肝素停用后几天发生，并出现血栓性并发症。

十五、HITT 的死亡率是多少？

如果不及时治疗，HITT 的死亡率高达 20%。然而，通过早期诊断和适当干预，死亡率可降至 2% 以下。

表 2-23-2　**验前概率评分：6~8 分，高概率；4~5 分，中等概率；0~3 分，低概率**

| | 分数（4 个参数各为 0、1、2 分；总分最高为 = 8） | | |
	2 分	1 分	0 分
血小板减少症（急性）	血小板计数下降 > 50%，血小板最低值 ≥ 20×10⁹/L	血小板计数下降 30% ~ 50% 或血小板最低值为（10 ~ 19）×10⁹/L	血小板计数下降 < 30% 或血小板最低值 ≤ 10×10⁹/L
血小板计数下降的时间或其他后遗症	使用肝素后 5 ~ 10 天或使用肝素小于 1 天（30 天内使用肝素）下降	使用肝素 10 天后下降，但时间不明确，或者使用肝素小于 1 天（近期 31 ~ 100 天使用肝素）即下降	小于 4 天血小板计数即下降（近期未使用肝素）
血栓形成或其他后遗症	新发血栓形成或皮肤坏死；肝素推注后出现急性全身反应	进展性或复发性血栓形成；红斑性皮损；未经证实的疑似血栓形成	无
血小板减少症的其他原因	无明显原因	有可能的原因	有明确的原因

十六、HITT 急性发作后给予肝素治疗的时机？

通常在急性发作后约 100 天，在某些情况下（如心血管手术），患者可以再次使用肝素，因为有充分的时间可以使患者的抗体消失。

　　杰姬的血流动力学仍然保持稳定，已使用了镇静，并接受了机械通气，气体交换良好，目前正在接受疑似脑膜脑炎的经验性治疗。床边的护士问你，血小板水平低是否为脓毒症所致。

十七、脓毒症通过什么机制导致血小板减少症？

出现脓毒症时，血小板计数会减少：

■　骨髓抑制。
■　与 DIC 有关。
■　血小板破坏增加。
■　与 DIC 无关的血小板消耗。

有效地干预和治疗脓毒症的病因可以有效缓解血小板减少症。

十八、什么是 DIC？

DIC 是一种相对常见的疾病，在 ICU 患者中的发病率高达 19%，通常是脓毒症所致。它也被称为消耗性凝血病和去纤维蛋白综合征。该疾病是一种全身性过程，会导致血栓形成和大出血。识别和精准治疗 DIC 的根本病因至关重要，因为它不会单独发生。其基本病理生理机制是促凝物质（如凝血因子）被释放进入血液循环，进而导致全身性凝血系统和血小板被激活。

十九、DIC 会导致哪些检测结果异常？

这些凝血异常背后的基本原理是，在未经治疗的急性 DIC 中，凝血因子的消耗速度快于肝脏的补充速度，血小板的消耗速度也快于骨髓巨核细胞生成血小板的速度。这将导致：

- PT 时间延长 /INR 升高。
- APTT 延长。
- 凝血酶时间（thrombin time，TT）延长。
- 血小板减少症。
- 消化纤维蛋白（和纤维蛋白原）的纤溶酶的活性增加导致纤维蛋白降解产物（fibrin degradation product，FDP）增加，可以通过 D- 二聚体测定法测定。
- 低纤维蛋白原血症。
- MAHA，表现为在外周血涂片上观察到裂体细胞（破碎的红细胞）。

> 根据 4T 评分，杰姬发生 HIT 的风险较低（她在过去 100 天内没有使用过肝素），因此目前不需要检测抗 PR4 抗体。你给实验室技术人员打电话，询问正在检查的血液涂片，告知涂片显示裂体细胞。技术员还预先进行了的间接胆红素检测，结果为 41 μmol/L。

二十、此时对已经送检的血样还能做其他哪些检测？

申请增加库姆斯试验、LDH、纤维蛋白原和 D- 二聚体测定。在这种情况下，血片提示存在 MAHA，因为存在碎片化的红细胞，以裂体细胞的形式存在。

二十一、间接胆红素结果代表什么？

肝脏负责胆红素的代谢和胆汁的生成。血液中的大部分胆红素都是由血红素分解形成的，而且大部分是非结合型胆红素。这种非结合型胆红素或"间接"型胆红素不溶于水，可与血液中的白蛋白结合，而且不随尿液排出体外。因此，Hb 分解的增加和"间接"型胆红素的增加（如本结果所证明的）都可能提示溶血等原因。

二十二、申请库姆斯试验的目的是什么？

免疫介导的红细胞破坏是获得性溶血性贫血的常见病因之一。引起这些反应的抗体分为温凝集素（可在体温下发生反应的 IgG 抗体）和冷凝集素（可在低于核心体温的温度下发生反应的 IgM 抗体）。该试验可细分为直接试验和间接试验，具体如下：

- **直接库姆斯试验或直接抗球蛋白试验**用于检测温凝集素的存在。该试验需要制备患者红细胞并将红细胞直接暴露于抗血清或针对各种免疫球蛋白的单克隆抗体中。如果操作正确，99% 以上的温凝集素自身免疫性溶血性贫血患者都能被识别出来。
- **间接库姆斯试验或间接抗球蛋白试验**通过将患者的血清与正常红细胞混合来确定是否存在循环抗体。这种试验往往用于检测输血的血液相容性或检测低亲和力的抗体，例如，在妊娠期筛查可能引起新生儿溶血性疾病的抗体。

实验室技术人员在早上交接前通知你，直接库姆斯试验结果呈阴性，D- 二聚体测定低于 200 μg/mL，纤维蛋白原为 3.5 g/L，LDH 为 510 U/L。

二十三、你如何解读这些结果？

此时应与血液科医师详细讨论。库姆斯试验结果呈阴性表明不存在自身免疫过程。D- 二聚体测定正常表明 FDP 未达到病理水平，因此结合患者正常的凝血特征和纤维蛋白原水平，患者发生 DIC 的可能性非常低。LDH 水平非常高，很可能是患者溶血所致。

二十四、考虑到血液检测结果，该患者血小板减少症的最可能原因是什么？

重度血小板减少症、MAHA 的表现、库姆斯试验结果阴性、LDH 升高、器官功能障碍（如肾功能损伤）和凝血功能正常强烈提示存在血栓性微血管病（thrombotic microangiopathy，TMA）。

二十五、什么是 TMA？

TMA 是一种具有以下特征的疾病：
- 血小板减少症。
- MAHA。
- 溶血和微血管血栓形成的表现。

TMA 包括：

- TTP（获得性或遗传性）。
- 志贺毒素介导的 HUS。
- 药源性 TMA（如奎宁、他克莫司）。
- 骨髓移植、血管炎和妊娠合并的综合征。

二十六、什么是 HUS？

这种综合征最常见于儿童和老年人，通常是先前感染大肠埃希菌 O157：H7 导致，大肠埃希菌本身可导致严重的疾病。含有志贺毒素 1 和 / 或 2 编码基因的大肠埃希菌是重要的人类病原体，被称为产志贺毒素大肠埃希菌（Shiga toxin-producing E.coli，STEC）。产志贺毒素 2 的菌株被认为比产志贺毒素 1 的菌株毒性更强，前者更有可能导致 HUS 和腹痛性血性腹泻。HUS 通常发生在腹泻后 5～13 天，其特点是：

- 急性肾衰竭。
- MAHA。
- 血小板减少症。

如果出现这些特征，则需要引起高度怀疑，因为 STEC 可引起严重疾病。然而，如果没有腹痛、超过 1 周的血性腹泻、小细胞贫血、体重下降和发热（在医院测量体温 > 38.5℃）等特点，则 STEC 感染的可能性较小。

非典型 HUS（atypical HUS，aHUS）也可能发生，这是由于基因缺陷导致针对补体调节蛋白的抗体或慢性补体被激活。这些病例的治疗极具挑战性，需要专科医师干预。

二十七、如何治疗 HUS？

目前还没有针对 HUS 的特殊治疗方法，主要还是支持性治疗。据报道，HUS 患者的 ADAMTS13 水平（稍后讨论）是正常的，血浆置换或血浆输注并未改善病情。HUS 患者在某些时候可能需要肾脏支持治疗。然而，没有证据表明早期透析会影响临床预后。在 aHUS 中，使用依库珠单抗（一种抑制末端补体 C5 蛋白的激活的单克隆抗体）对治愈 aHUS 和维持 / 改善肾功能有效。依库珠单抗也用于出现重度 CNS 受累的患者。

在查看了入院记录和医疗小组的记录后，你得出结论，杰姬之前没有严重腹痛或腹泻的症状，因此不太可能是 STEC 感染。

二十八、什么是 TTP？

TTP 是一种罕见的疾病，在整个人群中的发病率约为 6/100 万。由于使用血浆置换技术，患者很少进展到出现以下完整的经典"五联征"的程度：① MAHA；②血小板减少症；③急性肾衰竭；④发热；⑤严重神经系统症状。

目前大多数患者仅表现为溶血性贫血和血小板减少症。对于该类患者，应紧急进行血浆置换治疗。采用这种现代疗法能将 TTP 的死亡率仅为 10%～20%。然而，如果不及时治疗，TTP 在 3 个月内死亡率为 90%。

二十九、TTP 的病因是什么？

无论是遗传性还是获得性 TTP，都是由于金属蛋白酶 ADAMTS13（一种具有血小板反应蛋白 1 型基序的解聚蛋白样金属蛋白酶结构域，成员 13）的缺陷或抗体所致。ADAMTS13 的目的是裂解内皮细胞产生的"超大型"分子血管性假血友病因子多聚体。如果其持续存在，就可以促进血小板聚集和粘附。ADAMTS13 及其抗体的水平可通过测定法来检测。ADAMTS13 水平低于 5%～10% 与 TTP 有关。不建议仅根据 ADAMTS13 活性水平进行诊断，因为这种检测及其结果可能无法立即或随时提供，特别是在需要将样本送往其他中心完成检测的情况下。

三十、你知道哪些评分系统可以预测 ADAMTS13 活性低于 10%？

血液恶性肿瘤预后的分层模型（Predictive Model for Patients with Maglignant Diseases of Hematopoietic Tissue，PLASMIC）（即 PLASMIC 评分）用于疑似 TTP 的住院成年患者，在 ADAMTS13 活性结果尚未确定之前，尽早开始血浆置换可能会使患者受益（表 2-23-3）。然而，PLASMIC 评分不适用于已接受血浆置换的患者。

表 2-23-3   PLASMIC 评分

		0 分	1 分
血小板计数	< 30×10⁹/L	否	是
红细胞溶解	网织红细胞计数 > 2.5%，触珠蛋白无法测得，或间接胆红素 > 34.2 μmol/L	否	是
转移瘤	在过去 12 个月内接受过癌症治疗	是	否
有实体器官或干细胞移植	—	是	否
MCV	< 9.0×10⁻¹⁴ L（< 90 fL）	否	是
INR	< 1.5	否	是
肌酐	< 176.8 μmol /L	否	是

高 PLASMIC 评分（6 ~ 7 分）可以预测 ADAMTS13 活性低于 10%，其敏感性为 91%，优于临床判断。此外，低 PLASMIC 评分（0 ~ 4 分）可以预测 ADAMTS13 活性高于 10%，其特异性约为 99%，应考虑其他诊断。

> 杰姬的 PLASMIC 评分为 7 分，这意味着她 ADAMTS13 活性低于 10% 的风险很高。鉴于这一评分，应咨询专家，并开始治疗 TTP。

三十一、简述 TTP 的治疗方法

治疗 TTP 的主要方法是在具有专业治疗技术的环境中进行血浆置换。与 ADAMTS13 抗体相关的 TTP 治疗反应最佳。治疗应持续至血小板计数恢复正常水平或确诊其他疾病。此外，对推定诊断为 TTP 的患者应给予糖皮质激素和利妥昔单抗（一种针对 CD20 的单克隆抗体）。对于出现严重 TTP 特征（如癫痫发作、意识错乱、昏迷、脑病）的患者，应考虑帕珠单抗。这些治疗决定将由熟悉 TTP 治疗的专家做出。

三十二、简述血浆置换疗法

血浆置换是指去除、分离患者的血浆，然后用所需的置换液置换患者的血浆，以治疗潜在的问题。使用过滤方法进行血浆置换的设备有肾透析机，这种透析机使用的半透膜，膜上的孔径可达 0.2 μm，可以置换高达 3×10^6 Da 的物质，如免疫复合物、补体因子和免疫球蛋白。手术的静脉通路最好是中心静脉，例如，VasCath™ 套管或隧道式导管 [如双回路导管（permacath）或 Hickman® 导管]。回路的局部抗凝与血液滤过方法（如柠檬酸盐的使用）类似，也存在需要监测的类似问题。在 TTP 的情况下，置换液显然应含有 ADAMTS13 酶和功能性血管性血友病因子。

> 早上交接班时，你告知团队杰姬的病情稳定，并告知他们在夜间检查的结果，建议将患者诊断为 TTP，并考虑申请 ADAMTS13 检测（图 2-23-1）。傍晚返回上夜班时，日间会诊医师告诉你，患者已被转入专科中心接受血浆置换，推定诊断为 TTP，并祝贺你说："做得不错。"后来，再上夜班的时候，你被叫去检查病房里的另一位患者，他也有血小板减少症，但这次你可以从容应对了。

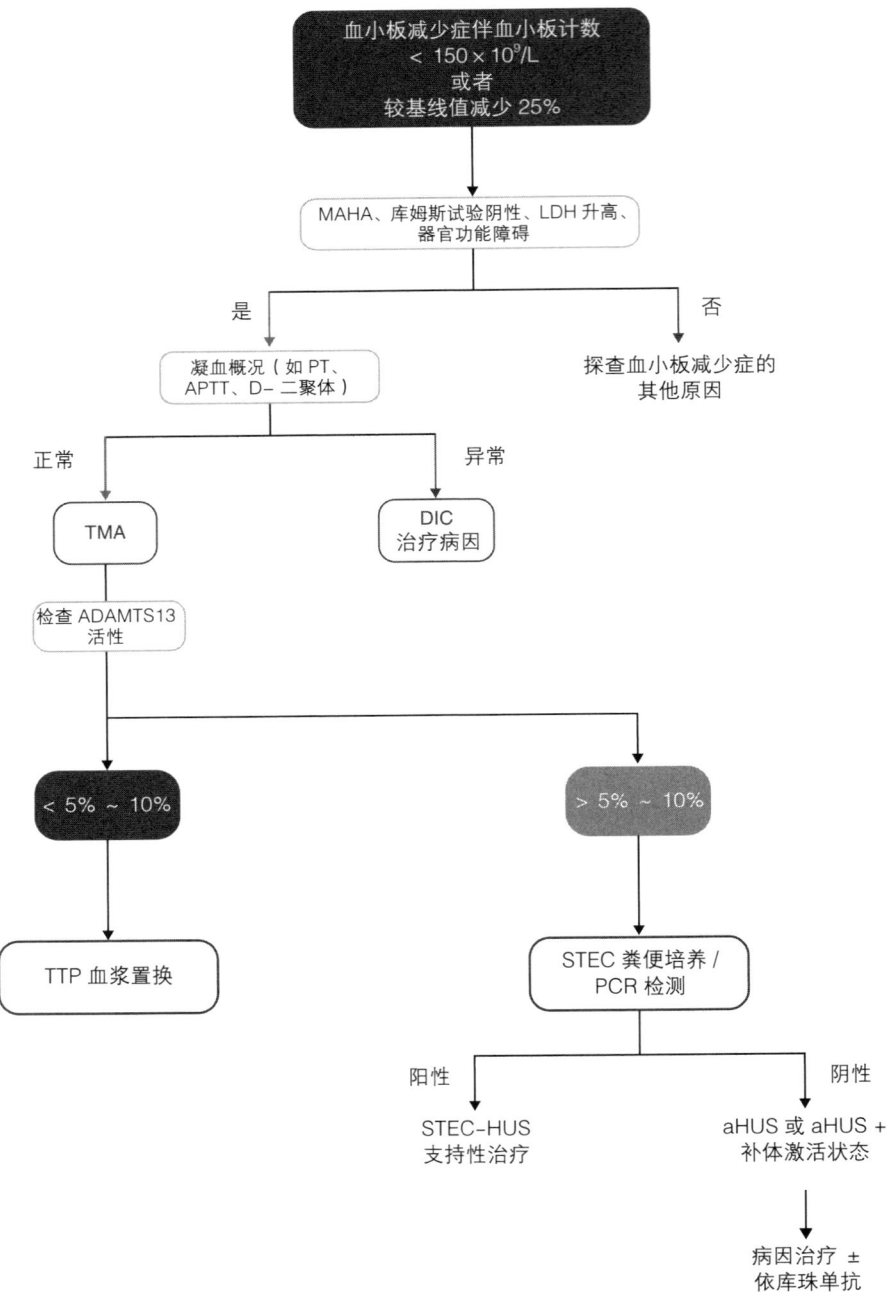

图 2-23-1　ICU 中 DIC、TTP 和 HUS 的诊断流程

资料来源：Vincent, J.-L.et al. 2018/Springer Nature/Public Domain CC BY 4.0。

三十三、延伸阅读

■ Thachil, J. and Warkentin, T. (2016). How do we approach thrombocytopenia in critically ill patients? *Br. J. Haematol.* 177: 27–38. Comprehensive review that provides practical pointers and discusses the mechanisms of thrombocytopenia in critical care.

■ Brocklebank, V., Wood, K., and Kavanagh, D. (2018). Thrombotic microangiopathy and the kidney. *Clin. J. Am. Soc. Nephrol.* 13: 300–317. In-depth review of thrombotic microangiopathies and a pragmatic approach to its diagnosis and management.

案例 24

新型冠状病毒肺炎患者

本书的写作因为新型冠状病毒（severe acute respiratory syndrome coronavirus 2，SARS-CoV-2）（新型冠状病毒肺炎）大流行而中断。这一时期可以说是人们记忆中重症监护领域面临最大挑战的时期，如果本书不列举关于干预这些问题的案例，会让人感觉不完整。

本案例发生在 2021 年下半年，当时 COVID-19 大规模流行，但远未结束。到本书出版时，公共卫生管理战略和 COVID-19 研究都会有新的发展。

在 COVID-19 大流行期间，当地出现了各种术语。其中一个例子是感染区或隔离区的命名。例如，许多中心使用颜色编码系统（如红、绿、蓝）。在本书中，高风险地区是指确诊或疑似 COVID-19 患者的区域。低风险地区是指 COVID-19 感染可能性低的区域。

你是 ICU 值班的专科住院医师，被要求检查急诊室的一名 45 岁的呼吸窘迫患者。患者名叫乔纳森，体型肥胖，除了服用氨氯地平治疗高血压，其他方面都很健康。他是一家夜总会的全职保安，已婚，有两个年幼的孩子。你到达急诊室时，护士指引你穿戴个人防护装备，选择合适的口罩和头罩。快速 PCR 检测显示患者 COVID-19 呈阳性。

一、什么是个人防护装备，其主要特征是什么？

个人防护装备是用于防止或尽量减少接触生物、化学、放射、电气和机械危害的装备（例如，口罩、呼吸器、防护服、工作服、护目镜、防护面罩、面罩、鞋套）。如果没有个人防护装备，接触这些危险因素会导致伤害和疾病。个人防护装备可保护卫生保健工作者免受辐射和生物制剂（如病毒、细菌）的伤害。表 2-24-1 介绍了个人防护装备的主要特征。

表 2-24-1   **个人防护装备的主要特征**

类别	特征
设计特点	保护黏膜 尽量减少个人防护装备元件连接处的数量 提供无遮挡的视野范围 提供通信能力 根据人体特点设计尺寸和舒适度
材料性能	能够在工作期间发挥保护作用 能够经受反复消毒 材料能够承受热带气候的暴晒
使用的可取性	以最少的步骤规范穿脱流程 以无毒和环保的方式处理个人防护装备

二、"空气传播疾病"是什么,哪些方法可以减少传播?

WHO 将空气悬浮颗粒定义为气溶胶(直径小于 5 μm)和飞沫(直径大于 5 μm)。

■ 气溶胶可以悬浮在空气中,比飞沫的传播距离更远。
■ 飞沫通常在传染源 1 m 左右的范围内,不能悬浮在空气中。

减少空气传播的方法包括:

■ 保持社交距离、检疫和隔离。
■ 保持手部卫生,减少因飞沫传播引起的污染(WHO 提倡手部卫生的 5 个时刻)。
■ 医用手套。
■ 外科口罩,是指扁平或有褶皱,并用带子固定在头部的口罩。
■ 呼吸器可以分为空气供应式或空气过滤式,空气过滤式可进一步细分为动力型(动力送风过滤式呼吸器)或非动力型。由于空气供应式和空气过滤式呼吸器价格昂贵、数量有限,并且需要适当的佩戴培训,因此建议在医疗保健中使用的是非动力型呼吸器。N95 是一种非动力型呼吸器,过滤效率为 95%。FFP2 和 FFP3 是非动力型呼吸器,过滤效率分别为 94% 和 99%。FFP2 口罩是标准的呼吸器,FFP3 口罩用于需要高过滤的场所。
■ 接种疫苗。

你选择了 FFP3 口罩并穿戴了 PPE。经检查，乔纳森的 RR 为 45 次 /min，通过非重复呼吸面罩吸取 15 L 氧气时的氧饱和度为 88%，BP 为 155/85mmHg。他看起来很害怕，但能说出完整的句子与你交谈。他告诉你，他没有时间接种 COVID-19 疫苗。ABG 分析结果显示 PaO_2 为 8.5 kPa，$PaCO_2$ 为 3.5 kPa，pH 值为 7.4，乳酸为 0.5 mmol/L，碱剩余— 1.5 mmol/L。急诊科团队已经开始为患者使用 HFNO。

三、能总结一下你最担忧的问题吗?

一名未接种疫苗的年轻患者出现严重呼吸窘迫，存在危险因素并确诊为 COVID-19。乔纳森病情恶化和呼吸骤停的风险很高。

四、什么是 COVID–19 ?

COVID-19 是短短 20 年内记录到的第三种由动物冠状病毒传播到人类的病毒。国际病毒分类委员会冠状病毒研究小组（Coronaviridae Study Group，CSG）认为，导致 COVID-19 的病毒与导致 2002 年 SARS 大流行的病毒具有共同的起源。他们将这种病毒命名为 SARS-CoV-2。从病毒学角度来看，SARS-CoV-2 是人类和蝙蝠 SARS-CoV 原型 SARS-CoV 的姊妹支系。

在撰写本文时，大多数感染 SARS-CoV-2 的患者会出现轻度或中度呼吸道疾病，无需住院或接受专科治疗即可康复。但有基础疾病（如心脏病、呼吸系统疾病、糖尿病、癌症、免疫抑制）的患者有发展为严重疾病的可能性。然而，任何年龄的任何人都可能因感染 COVID-19 出现重症疾病或死亡。

五、你是否希望 ED 专科住院医师继续提供 HFNO ?

答案是肯定的。对于 COVID-19 患者的低氧血症型呼吸衰竭，广泛推荐使用 HFNO 而非传统氧疗（不推荐）。关于哪种非侵入性技术最佳，目前仍有争议。HFNO 或 NIV 设备，例如，双相气道正压通气设备、经面罩实施 CPAP，甚至无创正压通气面罩（helmet CPAP）（H-CPAP）都可以考虑使用。H-CPAP 的微粒弥散和空气污染最小，但其使用面临的问题：噪声、患者可能经历幽闭恐惧症、腋窝和颈部皮肤损伤，以及设备的可用性、正确使用和设置方面的教育。HFNO 的优点是易于设置，患者耐受性良好。

六、在这个阶段，你还应该考虑采取哪些干预策略来改善他的氧合状况?

最近一项系统综述表明，清醒俯卧位即俯卧平躺，能够改善氧合，但不能降低因 COVID-19 导致急性呼吸衰竭患者的插管率。然而，清醒俯卧位对需要全面罩 CPAP 的肥胖患者来说并不实用，因此这种相对简单但有效的操作有时并不可行。

> ED 专科住院医师为乔纳森提供了 HFNO（流速为 60 L/min 和氧浓度为 80%），并让他采取俯卧位。他似乎耐受性良好，血氧饱和度迅速提高到 99%。你决定让乔纳森保持这个姿势 1 小时左右，看看他的情况是否好转到足以避免插管的程度。

七、这个时候你还需要考虑什么呢？

- **准备气管插管和机械通气**——开始准备药物，确保你的支持团队知晓并随时准备协助。这一点尤其重要，因为医院最近才开始接收"高风险地区"的急救患者。环境可能不熟悉，所需的药物和设备可能无法立即获得（如储存肌肉松弛药的冰箱）。
- **床旁影像学检查**——考虑进行重点肺部超声检查和超声心动图检查。最好进行胸部 X 线检查。
- **血液检查**——确保为患有 COVID-19 重症患者申请适当的检测，例如，FBC、WBC、LFT、CRP、INR、肌钙蛋白、降钙素原、D-二聚体、LDH、铁蛋白等。请咨询当地医院的政策以获得指导。
- **抗凝**——COVID-19 增加了血栓形成风险，因此在没有禁忌证的情况下，要求所有住院患者都需要进行静脉血栓栓塞 VTE 预防。撰写本文时，NICE 的指导意见是患者入院后 14 小时内应尽快使用标准预防剂量的低分子肝素抗凝，并根据 BMI 和其他危险因素进行常规校正。
- **类固醇**——COVID-19 疗法随机评估试验（Randomised Evaluation of COVID-19 Therapy Trial，RECOVERY）表明，在因 COVID-19 住院的患者中，使用地塞米松（6mg，10 天）可降低接受侵入性机械通气或单独吸氧的患者 28 天内的死亡风险，但不能降低不接受呼吸支持的患者的死亡风险。
- **与重症医学科会诊医师讨论**——应尽早与会诊医师讨论治疗方法和让患者接受重症监护的必要性。在大流行期间，ICU 可能超负荷运转，无法收治该名患者，因此应及早将病情上报让患者在当地接受治疗，或在必要时将其转至其他医院。
- **呼吸科会诊医师复查**——如果乔纳森的病情在目前的干预下有所改善，说明他适合在呼吸病房继续接受治疗。
- **直系亲属**——询问乔纳森是否希望其直系亲属了解他的情况，并留出时间让他们交谈。重要的是，与直系亲属的交谈很可能是通过电话进行的（由于隔离），而且穿戴个人防护装备时很难进行交谈。最好是脱下防护服，离开"高风险区域"。

- **试验招募**——大流行期间迅速部署了许多临床试验，以确定针对 COVID-19 的有效治疗和干预策略。乔纳森很可能会被招募到这些试验中。

八、COVID-19 会表现出哪些放射学变化？

COVID-19 的胸部影像学检查结果可与其他感染和疾病的结果相似和重叠，例如，SARS、中东呼吸综合征、甲型流感、H1N1 流感、药物反应和结缔组织疾病。此外，在感染的早期阶段，正常的胸部 X 线和 CT 成像并不能准确排除 COVID-19。

- **胸部 X 线**——检查结果各不相同，从疾病早期的正常，到单侧或双侧肺阴影，有时在基底部或周围分布。双侧肺下区实变在症状出现后 10 ~ 12 天达到高峰。
- **胸部 CT**——通常情况下，CT 成像显示双侧周围磨玻璃影（ground glass opacities，GGO），分布在肺下部，有时伴有实变区，呈结节状或肿块状。CT 变化的高峰期出现在 9 ~ 13 天，其特点是出现更广泛的实变，与急性肺损伤的发展过程相似。不常见的 CT 表现包括：
  - 无 GGO 的叶或节段实变。
  - 离散性肺小结节。
  - 肺空洞。
  - 小叶间隔增厚。
  - 气胸。
  - 胸腔积液。

据报道，与接受机械通气的其他原因引起的急性呼吸窘迫综合征患者相比，COVID-19 患者气压性损伤的发生率更高（分别为 11% 和 24%）。

> 乔纳森以俯卧位使用 HFNO（流速为 60 L/min，FiO_2 浓度为 0.5）90 分钟后，RR 降至 28 ~ 30 次 /min，血氧饱和度为 96%。患者接受了地塞米松和皮下注射依诺肝素治疗。在 ED 接受同样的治疗 2 小时后，HFNO 已无法再中断。他现在的 RR 为 25 ~ 35 次 /min，而且开始感觉俯卧位不适。ED 小组询问你是否要收治患者，使其接受重症监护。

九、你的决定是什么？给出理由

尽管许多呼吸科病房都非常出色，能够对患者实施 HFNO，但为了慎重起见，还是应尽早将患者送入 ICU。乔纳森仍然需要 HFNO 的大力支持，而且他的病情没有出现明显好转（RR 已增加）。有迹象表明，他可能无法忍受更长时间的俯卧位。他很年轻，病情可能会迅速恶化。此外，由于他身体肥胖，气道可能会有困难，最好在危重护理环境中对他进行干预。

> 你打电话给 ICU 的会诊医师，告诉他希望收治患者乔纳森。目前病房已经满员，但他们可以安排一个病情更加稳定的患者在医院间转院，以收治乔纳森。

十、流行病学的主要战略考虑因素是什么？

流行病学和历史告诉我们，流行病是一种持续的威胁，例如，1918 年的西班牙流感、2009 年的 H1N1 和 COVID-19。需要 2 级或 3 级病床的患者数量急剧增加时，会导致国家要求在短时间内升级和扩大重症监护服务。如何实现这一目标的详细内容不在本书讨论范围之内。然而，根据美国疾病控制和预防中心的规定，可将资源管理分为三类：

- **空间**——临时开设新的，增加隔离室的可用性，并将感染患者集中在一起。可能需要院间转诊，以分散重症监护网络的工作强度。这可能被称为"互助"。应选择病情最稳定的患者转诊。
- **工作人员**——护理和医务人员可能需要紧急轮班，可从其他专科、志愿者中增加人员配备。
- **物资**——耗材（如呼吸机管道、血液滤过装置等）的使用增加，对硬件（如个人防护装备、呼吸机和监测仪等）、药物（包括镇静药、类固醇、抗生素等）的需求增加。

十一、大流行对常规医疗服务有什么影响？

（一）工作人员
- 因职业倦怠和疾病而缺勤。
- 工作责任过重（例如，照顾比平时更多的患者）导致压力增加。
- 在不熟悉的环境下工作（例如，在 ICU 工作的普通病房护士）。

（二）伦理问题
- 何时停止选择性工作，以满足紧急护理需求。
- 做出哪些患者最应接受手术（如癌症手术）的决定。
- 对需要某些服务的患者进行分诊（例如，资源有限时）。

> 你把乔纳森转到 ICU。

十二、你在 ICU 为患者采取了哪些治疗措施?

(一)监测
■ 动脉置管。
■ 导尿管。

(二)药物
■ 预防俯卧位疼痛而使用的镇痛剂。
■ 按照 NICE 指南定期对 COVID-19 患者进行抗凝治疗和类固醇治疗。

(三)沟通
■ 通过电话或视频电话告知患者家属最新情况,并与其直系亲属讨论。解释隔离措施和探视限制。
■ 制定计划并设定参数,以指导何时考虑插管。这在实践中极其困难,因为 COVID-19 患者通常会出现"快乐缺氧",所以很容易忽视这些患者呼吸窘迫的体征。例如,如果乔纳森的 RR 大于 30 次,FiO_2 大于 0.6 且还处于上升状态,血氧饱和度小于 92%,可以考虑让护士请医师对他进行复查。对于何时应该插管,目前还没有强有力的证据,始终需要医师的临床判断。

十三、还可以使用哪些药物治疗 COVID-19 ?

在撰写本文时,除了已经讨论的药物,其他的药物还包括以下几种:

■ **托西珠单抗**(tocilizumab)是一种抑制膜结合性和可溶性白介素 -6 受体的单克隆抗体,用于治疗炎性疾病(如类风湿关节炎)。
■ **沙利鲁单抗**(sarilumab)(与托西珠单抗属于同一类药物),如果无法使用或没有托西珠单抗,建议使用这种单克隆抗体。
■ **卡西瑞维单抗**(casirivimab)和**伊德维马布**(imdevimab)是两种重组人 IgG1 单克隆抗体,与 SARS-CoV-2 突起蛋白受体结合区域的不重叠表位非竞争性结合,从而阻止病毒进入宿主细胞。
■ **瑞德西韦**是一种病毒 RNA 依赖性 RNA 聚合酶抑制剂,已被证明对 SARS-CoV-2 具有抑制活性。

你将乔纳森送进 ICU，并在他的要求下让他与妻子通了电话，下班后你很高兴地结束了轮班，因为乔纳森的病情看起来更稳定了。

当你早上返回工作岗位时，发现乔纳森晚上接受了插管。他拒绝俯卧，RR 增加至每分钟 40 次以上，尽管使用了 HFNO，血氧饱和度仍下降至 80%。

乔纳森目前已经注射了异丙酚和芬太尼镇静药，使肌肉达到松弛状态，还注射了罗库溴铵。凌晨 5 点，患者被改为俯卧位。呼吸机设定为每分钟 25 次呼吸，高压力水平为 35 cmH$_2$O，气道平台压 32 cmH$_2$O，PEEP 为 14 cmH$_2$O（由此产生的潮气量为 290 mL），FiO$_2$ 为 0.9。他的 PaO$_2$ 为 10.2 kPa，PaCO$_2$ 为 11.4 kPa，碱剩余 — 5 mmol/L，pH 值为 7.08，乳酸 3.4 mmol/L。患者不需要心血管支持。晨间血检结果尚未公布。

十四、解读呼吸机流量－时间曲线 A（图 2-24-1）

该流量－时间曲线显示了呼吸叠加现象。当设定的呼气时间过短时，就会出现这种情况，即基础疾病延长了呼气时间常数，例如，COPD 和重度哮喘。在这些患者和其他气流受限的患者中，肺排空速度减慢，在达到静态平衡容积之前，呼气被下一次吸气打断。

动态肺过度充气受呼气时间、肺阻力和顺应性，以及潮气量的影响。在存在动态肺过度充气的情况下，肺泡内的平均呼气末压力高于呼吸机施加的 PEEP。两者之间的差异与固有 PEEP 对应。

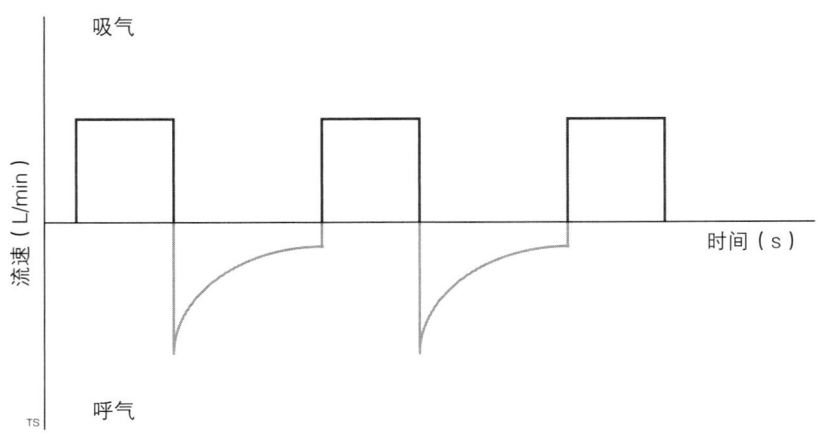

图 2-24-1　流量－时间曲线 A

资料来源：Theophilus Samuels。

十五、与图 2-24-1 中的流量 – 时间曲线相关的潜在问题有哪些?

呼吸叠加会导致:

- 气压性创伤。
- 呼吸做功增加。
- 呼吸机触发困难。
- 血流动力学不稳定。
- 未能脱离机械通气。

十六、这里使用的 DP 是多少? 对此你有何担忧?

DP 实际上是潮气量(V_T)与下呼吸系统顺应性(compliance of the lower respiratory system, C_{RS})之比。该比率($V_T : C_{RS}$)是判断肺功能大小的指标,即用于潮汐通气的肺容量。事实证明,使用它比仅用潮气量预测 ARDS 患者预后更为准确。假设患者无自主呼吸,吸气末气流停止时测得的气道压力称为平台压。因此,在临床上,可以通过患者不做吸气动作时的气道平台压($P_{plateau}$)和呼气末正压(PEEP)之间的差值来计算 DP。

$$\Delta P = 气道平台压 - 呼气末正压$$

在本案例中,平台压的测量值为 32 cmH_2O,因此 DP 为 32 − 14 = 18(cmH_2O)。阿马托(Amato)等人(NEJM,2015)的研究表明,较高的 DP 与死亡率增加之间存在关联,因此在可耐受的情况下降低 DP 可能有益处。

你向资历较浅的同事解释,担心 DP 和呼吸叠加问题。

十七、绘制顺应性曲线,标记下、上拐点,用曲线图来解释过度扩张

呼吸顺应性是外力(即吸气压力)的变化引起的呼吸系统容积的变化。弹性是顺应性的倒数。

如图 2-24-2 所示,顺应性曲线表现出滞后性,即吸气顺应性和呼气顺应性之间的差异。

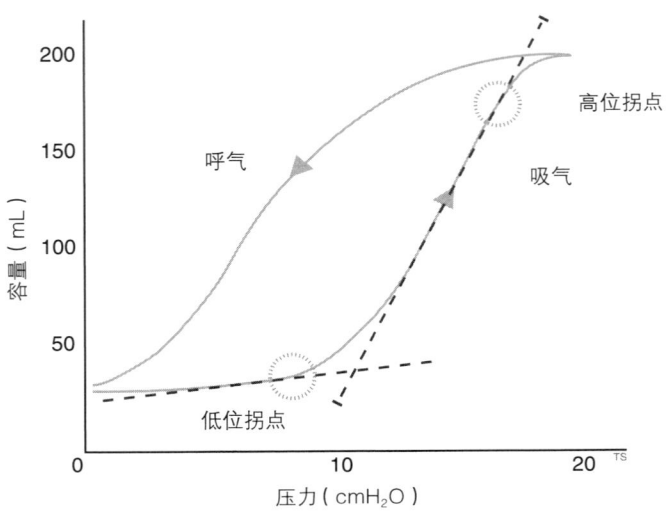

图 2-24-2   肺顺应性曲线

资料来源：Theophilus Samuels。

低位拐点代表通气不足的气道或肺泡塌陷时的压力水平，为"最佳 PEEP"设置的依据。

吸气曲线为虚线的点被称为高位拐点，代表不再发生进一步肺复张的最高压力。超过这一压力可能导致拉伸和过度扩张。在较高的 PEEP 下，相同的 DP 可能导致潮气量较小，从而出现过度充气。

需要注意的是，在临床决策中使用压力 – 通气曲线和拐点仍然存在很大争议。

十八、讨论静态呼吸顺应性

在接受容量限制性机械通气的患者中，通过在吸气末施加一个短暂的吸气保持，可以测量静态呼吸顺应性。如前所述，将平台压力与 PEEP 之差作为传递潮气量（V_T）所需的压力变化（ΔP）。静态 C_{RS} 通过以下公式确定：

$$C_{RS} = \frac{V_T}{\Delta P}$$

C_{RS} 还考虑了胸壁和腹部的作用，因此胸壁畸形或病态肥胖的患者即使不存在肺部异常，肺顺应性也较低。正常呼吸顺应性为 50 ~ 70 mL/cmH_2O，ARDS 患者通常低于 30 mL/cmH_2O。当 C_{RS} 低于 20 ~ 25 mL/cmH_2O 时，由于需要大量呼吸功，通常难以或不可能撤除机械通气。

在评估了患者的通气情况后，你为他调整了呼吸机设置：PEEP 10 cmH₂O，高气道压 28，RR 25（增加呼气时间以减少气体潴留），FiO₂ 0.85。你需要确保他处于肌肉完全松弛状态。上午 9 点乔纳森转头后，氧饱和度突然降至 65% 以下，他变得难以呼吸，BP 降至 55/34 mmHg，并且出现了心律失常。

十九、你觉得可能发生了什么？

采用系统的 ABCDE 方法：

- **气道**——ET 管堵塞、扭结或移位是一个迫在眉睫的问题，因为问题发生在转头之后。
- **呼吸**——这些患者容易出现黏液堵塞和 / 或气胸。
- **循环**——迷走神经刺激和 / 或心血管不稳定（特别如果患者是酸性 ± 低血管内容量）、急性冠脉事件和 PE 可能是导致这种情况的原因。

二十、你将如何进行治疗？

- 呼叫帮助和 / 或拉动床边紧急警报器。
- 将 FiO₂ 浓度提高到 1.0（但要注意他的 FiO₂ 浓度 0.85 了！）
- 请求将急救车送到床边。
- 使用（麦氏通气系统）电路开始手动通气，注意不要使 PEEP 降低。
- 评估 ET 管是否堵塞（你能手动通气吗？是否可以通过吸引导管？双肺是否正在通气？是否发生了支气管内插管或气胸？）。
- 请一名主治团队成员确保补液和血管升压素正在给予或准备中。
- 把患者的头恢复原来的位置，查看情况是否会好转。
- 做好紧急仰卧患者的准备。

你可以将一根吸引导管穿过气管插管，并用 2 次 250 mL 液体推注，10 mL 10% 氯化钙和 1.5mg 间羟胺稳定他的 BP。把他的头恢复至原来的位置，但他的饱和度仍然没有恢复。你迅速组建一支团队，让乔纳森仰卧。现在可以看到他的前胸和颈部都有手术性肺气肿。他的右侧胸部没有移动，左侧轻微移动。

二十一、接下来要做什么？

患者的表现符合张力性气胸的诊断，他需要紧急针筒减压。值得注意的是，由于他的体型和手术性肺气肿的存在，针筒减压可能不会成功，因此可能需要其他措施，如手指减压。在针筒或手指减压后，张力性气胸转化为气胸，随后必须插入肋间引流管（胸腔造瘘术）。

> 你成功地在右侧插入胸腔引流管，乔纳森的血氧饱和度慢慢恢复到80% 左右，他的心脏变得稳定。在 FiO_2 为 1.0 的情况下，他的 PaO_2 为 8 kPa，$PaCO_2$ 为 10.5 kPa，呼吸机设置同前。会诊医师正在医院其他地方检查另一名 COVID-19 患者（你给她打了电话）。

二十二、你会和会诊医师讨论什么？

- 让会诊医师尽快过来。
- 向会诊医师解释情况，并告知你已经设法做了什么，但患者的情况仍然不稳定，且不会进一步恶化。
- 讨论 ECMO 转诊事宜，因为乔纳森不够稳定，无法恢复俯卧位，并且由于气胸不适合 APRV。
- 申请拍胸部 X 线。

> 你转介患者进行 ECMO，乔纳森被成功收治。2 小时后，团队到达现场，用 ECMO 稳定患者病情，并将他转移到中心进行持续干预。3 周后，你接到电话，说乔纳森进展良好，准备转回科室。

二十三、延伸阅读

- Amato, M., Meade, M., Slutsky, A. et al. (2015). Driving pressure and survival in the acute respiratory distress syndrome. *N. Engl. J. Med*. 372: 747–755. Landmark paper.
- Randomised Evaluation of COVID-19 Therapy. www.recoverytrial.net. Excellent online resource for the results of the interventions used in the RECOVERY trial.
- A Randomised, Embedded, Multi-factorial, Adaptive Platform Trial for Community-Acquired Pneumonia. www.remapcap.org. Outstanding online resource for the REMAP-CAP platform summarising key findings.
- COVID-19 rapid guideline. www.nice.org.uk/guidance/ng19. Constantly updated NICE UK COVID-19 rapid guideline.

第三部分

自我测试

多项选择题

从 A ～ E 中选择正确或错误的选项

1. **下列关于溺水的叙述哪些是错误的?**

   （A）大多数溺水事故为"干性溺水"。
   （B）肺炎在非致死性溺水事故中很常见。
   （C）盐水，而不是淡水，会破坏表面活性剂。
   （D）潜水反射发生在热带水域，具有保护作用。
   （E）在 20 ～ 37 ℃的环境下，温度每降低 1 ℃，脑耗氧量就会减少约 1%。

2. **下列关于重症肌无力的叙述错误的是：**

   （A）重症肌无力临床分型［奥赛曼（Osserman）］Ⅲ级仅累及眼部。
   （B）在微电极研究中，频率正常，但微终板电位幅度降低。
   （C）该病仅局限于球部肌肉，占 15% ～ 20%。
   （D）用药不足会导致胆碱能危象。
   （E）腱反射丧失。

3. **下列关于 10 mg 泼尼松龙的叙述错误的是：**

   （A）10 mg 泼尼松龙相当于 8 mg 甲基泼尼松龙。
   （B）如果连续服用 6 个月，在择期进行的大手术围术期不需要类固醇替代物。
   （C）这是治疗重症肌无力的正确剂量。
   （D）相当于 60 mg 氢化可的松。
   （E）CORTICUS 试验（NEJM，2008）证明不能提高重度脓毒性休克成年患者的生存率。

4. 下列关于乳酸的叙述错误的是：

（A）乳酸先在可立氏循环中转化为丙酮酸，然后再转化为葡萄糖。

（B）乳酸仅由肝脏排出。

（C）B 型乳酸酸中毒继发于组织缺氧。

（D）癫痫发作通常会导致乳酸水平升高。

（E）L− 乳酸性酸中毒与短肠综合征有关。

5. 下列关于主动脉内球囊反搏（IABP）的叙述错误的是：

（A）置于主动脉内，可以改善收缩期冠状动脉灌注。

（B）球囊内充以氦气和氧气的混合气体。

（C）可以通过动脉波形触发。

（D）当 IABP 支持的心跳与无辅助心跳的比例为 1 : 2 时，应将其移除。

（E）重度二尖瓣狭窄是绝对禁忌证。

6. 下列关于 HUS 的叙述正确的是：

（A）定义为同时出现非免疫性溶血性贫血、急性肾功能衰竭和血小板减少症。

（B）大多数病例与病毒感染有关。

（C）幼儿（5 岁以下）发生 HUS 的可能性较小。

（D）神经系统症状出现与预后不良有关。

（E）非典型 HUS 与补体旁路途径的潜在失调有关。

7. 下列关于 CSF 的叙述正确的是：

（A）由脉络丛以 0.3 ～ 0.4 mL/min 的速度生成。

（B）正常情况下蛋白质含量为 200 ～ 400 mg/L。

（C）被蛛网膜绒毛吸收。

（D）比重较高。

（E）CSF 的产生与脑灌注压无关。

8. 下列关于胰高血糖素的叙述错误的是：

（A）血糖升高时刺激释放。

（B）由胰岛 β 细胞分泌的激素。

（C）为了使血液中葡萄糖浓度提高 20 mg/100 mL，需要给药 1 mg/kg 胰高血糖素。

（D）促进糖异生和糖原分解。

（E）抑制脂肪细胞脂肪酶。

9．**在水稳态中，以下内容正确的是：**

（A）精氨酸升压素（AVP）由垂体前叶分泌。

（B）影响水分排泄的最主要调节因子是 AVP。

（C）AVP 与亨利袢升支内的肾上皮细胞基底外膜上的血管升压素 V2 受体结合。

（D）低血糖会刺激 AVP 释放。

（E）正常情况下，血浆渗透压受严格调节，维持在 275 ~ 285 mOsm/L。

10．**下列关于大脑动脉循环的叙述正确的是：**

（A）每 100 克脑组织的耗氧量为 3 ~ 5 mL/min。

（B）颈内动脉分为大脑前动脉和大脑中动脉（主要为大脑前循环供血），总体提供大约 30% 的大脑总循环。

（C）脑灌注压（CPP）可直接测量，方便、准确。

（D）血管壁对动脉内压力变化的局部肌源性反应可在一定范围内的 CPP 下保持恒定的血流量。

（E）慢性高血压患者的 CPP 自动调节功能不受影响。

11．**下列关于起搏器的叙述正确的是：**

（A）三位字母代码代表起搏器的功能。

（B）前三位字母代码代表抗心动过缓功能。

（C）第四位字母代码代表频率适应性的可程控性。

（D）具有双腔起搏模式（DDD），并且仅具有一种功能模式。

（E）下限频率间期是连续两个起搏脉冲之间的时间间期。

12．**下列电解质的叙述正确的是：**

（A）能在溶液中电离成离子的化合物。

（B）Na^+ 占细胞外液的近 85%。

（C）细胞内 Na^+ 浓度根据组织的不同之间而存在差异，具体为 3 ~ 40 mmol/L。

（D）K^+ 是人体细胞内的主要阴离子。

（E）机体中大约 90% 的 K^+ 存在于细胞内。

13．**根据 RCUK 指南，以下对心动过缓的干预措施正确的是：**

（A）晕厥和心力衰竭是危及生命的体征。

（B）在出现危及生命的体征时，建议静脉注射阿托品 500 μg，重复注射最多 5 mg。

（C）在获得专家帮助之前，以 5 μg/min 的速度静脉注射异丙肾上腺素可作为临时措施。

（D）心室停搏超过 5 秒是心脏停搏的危险因素。

（E）β 受体阻滞剂过量引起心动过缓时，可考虑使用胰高血糖素。

14. **下列关于脓毒症的叙述正确的是：**

（A）病原体相关分子模式（PAMP）包括细菌、真菌和病毒病原体（如内毒素和 β-葡聚糖）。

（B）高迁移率族蛋白 1（HMGB 1）是细胞坏死时释放的一种胞内蛋白。

（C）细胞焦亡是指高温引起的细胞破坏。

（D）先天免疫系统被 PAMP 和损伤相关分子模式（DAMP）激活后，Ⅰ 型干扰素和促炎细胞因子［如肿瘤坏死因子、白细胞介素（IL-1 和 IL-6）］转录上调。

（E）细胞因子 IL-1-β 和 IL-18 可以触发细胞焦亡。

15. **下列关于脑卒中的叙述错误的是：**

（A）弥散加权成像（DWI）MRI 扫描不能用于检测症状出现 6 小时内的急性脑缺血症状。

（B）对于既往有癫痫发作的脑卒中患者，DWI 不能区分单纯癫痫发作和新发脑卒中。

（C）在研究颅内血管方面，MRA 比 CTA 的敏感性更高。

（D）急性缺血性脑卒中后 3 ~ 4.5 小时使用阿替普酶溶栓可显著改善临床预后。

（E）短暂性脑缺血发作（TIA）持续时间很少短于 1 小时。

16. **下列关于肝炎的叙述正确的是：**

（A）肝炎是指肝脏炎症，可分为感染性肝炎和非感染性肝炎。

（B）碱性磷酸酶（ALP）的升高比碱性氨基转移酶（ALT）和天冬氨酸转氨酶（AST）的升高更显著。

（C）丙型肝炎是一种通过血液传播的 DNA 病毒。

（D）70% ~ 85% 的丙型肝炎感染者会发展为慢性感染。

（E）肝硬化腹水的 3 年死亡率为 10%。

17. **下列关于肝肺综合征（HPS）的叙述正确的是：**

（A）HPS 通常与肝硬化和门静脉高压症有关。

（B）HPS 引起的呼吸短促通常在患者站立时得到缓解。

（C）与健康人相比，肝硬化患者呼出一氧化氮（NO）水平较低。

（D）死亡通常由原发性呼吸衰竭引起。

（E）肝移植是唯一有效的治疗方法，在大多数情况下可改善或缓解 HPS。

18. **在进行肺部超声检查时，以下内容正确的是：**

（A）B 线可能是肺底部的正常表现。

（B）A 线通常是由混响伪影引起的。

（C）理想的换能器工作频率相对较低（1 ~ 5 MHz）。

（D）平流层（条形码）征是正常现象。

（E）肺滑动是一种异常表现。

19. **关于危重症神经病（CIP）和肌病（CIM）以下内容正确的是：**

（A）与机械通气需求延长和住院时间延长有关。

（B）两者的主要临床症状都是早期肌肉萎缩、肌无力和腱反射消失。

（C）患者不能脱离呼吸机可能是 CIP/CIM 的首发症状。

（D）CIP 预后优于 CIM。

（E）脓毒症和系统性炎症、疾病严重程度和低血糖浓度是相关的危险因素。

20. **关于右心室（RV）的超声心动图，以下内容正确的是：**

（A）三尖瓣环收缩期位移（TAPSE）11 mm，提示收缩功能正常。

（B）游离壁厚度正常小于 5 mm。

（C）通过视觉评估，胸骨旁长轴切面（PLAX）视图评估最佳。

（D）游离壁舒张期塌陷是心脏压塞的表现。

（E）大部分收缩功能来自径向收缩。

21. **关于噬血细胞性淋巴组织细胞增生症（HLH），以下内容正确的是：**

（A）HLH 是一组以巨噬细胞活化为特征的疾病，进展迅速。

（B）HLH 既可以是家族性的，也可以是获得性的。

（C）铁蛋白和甘油三酯水平通常显著降低。

（D）在低于 10% 的家族性案例中，存在 PRF1 或 UNC13D 基因突变。

（E）HLH 未经治疗是致命的。

22. **下列关于肾脏替代疗法（RRT）的叙述正确的是：**

（A）RRT 利用扩散作用，使血液和透析液在半透膜两侧逆流流动。

（B）利用扩散作用清除小分子物质的效率较低。

（C）以血液滤过的形式，利用对流清除溶质和水。

（D）血液过滤对于清除水和大分子（< 60 kDA）更有效。

（E）血液透析时，废物交换都通过扩散进行。

单项选择题

从选项 A ~ E 中选出最佳的答案

1. 标准超声心动图显示，一位 50 岁急性呼吸窘迫综合征（ARDS）患者（IBW 为 70 kg）患有重度右心衰竭。目前，正在采取低潮气量通气的肺保护策略，以实现 PaO_2 9.3 kPa，$PaCO_2$ 10.3 kPa，呼吸机设置为 PEEP 10 cmH_2O，FiO_2 0.5，高压力水平 24 cmH_2O，RR 32 次/min，V_T 400 mL。患者需要以 0.3 μg/（kg·min）的速度使用去甲肾上腺素，才能达到 MAP 65 mmHg。患者的 pH 值为 7.1，碱剩余 − 3.7 mmol/L，乳酸为 3.1 mmol/L，尿量为 35 mL/h。首先应该采取什么措施？

   （A）静脉推注 500 mL 液体。
   （B）放弃低潮气量通气策略。
   （C）呼叫区域 ECMO 中心。
   （D）使用其他血管升压素。
   （E）开始连续性静脉 – 静脉血液滤过（CVVHF）。

2. 患者因胸部脓毒症在 ICU 接受气管插管和机械通气。据了解，他患有结核病（TB），已经接受了为期 3 天的异烟肼和利福平治疗，公共卫生部门已对接触者进行了追踪。第 4 天，你发现患者实际上患有 XDR-TB。首先采取以下哪一项措施是最合适的？

   （A）在治疗的基础上加用左氧氟沙星和阿米卡星。
   （B）开始加强接触者追踪。
   （C）确保使用的是负压隔离室。
   （D）对患者进行 HIV 检测。
   （E）将患者置于俯卧位。

3. 一名 65 岁男性患者在心脏停搏后 72 小时，仍处于昏迷状态，接受机械通气，未使用镇静。头部 CT 证实灰质白质分界欠清，符合缺氧缺血性脑损伤的诊断。以下哪项对该患者的预后最有预测价值？

   （A）肌阵挛发作。
   （B）瞳孔对光反射消失。
   （C）脑部 MRI。
   （D）角膜反射消失。
   （E）N20 双侧（负峰值在 20 毫秒处）体感诱发电位（SSEP）消失。

4. 一名 47 岁的 ARDS 女性患者正在接受气道压力释放通气（APRV）治疗。呼吸机设置如下：低压力水平为 0 cmH$_2$O，高压力水平为 24 cmH$_2$O，高压力时间为 5.0 秒，低压力时间为 0.4 秒，FiO$_2$ 为 0.35。除了呼吸机相关性肌肉痉挛，她处于轻度镇静状态，呼吸舒适。患者的血压和肾功能均无异常。动脉血气分析结果显示 PaO$_2$ 为 11.4 kPa，PaCO$_2$ 为 6.5 kPa，pH 值为 7.36，碱剩余 − 2 mmol/L，乳酸为 1.4 mmol/L。下一步的最佳措施是什么？

   （A）静脉液体推注。
   （B）改为压力支持模式的 CPAP。
   （C）将低压力时间延长至 3 秒。
   （D）将高压力水平降低至 22 cmH$_2$O。
   （E）将高压力时间缩短至 4.5 秒。

5. 一名 53 岁女性因尿源性脓毒症被送入 ICU。她需要以 0.4 μg/（kg·min）的速度使用去甲肾上腺素，才能达到平均动脉血压 65 mmHg。患者嗜睡，意识错乱，但能够耐受经鼻高流量氧疗（流量为 60 L/min，FiO$_2$ 为 0.55，PaO$_2$ 为 10.2 kPa）。在这种情况下，以下哪项是最正确的？

   （A）患者的院内死亡率高于 10%。
   （B）SIRS 评分系统比 SOFA 更有帮助。
   （C）患者应该患有重度脓毒症。
   （D）与因 ST 段抬高型心肌梗死而非脓毒症入院的患者相比，该患者因此次尿源性脓毒症死亡的风险可能较低。
   （E）极有可能无法确定导致尿源性脓毒症的病原体。

6. 一名 62 岁有学习障碍的男性患者在 ICU 接受了气管插管。该患者因重度胸部脓毒症导致多器官功能衰竭，病情不断恶化（对氧气和血管升压素的需求不断增加，并且完全依赖肾脏替代疗法）。患者身体非常虚弱，在他人的辅助下，运动耐量限制在 5 m 内。你预测患者此次入院的存活概率极低，因此希望改用姑息疗法。他住在一家养老院，没有直系亲属。以下哪项是最重要的优先事项？

（A）在患者的填写"尊重"计划表上签署"不得对他采取复苏措施"的医嘱。

（B）指定一名独立心智能力倡导者（IMCA）。

（C）与学习障碍专科护士讨论患者的情况。

（D）联系医院的法律团队。

（E）和养老院管理员讨论患者的意愿。

7. 一名患者被直升机紧急医疗服务（HEMS）送到急诊科。患者头部受伤，多处肋骨骨折并有连枷节段，右股骨开放性骨折，腹部可能受伤。他意识清醒，能维持自己的气道，呼吸频率为每分钟 25～30 次，血压为 156/95 mmHg，心率为每分钟 127 次。首先采取以下哪一项措施是最合适的？

（A）为患者气管插管。

（B）行全身 CT 扫描。

（C）进行初步检查。

（D）使用骨盆固定带。

（E）用夹板固定骨折的腿部。

8. 一名 78 岁的男性重症 COVID-19 患者接受机械通气时，气道压力突然升高（VT 为 6 mL/kg，气道峰压为 40 cmH$_2$O）。患者血流动力学保持稳定。检查发现患者左侧胸部位置不变，气管向右偏移。下列哪项肺部超声检查结果可以帮助诊断？

（A）存在 A 线。

（B）无肺滑动。

（C）B 线缺失。

（D）存在肺点。

（E）无肺搏动。

9. 一名 70 岁的男性患者因急性呼吸短促和胸痛到急诊科就诊。患者表现焦虑，心率 130 次 /min，心动过速，血压 130/70 mmHg（1 mmHg = 0.133 kPa）。心电图显示电交替性变化，胸片显示心影增大、呈球形，无肺部充血。检查时心音不清。以下哪种病因最有可能导致这种临床表现？

（A）恶性肿瘤。

（B）急性心包炎。

（C）创伤。

（D）尿毒症。

（E）心力衰竭。

10. 一名 58 岁男性患者因重度社区获得性肺炎接受气管插管、肌肉松弛和机械通气。接受去甲肾上腺素治疗［当前剂量为 0.5 μg/（kg·min）］2 小时后，MAP 保持在 50 ～ 55 mmHg。尿量低于 0.5 mL/（kg·h），乳酸为 3.4 mmol/L。超声心动图显示左心室高动力，右心室收缩功能正常。SVV 小于 5%（潮气量为 8 mL/kg）。针对 MAP 较低的情况，下一步应采取什么干预措施？

（A）给予 250 mL 大剂量晶体平衡溶液。
（B）氢化可的松 50 mg，每天 1 次。
（C）使用血管升压素。
（D）增加去甲肾上腺素的剂量。
（E）使用多巴酚丁胺。

11. 一名 25 岁的男性患者因 II 型坏死性筋膜炎接受清创术后被转入 ICU。他的左腿后侧大部分和前侧部分已经清创。患者处于镇静和通气状态，需要以 0.05 μg/（kg·min）的速度使用去甲肾上腺素才能使 MAP 高于 65 mmHg。患者没有既往病史，也没有已知的过敏史。下列哪一项是正确的？

（A）这种情况的平均死亡率高于 60%。
（B）这种疾病被称为富尼埃坏疽。
（C）应该为患者使用大剂量的青霉素和克林霉素进行治疗。
（D）这可能是艰难梭菌感染所致。
（E）患者的 CT 扫描可能显示皮下积气。

12. 一名 72 岁的女性患者因尿源性脓毒症转入急诊科。她已经接受了 40 mL/kg 的液体复苏，但血压仍然很低（75/45 mmHg）。心率为 110 次/min，窦性心律。血气分析结果显示 pH 值为 7.29，PaO_2 为 12 kPa（通过鼻导管给氧，速度为 4 L/min），$PaCO_2$ 为 4.5 kPa，乳酸为 3.2 mmol/L，碱剩余 − 7 mmol/L，碳酸氢盐为 18 mmol/L。重点超声心动图显示，左心室和右心室没有明显受损或扩张。目前，至少需要 30 分钟才能将患者送入 ICU，你需要继续陪伴该名患者。下一步应采取什么治疗方案？

（A）进一步静脉推注晶体溶液。
（B）开始使用外周血管升压素。
（C）放置中心静脉导管。
（D）放置动脉导管。
（E）静脉推注白蛋白注射液。

13. 一名 28 岁的女性患者因急性呼吸急促到急诊科就诊。经检查，患者胸部有哮鸣音、心动过速（140 次/min，为窦性心律）、血压为

140/70 mmHg，呼吸急促（RR 为 40 次 /min）。患者使用辅助肌，不能说出完整的句子或短语。患者无皮疹或喘鸣。在你检查之前，她仅接受过 15 L/min 的氧疗。她的 SpO_2 为 94%。患者接受 15 L/min 的氧气治疗时的血气分析结果显示，pH 值为 7.49，PaO_2 为 8.8 kPa，$PaCO_2$ 为 2.8 kPa，碱剩余 + 2 mmol/L，乳酸为 1.8 mmol/L。胸部 X 线显示肺部过度充气，无感染表现。此时最适宜使用以下哪种药物？

（A）静脉注射镁。
（B）静脉注射沙丁胺醇。
（C）静脉注射氢化可的松。
（D）特布他林雾化液。
（E）肾上腺素雾化液。

14. 一名已知患有酒精性肝病的 45 岁男性患者出现了慢加急性肝衰竭。他因肝性脑病接受气管插管和机械通气。患者需要持续的液体复苏，并需要血管升压素支持。还需要为患者建立中心静脉通路。以下哪项检查在评估该名患者的出血风险方面帮助最大？

（A）国际标准化比值（INR）。
（B）血小板计数。
（C）纤维蛋白原。
（D）黏弹性试验（如血栓弹力图、旋转式血栓弹力测定）。
（E）活化部分凝血活酶时间（APTT）。

15. 一名 42 岁、体形偏胖且无重大病史的女性患者，因妊娠 36 周时胎儿窘迫而在紧急剖腹产后转入 ICU。为了加快分娩，她接受了全身麻醉。在手术过程中，她氧合困难，心血管状况不稳定。目前，她仍在 ICU 接受镇静和通气，FiO_2 为 1.0，PaO_2 为 8.4 kPa，为使 MAP 达到 65 mmHg，以 0.85 μg/（kg·min）的速度使用去甲肾上腺素。血红蛋白为 9 g/L。需要立即采取以下哪项干预措施？

（A）转移进行 CT 扫描。
（B）进行重点超声心动图检查。
（C）进行溶栓治疗。
（D）输注浓缩红细胞。
（E）使用多巴酚丁胺代替去甲肾上腺素。

16. 一名 51 岁女性因卵巢癌行盆腔廓清术后转入 ICU 接受术后护理。她不需要器官支持，但腹痛未见好转。留置导尿管后，患者排尿量正常。患者 T_{9-10} 处有硬膜外导管。她的双脚发热，腿部感觉减弱。她的双侧对称力量也轻度减弱，但双膝可以弯曲。自昨天下午手术以来，硬膜外输注一直以 6 mL/h（0.1% 左布比卡因和 2 μg/mL 芬太尼）的速率进行。应首先对患者采取以下哪项干预措施？

（A）要求紧急进行脊柱 MRI，以排除脊髓受压。

（B）增加硬膜外输液速率至 8 ～ 10 mL/h。

（C）停止硬膜外输注，并给予处方药吗啡由患者自控镇痛（PCA）。

（D）经硬膜外腔累计推注 20 mL 的局部麻醉剂。

（E）申请紧急手术复查。

17. 一名 65 岁男性患者接受气管插管和机械通气已经 7 天了。患者曾患重度社区获得性肺炎，但已被成功治愈。患者的 RASS 为 − 1 ～ 0 分。目前处于自发通气状态，潮气量维持在 6 ～ 8 mL/kg，PaO_2 维持在 8 ～ 10 kPa（FiO_2 为 0.35）。患者的血流动力学稳定。以下哪项评估可以预测成功撤除机械通气的时机？

（A）用力呼吸指数（CORE 指数）（动态顺应性、氧合、呼吸频率、呼吸用力）。

（B）综合撤机指数（IWI）。

（C）吸气努力商（IEQ）。

（D）浅快呼吸指数（RSBI）。

（E）动态呼吸综合指数（CROP 指数）（动态顺应性、呼吸速率、氧合、最大吸气压力指数）。

18. 一名孕妇在妊娠 30 周就诊，最近 2 周持续出现严重的呼吸短促。PaO_2 为 9 kPa，RR 为 30 次 /min，HR 为 124 次 /min，体温 36.5 ℃。她最近从印度移居英国，你无法查看她以前的医疗记录。她告诉你，除了小时候有过一次感染，她的身体状况一直很好。哪项检查能够提供最有帮助的临床信息？

（A）血液培养。

（B）CTPA。

（C）超声心动图。

（D）血清 D− 二聚体检测。

（E）胸部 X 线。

多项选择题答案及解析

1. ABCDE

（A）F——干性溺水并不是一个医学上公认的诊断术语，世界各地的许多组织和救生机构不鼓励使用这个术语和其他类似术语（例如，"湿性溺水""濒临溺水"）。该术语的出现是因为人们发现，10%～15%的溺水者在尸检时肺部没有发现积水。该术语的模糊性可能导致对猝死案例的误诊。

（B）F——肺炎最初常被误诊，因为早期影像学表现为肺部积水。在许多住院的非致死性溺水患者中，约1/10的患者需要抗生素治疗。

（C）F——盐水不会破坏表面活性剂。相反，盐水会把表面活性剂冲走，破坏肺泡－毛细血管膜。淡水也是如此。

（D）F——若溺水发生于非常冷的水中，儿童可能会出现哺乳动物潜水反射。突然浸入低于20℃的冷水中，溺水者会停止呼吸，心率急剧减慢，并将所有血液分流到心脏和大脑。其中许多儿童经过抢救后可以恢复正常功能。有报道称，有落水1小时后仍存活下来的案例。

（E）F——大脑耗氧量降低了约5%，而不是1%。

2. ADE

（A）F——重症肌无力分级如下：
- Ⅰ级——仅眼部受累。
- Ⅱa级——轻度全身性肌无力，对治疗反应良好。
- Ⅱb级——中度全身性肌无力，对治疗反应较差。
- Ⅲ级——重度全身性肌无力。

- IV 级——出现肌无力危象，需要机械通气。
（B）T——提示神经肌肉传递缺陷继发于突触后反应降低。
（C）T——约为 80% 的患者会出现全身无力。大多数患者会出现复视和上睑下垂，通常是早期症状。
（D）F——用药不足会导致肌无力危象，用药过量会引起胆碱能危象。这两种危象表现相似。
（E）F——腱反射得以保留，而吉兰-巴雷综合征会丧失腱反射。

3. BCDE

（A）T——略。
（B）F——对于大型手术，每日服用 10 mg 或以上泼尼松龙的患者应在围手术期接受类固醇替代治疗。替代治疗方案举例如下：诱导时使用 100 mg 氢化可的松，术后 48 ~ 72 小时内，每日使用 50 mg，每日 1 次。如果患者服用类固醇不足 1 个月，通常不需要替代治疗方案。
（C）F——起始剂量应为每日 15 ~ 20 mg，逐渐增加至每日 60 mg，然后每隔 1 日给予 60 mg。
（D）F——10 mg 泼尼松龙相当于 40 mg 氢化可的松、1.6 mg 地塞米松和 8 mg 曲安西龙。
（E）F——在严重脓毒性休克的成人患者中，每 6 小时给予 50 mg 氢化可的松对生存无益。

4. BCDE

（A）T——略。
（B）F——由肾排泄。
（C）F——A 型乳酸酸中毒是由于组织灌注不足，组织缺氧，通常是各种类型休克的结果。B 型乳酸酸中毒发生在组织灌注和氧合明显充足的情况下，通常是药物、毒物和先天性代谢缺陷引起。
（D）F——强直-阵挛性癫痫发作时，肌肉活动迅速增加，导致氧气供应和需求不匹配，引起 A 型乳酸酸中毒。失神癫痫则不会出现这种情况。
（E）F——D- 乳酸由细菌产生。碳水化合物吸收不良会导致 D- 乳酸增加。在人体中，乳酸来源于 L- 乳酸。大多数常规乳酸测定只能测定 L- 乳酸。患者阴离子间隙性酸中毒时，应怀疑 D- 乳酸升高所致。

5. ABDE

（A）F——IABP 位于主动脉内，在心脏舒张期充气。这会使血液流向主动脉根部，进而增加通过通畅冠状动脉的血流量，导致舒张期冠状动脉灌注增加。

（B）F——氦气是唯一使用的气体，在室温下密度比氧气小，因此球囊可以在层流（降低雷诺数）条件下快速充气。

（C）T——IABP 也可以使用 ECG 触发模式（最常见），与起搏器同步模式或异步模式。

（D）F——一旦达到所需的生理参数，通常在 6 ~ 12 小时内完成 IABP 的断流。IABP 支持的心跳与无辅助心跳的比例从初始比例 1∶1 逐渐降低至 1∶2、1∶4 和 1∶8。在减少支持后未出现任何不良事件的情况下，比例为 1∶8 时，可以移除 IABP，防止血栓形成。

（E）F——使用 IABP 几乎没有绝对禁忌证。重度主动脉瓣关闭不全和主动脉夹层，以及患者拒绝是唯一的绝对禁忌证。

6. ADE

（A）T——略。

（B）F——HUS 的主要病因是产志贺毒素大肠埃希氏菌（STEC），又称为肠出血性大肠埃希氏菌（EHEC），患者通常表现为胃肠道前驱症状。病毒感染也可引起 HUS（如 HIV、甲型流感和肠道病毒），但并不常见。

（C）F——EHEC 相关性 HUS 主要发生在 5 岁以下儿童和老年人中。

（D）T——大约 30% 的案例会出现神经系统症状，从轻度抽搐到脑卒中或重度昏迷不等，并且预后较差。

（E）T——补体异常可能是编码补体因子的基因重排、突变或缺失。aHUS 是一种极为罕见的疾病，估计发病率为（0.5 ~ 2）/100 万。aHUS 在儿童，特别是 2 岁以下儿童中更为常见。

7. ABC

（A）T——略。

（B）T——略。

（C）T——略。

（D）F——它的比重较低（1.007），通过浮力，可以利用阿基米德原理有效地减轻大脑的重量，保护大脑免受加速和减速力的影响。

（E）F——CSF 的产生依赖于脉络膜丛的血流。如果脑灌注压低于 70 mmHg，CSF 的生成量就会下降。

8. ABCE

（A）F——血糖浓度下降会刺激胰高血糖素的释放。当血糖浓度升高时，胰岛素的分泌也会随之增加。

（B）F——胰高血糖素由胰岛 α 细胞释放，而胰岛素由 β 细胞释放。

（C）F——只需要 1 μg/kg（不是 1 mg/kg）就可以在 20 分钟内将血糖

浓度提高 20 mg/100 mL（增加 25%）。这就是为什么胰高血糖素被称为高血糖激素的原因。

（D）T——所有的糖原储备耗尽后，肝脏仍会发生糖异生。这是由于肝细胞对氨基酸的摄取增加，肝细胞再通过糖异生将这些氨基酸转化为葡萄糖。

（E）F——胰高血糖素激活脂肪细胞脂肪酶，从而增加脂肪酸的含量，作为身体的能量底物。

9. BDE

（A）F——AVP（又称为抗利尿激素或 ADH）在下丘脑合成，由垂体后叶分泌。

（B）T。

（C）F——一旦 AVP 被释放，AVP 就会与集合管内的肾上皮细胞基底外侧膜表面的 V2 受体结合。一旦结合，这导致水通道（如水通道蛋白）插入管腔膜，允许水通过集合管被动扩散。

（D）T——血浆高渗透性是刺激 AVP 释放的主要因素，但其释放也受到其他非渗透性因素的影响，如低血糖、有效循环血容量和药物（如噻嗪类和类噻嗪类利尿剂、非甾体抗炎药、抗精神病药）。

（E）T——略。

10. AD

（A）T——略。

（B）F——大脑前循环提供大约占大脑总循环的 70%，供应额叶、颞叶和顶叶，以及基底神经节和下丘脑。其余 30% 的脑循环来自椎基底动脉系统，供应脑干、小脑、枕叶和丘脑。

（C）F——生理学上，CPP 是供血动脉进入蛛网膜下隙和引流静脉进入硬脑膜窦前的动脉压差；这使得直接测量 CPP 十分困难。因此，CPP 是通过系统平均动脉压（MAP）与颅内压（ICP）之间的差值来估算的，ICP 是对组织压力的估算。

（D）T——正常人的系统平均动脉压（MAP）为 50 ~ 150 mmHg，脑血管直径能够随着灌注压的变化而成反比变化。因此，当 CPP 升高时，血管收缩，而当 CPP 下降时血管扩张，从而使血流量保持恒定。

（E）F——D 选项描述的自动调节范围受年龄（新生儿左移）和慢性高血压的影响。在后者中，该范围向右偏移，因此应注意过度治疗这些患者的收缩压，因为在自动调节的下限有脑缺血的风险。

11. BCE

（A）F——5 位字母代码用来代表起搏器的功能。

（B）T——前3位字母代表抗心动过缓功能。

■ 位置Ⅰ——起搏心腔（A＝心房，V＝心室，D＝双重［A+V］）

■ 位置Ⅱ——感知心腔（A＝心房，V＝心室，D＝双重［A+V］）

■ 位置Ⅲ——感知后反应方式（T＝触发，I＝抑制，D＝双重［T+I］）

（C）T——第4位字母用代表速率调制或可程控性。

■ 位置Ⅳ R＝速率调制，P＝简单可程控（速率或输出），M＝多程控，O＝无。第5位和最后一位字母代表抗心动过速功能。

■ 位置Ⅴ-P＝起搏，S＝休克，D＝双重（P＋S）。

（D）F——起搏器具有一种模式，如双腔起搏模式（DDD），但根据其程控方式，可以进行多种功能模式。

（E）T——所有的起搏器都经过程序设定，在未检测到任何活动的最长时间后触发。这个最大时间被称为下限频率间期。

12. ABE

（A）T——离子带有电荷，如果带正电荷（如 Na^+，K^+），则称为阳离子，被负电极或阴极吸引；如果带负电荷（如 Cl^-），则称为阴离子，被正电极或阳极吸引。

（B）T——略。

（C）F——Na^+ 在细胞内的浓度为 3 ～ 20 mmol/L。

（D）F——K^+ 是细胞内的主要阳离子（因为它是带正电荷的离子）。

（E）T——略。

13. ACE

（A）T——伴随休克和心肌缺血。

（B）F——阿托品的最大推荐剂量为 3 mg。

（C）T——略。

（D）F——心室停搏 3 秒以上是发生心脏停搏的危险因素。

（E）T——胰高血糖素也可用于与钙通道阻滞剂过量相关的心动过缓。

14. ABDE

（A）T——先天性免疫系统（如巨噬细胞、单核细胞、粒细胞、树突状细胞和自然杀伤细胞）已经进化到可以检测 PAMP 和 DAMP。

（B）T——HMGB1 细胞内蛋白，以及 ATP 和线粒体 DNA 被视为 DAMP。细胞凋亡和细胞焦亡也会释放 HMGB1。

（C）F——细胞焦亡是一种高度炎症性程序性细胞死亡过程，很可能是抗菌反应的一部分，在感染细胞内病原体时最常发生。

（D）T——PAMP 和 DAMP 都通过细胞质中的模式识别受体（如 NOD 样受体）或细胞表面的模式识别受体（如 Toll 样受体）激活先

天性免疫系统和某些上皮细胞。其中一些模式识别受体（主要是
NOD 样受体）可以组装为炎性小体的分子复合物。正是这些炎性
小体在 IL-1-β 和 IL-18 的成熟和分泌中发挥了关键作用。

（E）T——IL-1-β 和 IL-18 都是非常有效的细胞因子，可以通过半胱
氨酸酶介导细胞膜快速破裂引发焦亡。

15. ABCE

（A）F——DWI MRI 现在可用于症状出现后 6 小时内检测急性脑缺血，
特别是在疑似病例中。DWI 也能显示无表现的脑缺血区。

（B）F——在这种情况下，DWI 能够鉴别。

（C）F——MRA 在这方面的敏感性明显低于 CTA。

（D）T——ECASS 研究人员（2008）证实，急性缺血性卒中后 3 ~ 4.5
小时给予阿替普酶可显著改善临床预后情况。然而，阿替普酶更
常与症状性颅内出血相关。NICE 推荐将阿替普酶用于治疗急性
缺血性脑卒中。

（E）F——部分 TIA 持续时间不到 1 小时。

16. AD

（A）T——略。

（B）F——肝炎是肝细胞炎症和损伤的过程，会将细胞内的内容物释
放到血液中。因此，它主要导致 AST 和 ALT 升高，在酒精性肝
炎中的升高幅度不大，在急性病毒性肝炎中的升高幅度则很大。
ALP 也可升高，但通常不太明显。

（C）F——丙型肝炎是一种血液传播的 RNA 病毒，主要通过与感染者
的血液接触传播。大多数急性感染无症状。20% ~ 30% 的感染为
自限性疾病。

（D）T——慢性感染会导致肝硬化，增加肝细胞癌的风险。

（E）F——肝硬化腹水与自发性细菌性腹膜炎和肝肾综合征相关，3 年
死亡率为 50%。

17. AE

（A）T——HPS 包括肝脏疾病、血管内肺扩张和肺气体交换异常。肝
病患者常表现为呼吸困难或低氧血症。

（B）F——当患者平躺时，呼吸短促得到缓解，称为仰卧呼吸。此外，
站立位时缺氧往往更严重（直立性低氧血症），一般可以通过吸氧
来改善。

（C）F——NO 在 HPS 治疗中被认为是一种关键的血管扩张剂，其水平
与肝硬化和气体交换异常的严重程度相关。与健康个体相比，肝
硬化患者的呼气水平较高，HPS 患者与无 HPS 的肝硬化患者相比，

呼气水平较高。

（D）F——死亡通常是肝病的并发症所致，很少有患者死于原发性呼吸衰竭。

（E）T——对于有症状或坐位时 PaO_2 低于 8.0 kPa 的 HPS 患者，应进行肝移植评估。

18. ABC

（A）T——B 线（或"彗尾"征）是从胸膜线下缘发出的水平高回声波束，然后延伸到屏幕深部边缘。它们呈扇形散开，并随着胸膜线的运动而移动，从而无法看到 A 线。由于肺基底部有大量的肺组织，它们通常会表现为 B 线型，这使得上肺野的检查对于肺水肿的存在更有参考价值。

（B）T——A 线起源于胸膜线的混响伪影，在深度足够的情况下，可以看到间隔规则（等距离）的平行线。

（C）T——略。

（D）F——该征象是指出现延伸至整个视野平行的水平线，表明充气的肺部缺乏正常的运动，这可能是由气胸、肺不张、呼吸暂停、既往胸膜固定术或胸膜切除术引起的。

（E）F——肺滑动是一种动态征象，表现为壁层胸膜和内脏胸膜接触时闪烁，是正常充气模式的一部分。在超声探头下，如果肋间出现肺滑动，可有效排除气胸。

19. AC

（A）T——CIP 和 CIM 都会造成严重的经济负担，并影响 ICU 出院后的生活质量。

（B）F——它们的主要临床症状都是早期肌肉萎缩和肌肉无力。然而，CIP 患者会因感觉神经纤维受损而导致腱反射消失，远端对轻触、疼痛、温度和振动失去敏感性。

（C）T——在机械通气的患者中，很难仔细评估患者的神经系统，因此无法撤机可能是首发表现。

（D）F——CIM 的预后较好，因为肌肉的再生速度比神经快。

（E）F——相关的风险因素是血糖浓度过高而不是过低。

20. BD

（A）F——TAPSE ≥ 17 mm 为正常。这是一个与角度相关的测量值，当 M 型取样线与右室游离壁不平行时，可能会出现低估。

（B）T——略。

（C）F——使用视觉评估收缩功能时，心尖四腔视图（或更具体地说，RV 重点视图）是一个很好的选择。

（D）T——这是心脏压塞的晚期发现。其他表现包括心包积液、心脏摇摆、RV 和 LV 大小的呼吸相关改变（心室相互依存）、舒张期右房塌陷、多普勒血流速度和肝静脉血流模式改变。

（E）F——大约 80% 的 RV 收缩功能是由于纵向收缩。

21. ABE

（A）T——组织细胞疾病分为五组：
- L 组，包括朗格汉斯细胞组织细胞增生症（LCH）和埃尔德海姆 - 切斯特病。
- C 组——包括累及皮肤和 / 或黏膜表面的非 LCH。
- M 组——包括恶性组织细胞增多症，如原发性恶性组织细胞增多症和伴随白血病、淋巴瘤或其他血液系统肿瘤发生的继发性恶性组织细胞增多症。
- R 组——包括其他非皮肤、非 LCH 组织细胞增多症和罗萨伊 - 多尔夫曼病。
- H 组——包含多种 HLH 和巨噬细胞活化综合征。

（B）T——略。

（C）F——铁蛋白和甘油三酯水平可作为骨髓检查的一项有用的附加临床检查。两者的水平都会升高，其中铁蛋白可能显著升高（通常在每升数万微克）。然而，在成人中，尽管正常铁蛋白结果的阴性预测值很高，但它并不是成人 HLH 的鉴别标志，因为在其他慢性炎症、溶血性贫血和肾衰竭中也会升高。

（D）F——大约 50% 的案例发现这些基因发生了突变。

（E）T——HLH 的特征是巨噬细胞活化，导致进行性发展，如果不及时治疗，会出现全血细胞减少、凝血功能障碍、肝功能异常和发热的致命特征。

22. ACD

（A）T——扩散是指溶质浓度梯度驱动溶质穿过半透膜运动，如血液透析。

（B）F——扩散在清除小分子物质（如 K^+、NH_3^+ 和肌酐）方面非常有效。在清除大分子溶质和水时效率较低。

（C）T——溶质和水在半透膜上通过膜两侧的压力差输送。跨膜运输的水和溶质的量取决于膜的渗透系数和膜两侧的压力差。

（D）T——略。

（E）F——在血液透析滤过中，对流和扩散都使用。

单项选择题答案及解析

1. B

    轻度高碳酸血症会通过心输出量增加（降低全身血管阻力、增加心率和增强收缩力）和氧血红蛋白解离曲线左移来增加氧输送。然而，严重的高碳酸血症可能会对右心衰竭患者造成危害，因为肺血管阻力会增加，而酸中毒又会加剧肺血管阻力。患者的呼吸频率已经非常高，如果你想把 $PaCO_2$ 降低至更能接受的水平，就不太可能维持低潮气量。

2. C

    严格控制感染至关重要。这可以保护工作人员和易受感染的患者。HIV 检测很有用，因为它将有助于预测和启动适当治疗，但不会立即改变治疗方案。紧急与微生物学科室进行讨论。这种细菌也可能对阿米卡星和左氧氟沙星有耐药性，因为这是 XDR-TB。加强接触者追踪很重要，但并不是现阶段最合适的措施。XDR-TB 的传播方式与普通 TB 相同，是一种罕见的 MDR-TB，对利福平和异烟肼具有耐药性。如果患者病情恶化且临床状况需要，俯卧位可能有用，但现有资料中并无这一适应证。

3. E

    双侧缺失的短潜伏期峰（N20 峰）100% 预测着 ROSC 后 72 小时的不良预后。MRI 可用于 ROSC 后 2 ~ 5 天的预测。然而，使用 MRI 图像的证据容易出现选择偏差。72 小时内无瞳孔光和角膜反射常被用作不良预后指标，但缺乏强有力的证据，且这些测量方法依赖操作者且为定性方法。肌阵挛几乎没有预后预测价值。

4.　D

该患者的 APRV 治疗进展良好，可以撤机。所提供的信息无法看出需要立即给予液体推注。

应根据肺的时间常数来设置低气道压，以达到呼气流量峰值的 75%，并且在撤机期间保持不变。低气道压通常为 0.5 秒左右或更短。$PaCO_2$ 在良好范围内，患者有自主呼吸，因此似乎没有任何增加压力释放发作频率的指征（E 选项不正确）。

你可以考虑改用压力支持的 CPAP，但由于患者进展良好，仍然需要较高的高气道压，因此最好继续使用 APRV 治疗。目标是在改用 CPAP 或考虑拔管之前将高气道压减至 12 ～ 16 cmH_2O。

5.　A

脓毒症是由宿主对感染反应失调引起的危及生命的器官功能障碍，SOFA 增加 2 分或以上与 10% 以上的住院死亡率相关。由于需要使用去甲肾上腺素，该患者的评分至少为 4 分。

STEMI 的总死亡率为 8.1%。

SIRS 标准已被发现对脓毒症的定义没有帮助，并已被 SOFA 和 qSOFA 所取代。

2016 年，《脓毒症 3》[辛格（Singer）等，JAMA] 得出结论，"重度脓毒症"一词是没有用处的。

应始终进行全面的脓毒症筛查，并开始经验性抗菌治疗。对于尿源性脓毒症，通常可从尿液或血液培养中确定病原体（在一些研究中高达 78%）。

6.　B

英国的《认知能力法》要求，在患者缺乏认知能力、没有可以"咨询"的直系亲属，以及后果会对患者产生重大影响的情况下，必须指定 IMCA 来作出重大医疗决策。

医院的学习障碍团队应该参与其中，但他们目前不太可能在决策过程中提供帮助。

除非养老院管理员被指定为类似直系亲属的角色，否则你没有义务与他们讨论这个决定。然而，通常情况下，患者在养老院生活多年，养老院的工作人员就会和他们关系密切。尝试了解患者之前是否讨论过临终问题可能是有帮助的。出于这个原因，IMCA 可能希望与养老院的工作人员交谈。

虽然签署 DNAR 或撤除生命维持治疗是医师的决定和责任，但这是在与患者和 / 或其直系亲属密切协商后做出的。偶尔，医师和亲属之间可能会有重大分歧，可能需要将决定上报到保护法院。但对该名患者而言，没有分歧，所以没有迹象表明需要与医院的法律团队讨论这个病例。

最重要的优先事项是指定一名 IMCA。

7. C

在创伤呼叫中，唯一比初步检查更重要的是治疗致命性出血。如果怀疑骨盆有活动性出血，则合理的做法是在治疗致命性出血的过程中使用骨盆固定带，但根据本题给出的信息，这种可能性并不是很大。此时对腿部骨折进行夹板固定不应优先于初步检查。

一些主要的创伤中心可能会选择在对特定患者进行初步检查之前进行全身 CT 检查。但是这并不是标准做法。

8. D

患者左侧出现了气胸，很可能是 COVID-19 肺炎引起的机械通气并发症。使用肺部超声，肺点的存在对气胸的诊断具有 100% 的特异性。然而，对于完全萎陷的肺，无法显示肺点。

肺滑动、肺搏动和 B 线的缺失也可能与气胸相关，但它们对气胸的诊断并无特异性。然而，这些发现具有较高的阴性预测值。也就是说，如果观察到这些肺部表现，就可以有效地排除探针所在位置出现气胸的可能性。A 线存在于有气胸和无气胸的患者中。然而，如果在没有肺滑动的情况下出现 A 线，则对气胸的敏感性和特异性分别约为 95% 和 94%。

9. A

患者的症状是心包积液。任何可能引起急性心包炎的疾病均可引起心包积液。研究表明，在接受心包穿刺的患者中，最常见的病因是恶性肿瘤。在心包穿刺时，多达 1/5 的患者有未确诊的恶性肿瘤。

除恶性肿瘤外，其余病因的出现频率依次为特发性、急性心包炎、创伤、其他（包括心力衰竭）和尿毒症。

10. C

目前，欧洲重症医学会（ESICM）2021 年脓毒症指南建议，如果低至中等剂量去甲肾上腺素 [例如，$0.25 \sim 0.5 \mu g/ （kg \cdot min）$] 仍然无法维持 MAP 水平，则应添加升压素，而不是增加去甲肾上腺素的剂量。如果升压素不能维持所需的 MAP 水平，则应考虑肾上腺素。由于 SVV 为 5%，这表明该患者不太可能对液体有反应，因此立即排除进一步补液作为最合适的下一步。建议在开始后至少 4 小时以去甲肾上腺素或肾上腺素 $\geqslant 0.25 \mu g/ （kg \cdot min）$ 的速度添加皮质类固醇。在容量和动脉压正常的情况下，仍存在持续低灌注的心功能障碍时，建议使用多巴酚丁胺。

11. C

坏死性筋膜炎有三种类型：

- Ⅰ型——多微生物感染，可能形成气体，通常情况下，发生在手术/损伤或腹部/头部/生殖器（富尼埃坏疽）后，患者有合并症，会发展为感染性休克。
- Ⅱ型——A 组链球菌引起的单一细菌感染，不会形成气体，常发生在四肢，可影响任何人，包括年轻的健康患者。它与中毒性休克综合征相关。
- Ⅲ型——产气荚膜梭菌或脓毒症的单一细菌感染，常形成气体，通常与穿透性创伤、手术或静脉吸毒有关，可能是深度侵入性的，并与血管内溶血性贫血有关。

死亡率通常为 20% ~ 40%。如果发生中毒性休克，死亡率可超过 60%。镇静患者的去甲肾上腺素需求为 0.05 μg/（kg·min）并不表明存在中毒性休克，尽管中毒性休克可能在之后发生。

12. B

为了使 MAP > 65 mmHg，采用外周通路进行血管加压时患者更有可能在 1 小时内开始使用血管升压素，以实现 MAP > 65 mmHg。延迟使用血管升压素实现 MAP > 65 mmHg 与死亡率增加相关。她已经接受了 40 mL/kg 的液体复苏，尽管可能需要进一步补充液体，但仍需尽早提高 MAP。必要时，该患者需要使用中心静脉导管和动脉静脉导管，特别是外周血管血管升压素只能在短时间内使用。因此，长期使用血管升压素需要中心静脉通路。建议在接受大量晶体治疗但此时无法立即改善 MAP 的患者中使用白蛋白。

13. D

英国胸科学会（British Thoracic Society）（2019）《成人急性哮喘管理指南》建议，在大多数情况下，大剂量的 β2 受体激动剂（如沙丁胺醇和特布他林）可迅速缓解支气管痉挛，且不良反应较少。这些药物应尽早使用，最好采用氧气驱动雾化的形式。沙丁胺醇和特布他林在疗效方面似乎没有差异，因此两者均可使用。与特布他林或沙丁胺醇相比，雾化吸入肾上腺素并无明显优势。对于无法可靠使用吸入疗法的患者，应静脉使用沙丁胺醇。所有哮喘急性加重的患者均应使用类固醇，并持续至痊愈（至少 5 天）。对于吸入性支气管扩张剂治疗初期效果不佳的患者，建议静脉注射镁剂。

14. D

危重症医学学会（Society Of Critical Care Medicine，SCCM）建议在接受慢加急性肝衰竭操作的危重患者中使用黏弹性试验。除黏弹性试验外，其他试验方法始终无法提供总体止血功能和出血风险的可靠评估。黏弹性试验可评估整体凝血状态，并对促凝和抗凝途径变化进行实时整体和功能评估。

15. B

　　患者很可能发生了大面积肺栓塞（血栓性或羊膜性），或者发生了导致心源性休克的其他主要心脏事件。还有许多其他可能的诊断（包括脓毒症、缺血性肠病等），但这些是可能性最大的。

　　CTPA 对显示充盈缺损和确诊很有帮助，但她的病情不稳定，无法移至 CT 扫描处，而且 CT 无法提供指导心血管治疗的信息。

　　由于她是术后患者，因此在考虑溶栓治疗时应非常谨慎。

　　如果患者的表现是继发性肺栓塞，则重点超声心动图能够显示右心室扩张和收缩功能障碍。

16. D

　　每日的手术复查应常规进行，但似乎没有必要申请紧急复查——她的手术是在昨天进行的，因此术后疼痛属于正常。这是疼痛干预问题。

　　脊髓受压并非不可能，但她的下肢运动无力更有可能是硬膜外麻醉所致。从所获得的信息来看，硬膜外麻醉位置似乎是正确的——有交感神经和运动阻滞的表现。然而，阻滞不充分，无法控制她的疼痛症状。理想情况下，最好是将硬膜外阻滞达到适当水平，而不是终止硬膜外阻滞，用吗啡 PCA 代替，这可能会导致恶心、便秘和呼吸抑制。将速率从 6 mL/h 提高到 8 ~ 10 mL/h 可能会有所改善，但起效较慢。如果给硬膜外麻醉剂量，你可以检查以确保导管在正确的位置，并提高阻滞水平，希望能减轻她的疼痛。之后，你可能需要增加速度或移除导管，这取决于硬膜外阻滞是否充分。

17. D

　　RSBI 为呼吸频率与潮气量之比（f/VT）。在对 20 项 RSBI 研究（2001）进行系统回顾后得出结论，RSBI 阴性［即 ≥ 105 次/（分·升）］与撤机失败的可能性大幅增加有关。相反，RSBI 阳性［即 < 105 次/（分·升）］仅与撤机成功概率的小幅增加有关。这些发现表明，应更加重视识别阴性 RSBI 患者。RSBI 阳性预测值为 78%，阴性预测值为 95%。

　　在预测撤机成功方面，没有其他指标优于 RSBI。例如，动态 CROP 指数的阳性预测值和阴性预测值分别为 71% 和 70%。

18. C

　　这一病史可能与几种诊断相符。

　　■ 妊娠相关心力衰竭。这可能是心肌病，但儿童时期的感染史（印度流行风湿热）使你考虑由于妊娠的生理变化导致的二尖瓣狭窄失代偿。

　　■ 肺栓塞。她患深静脉血栓和肺栓塞的风险较高。

■ 她可能患有胸部感染脓毒症或其他原因导致的脓毒症，或者结核病，但她的体温正常，所以你更担心这是心脏源性的。

你会申请血液培养，但超声心动图对寻找心肌病和二尖瓣狭窄的帮助最大，如果有右心室扩张、收缩损伤和肺动脉收缩压升高，也会提示肺栓塞。由于电离辐射，你最好尽量避免申请 CTPA。D–二聚体测定法是一项鉴别分析，需要等待结果。

图书在版编目（CIP）数据

ICU 临床案例精析 /（英）爱丽丝·梅耶斯，（英）西奥菲勒斯·萨缪尔著 ；唐钟祥等主译. -- 长沙 ：湖南科学技术出版社，2025. 9. --（国际临床经典指南系列丛书）. -- ISBN 978-7-5710-3570-9

Ⅰ. R459.7

中国国家版本馆 CIP 数据核字第 20250A7P12 号

ICU LINCHUANG ANLI JINGXI

ICU 临床案例精析

著　　者：〔英〕爱丽丝·梅耶斯（Alice Myers）　　〔英〕西奥菲勒斯·萨缪尔（Theophilus Samuels）
主　　译：唐钟祥　刘孟庄　李　凡　张燕华
出 版 人：潘晓山
出版统筹：张忠丽
责任编辑：李　忠　白汀竹
特约编辑：王超萍
出版发行：湖南科学技术出版社
社　　址：长沙市芙蓉中路一段 416 号泊富国际金融中心
网　　址：http://www.hnstp.com
湖南科学技术出版社天猫旗舰店网址：
　　　　　http://hnkjcbs.tmall.com
邮购联系：0731-84375808
印　　刷：长沙市宏发印刷有限公司
　　　　　（印装质量问题请直接与本厂联系）
厂　　址：长沙市开福区捞刀河大星村 343 号
邮　　编：410153
版　　次：2025 年 9 月第 1 版
印　　次：2025 年 9 月第 1 次印刷
开　　本：787 mm×1092 mm　1/16
印　　张：23.25
字　　数：467 千字
书　　号：ISBN 978-7-5710-3570-9
定　　价：168.00 元

（版权所有·翻印必究）